张鸣鹤
治疗风湿病临证精粹

刘　英　姜　萍　孙素平　主编

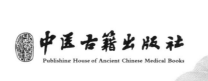

中医古籍出版社
Publishing House of Ancient Chinese Medical Books

图书在版编目（CIP）数据

张鸣鹤治疗风湿病临证精粹 / 刘英，姜萍，孙素平

主编 . — 北京：中医古籍出版社，2022.6

ISBN 978-7-5152-2359-9

Ⅰ . ①张… 　Ⅱ . ①刘… ②姜… ③孙… 　Ⅲ . ①风湿性

疾病—中医临床—经验—中国—现代 　Ⅳ . ① R259.932.1

中国版本图书馆 CIP 数据核字（2021）第 249830 号

张鸣鹤治疗风湿病临证精粹
刘　英　姜　萍　孙素平　主编

策划编辑	李　淳
责任编辑	李美玲
封面设计	韩博玥
出版发行	中医古籍出版社
社　　址	北京市东城区东直门内南小街 16 号（100700）
电　　话	010-64089446（总编室）010-64002949（发行部）
网　　址	www.zhongyiguji.com.cn
印　　刷	河北文曲印刷有限公司
开　　本	710 mm×1000 mm　1/16
印　　张	18.5
字　　数	310 千字
版　　次	2022 年 6 月第 1 版　2022 年 6 月第 1 次印刷
书　　号	ISBN 978-7-5152-2359-9
定　　价	78.00 元

张鸣鹤治疗风湿病临证精萃

主　编　刘　英　姜　萍　孙素平
副主编　樊　冰　李大可　许　冰
编　者　李作强　李仓廪　孙　雨　于子涵
　　　　王　蕾　王　溪　王晓萌　徐子琦
　　　　张　迪　张艳艳

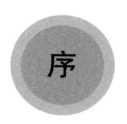

序

　　欣闻《张鸣鹤治疗风湿病临证精粹》一书即将付梓，内心激动不已！全国名老中医张鸣鹤教授学贯中西，乃全国遐迩闻名之中西医结合治疗风湿病大家，中医风湿界的前辈。名老中医实践经验是中医学术精华之重要组成部分。张教授近七十载的临床潜心砺练，远见卓识，弥足珍贵。刘英教授邀我为本书做序，作为后辈，深感不安和荣幸，更觉肩上任务之重，数夜挑灯细阅，虚心拜读……

　　全书分上、下两篇，上篇深入地探析、阐述清热解毒论治风湿病的理论见解；下篇推陈出新，从皮肤、关节、脏腑受累三部分提纲挈领详列张鸣鹤教授临证处方应对特色，自成规律的用药经验，并有详细医案解读。全书体例新颖，内容丰富，法药切机，中西并重，实用性非常之强，乃编著者对张教授多年风湿病临床经验结晶的精心采撷和详析，在医、教、研等方面均具有很高的指导与应用价值。

　　风湿病病程长，多疑难，易复发。虽创新药物不断涌现，而患者的治疗需求仍未满足。中医药在风湿病治疗领域的卓然自立，乃临床凿效，中医药在风湿病治疗中的增效减毒作用使更多患者获益。中医的临床成就正是来源于全国各地名老中医、老前辈们终极一生的推敲求索、临床验证，而将名老中医的宝贵经验加以悉心整理、继承发扬，是中华中医药学会风湿病分会以及各地风湿病专业委员会数十年不懈工作、孜孜奋斗的目的之所在。《张鸣鹤治疗风湿病临证精粹》的成书正是山东中医药学会风湿病专业委员会刘英教授团队在传承名老中医经验实践道路上撷英拾贝的最佳见证！单丝不成线，独木不成林，走好中医风湿的传承、发展、创新之路，系风湿学界中医人的共同期许与伟大愿景。道虽阻长，行则将至！吾辈必将同心同德、合舟共济、携手上下而求索。

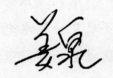

前言

　　张鸣鹤，山东中医药大学教授、主任医师、全国名老中医，全国老中医药专家学术经验继承工作指导老师，享受国务院政府特殊津贴。现任世界中医药学会联合会风湿病专业委员会副会长、中国中西医结合学会风湿病专业委员会顾问、山东省中医药学会风湿病专业委员会名誉主任委员。1990 年被卫生部授予"全国卫生系统模范工作者"称号，1994 年被山东省总工会授予"山东省职工职业道德标兵"称号，2003 年被省人事厅、卫生厅授予"山东省有突出贡献的名老中医药专家"称号，并荣记三等功。两次被评选为山东省优秀科技工作者。2017 年被授予"全国名中医"荣誉称号。2020 年，山东省政府授予其"山东省中医药杰出贡献奖"。面对如此多的称号和荣誉，张鸣鹤教授认为，能为患者解除病痛就是他最大的成就，也是他毕生的追求。为此他几十年如一日坚守在临床一线，身体力行地为我们诠释大医精诚的含义，在深受裨益的同时，我们将张老的医案及学术经验进行了整理，以飨同道。

　　张鸣鹤教授，1928 年 9 月出生于浙江嘉善，1955 年在山东医学院医疗系毕业后，被选派参加山东中医学院西医学习中医班，1961 年入职山东中医学院附属医院。1964 年，由于山东省风湿病领域发展尚属空白，张鸣鹤教授在山东省中医院率先创建了风湿病专科，填补了山东省风湿病诊疗发展的短板，规范了类风湿关节炎、强直性脊柱炎、系统性红斑狼疮等常见风湿免疫疾病的诊断和治疗，为山东省风湿病诊疗学科建设打下了坚实的基础，促进了学科发展。20世纪80年代，张鸣鹤教授作为主要发起人之一，成功筹建了中华中医药学会风湿病分会，为学会的组建和发展建言献策，并连续两届担任副主任委员。

在临床上，张鸣鹤教授坚持走中西医结合治疗风湿病之路，开创性地提出热痹理论和"因炎致痹，热毒致痹"的学术观点，认为热毒是风湿免疫性疾病的主要病机，最早提出以"清热解毒法"为主治疗风湿病的新思路，据此创立的"清热解毒十八法"广泛应用于临床，疗效显著；先后创制了风湿如意片、清痹片、金蚣浸膏片、复方牵正膏等系列方药，得到了学术界的高度认可。张鸣鹤教授还基于现代医学理论，结合生物力学原理，融合中医传统手法，独创了适合中晚期风湿类疾病大关节畸形的矫治技术，不仅明显提高了临床疗效，而且有效避免了手术治疗的风险，使广大患者颇为受益。

张鸣鹤教授主持研究的课题"中西医结合治疗类风湿关节炎"获1978年山东省科学大会成果奖。1985年作为中国医学代表团成员应邀去日本访问，出席在日本东京召开的第四届国际医学会学术会议，并发表了题为《中医学与免疫》的特别演讲，受到日本汉医界高度评价。1991年、1997年主持的课题"清热解毒法治疗活动期类风湿性关节炎的研究"及"风湿如意片治疗类风湿性关节炎的临床及基础研究"均获山东省科学技术进步三等奖。张鸣鹤教授德高望重，在学界具有很大的学术影响力，其学术思想与临证经验传承研究被列为"十五"国家科技攻关计划等多个重大研究项目。

"桃李不言，下自成蹊。"张鸣鹤教授自 1979 年起开始带教硕士研究生，成为第一批全国老中医药专家学术经验继承工作指导老师，2017 年成为全国中医优秀人才师承指导导师。他把自己的学术经验毫无保留地传授给学生，经他培养的学生遍布全国各地，大都成为当地的风湿病科骨干。由他带领的山东省中医院风湿科团队也日益发展壮大，在国内风湿病领域发挥了很好的引领作用。

2010 年国家中医药管理局成立第一批全国名老中医药专家传承工作室，2018 年山东中医药管理局成立山东名老中医药专家传承工作室，张鸣鹤教授都位列其中。2020 年山东张氏风湿病清消流派成立，以此为契机，我们收集了张老治疗风湿病的特色病例，全面发掘、整理张老的学术思想和临床经验，把张鸣鹤教授的学术思想进一步传承和发扬，促进中医治疗风湿病的发展。

编者

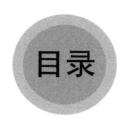

目录

上篇

清热解毒法理论探析

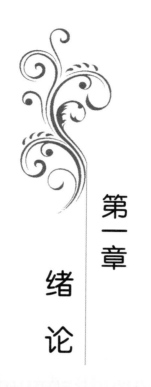

第一章

绪　论

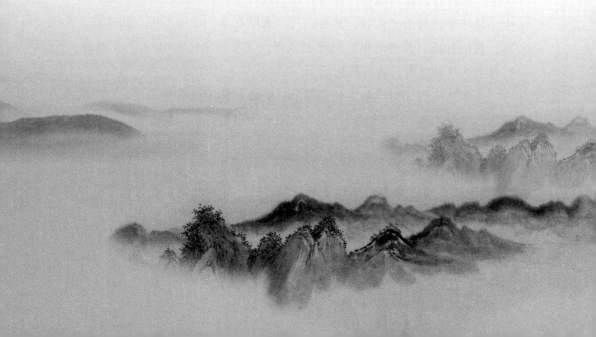

第一节　热毒的渊源

风湿性疾病是一类侵犯骨骼、关节、肌肉及周围软组织，如滑囊、筋膜、肌腱、血管等的疾病，在中医学中属"痹病""痹证""鹤膝风""历节病"等范畴。

中医治疗痹病具有悠久的历史，积累了丰富的经验，并在八纲辨证的基础上建立了系统的辨证论治体系。《黄帝内经》（以下简称《内经》）提出"风寒湿三气杂至，合而为痹，其风气胜者为行痹，寒气胜者为痛痹，湿气胜者为着痹也"，并对其进行了系统阐述。

随着人们生活水平的提高，生活方式及饮食结构的改变，环境、疾病模式及疾病谱的变化，在临证中我们发现，当今人们的体质乃至病理生理特点、疾病传变都较以前有很大不同，对痹病的认识也有了很大的发展和突破。张鸣鹤教授创新性地提出毒邪在痹病的发生发展过程中发挥了重要作用。《素问·五常政大论》言："少阳在泉，寒毒不生，其味辛，其治苦酸，其谷苍丹。阳明在泉，湿毒不生，其味酸，其气湿，其治辛苦甘，其谷丹素。太阳在泉，热毒不生，其味苦，其治淡咸，其谷黅秬。厥阴在泉，清毒不生，其味甘，其治酸苦，其谷苍赤，其气专，其味正。少阴在泉，寒毒不生，其味辛，其治辛苦甘，其谷白丹。太阴在泉，燥毒不生，其味咸，其气热，其治甘咸，其谷黅秬。化淳则咸守，气专则辛化而俱知。"王冰注："五行暴烈之气谓之毒，各有所化。"

张老从病因病机学角度研究毒邪，将毒邪作为风湿病发生、发展的重要因素，并认为毒邪贯穿痹病发生、发展的全过程，认识到毒邪不应局限于外感范畴，而应深入探讨内生之毒邪，后者是导致风湿性疾病顽恶难治的关键。张老认为毒邪作祟是导致疾病发生、凸显的直接原因，创新性地提出了"因炎致痛、炎生热毒、热灼则痛"的理论，并在此基础上提出了"热毒致痹学说"，阐述了"清热解毒"法治疗风湿病理论体系，取得了较好的社会和经济效益。

张老擅长应用清热解毒法治疗风湿病，其核心是热毒理论。以最常见的风湿病——类风湿关节炎为例，该病临床症状较为明显，如关节肿痛，舌红，苔黄厚，脉弦数，大便黏腻，小便热，化验检查类风湿因子（RF）、红细胞沉降率（简称血沉，ESR）、C反应蛋白（CRP）、血清抗环瓜氨基肽（CCP）数值很高，这些都是热毒的临床表现。因此，治疗上主张以清热解毒贯彻始终，特别是在疾病活动期，更应增加清热解毒药的使用，看似治标，实则护本，标本兼治，既可清解热毒，又可减少元气受损。

一、热毒

（一）热

热，在现代汉语中，指温度高，感觉温度高，与"冷"相对。《素问·气交变大论》言："南方生热，热生火，其德彰显，其化蕃茂，其政明曜，其令热，其变销烁，其灾燔焫"，表明阳盛之极则化火，故有"火为热之极，热为火之渐"的说法。而温为热之渐，热为温之甚。根据邪气性质的严重程度可将其划分为温、热、火邪，三者均可成毒，遂有温毒、热毒、火毒之名。由温甚成热、热甚化火而致火热炽盛者称为毒，即热毒、火毒。

（二）毒

毒，对于现代人来说，并不陌生，是人们日常生活中的一个常见名词，不同的使用场合赋予其不同的含义。现代生活中通常说的毒物、毒药、中毒等，是指进入人身体后，破坏机体生理功能和体内组织，导致机体功能障碍的物质的统称。

"毒"是祖国传统医学理论的重要组成部分，其含义较为广泛。中医文献对于毒的记载，最早可以追溯至《五十二病方》："邪者，毒之名也。"这是早期人们对于毒的认识，相对局限与模糊，泛指一切的致病因素，所有的病因都可以统括于"毒"的范畴。

在中医漫长的历史沿革过程中，随着人们对于医学研究的深入，毒的概念和内涵更加丰富起来，历代医家对于毒的认识更加清晰，既包括病因、病机、治法方面的内容，又包括病名和中药学方面的内容。《说文解字》云"毒，厚也，害人之草往往而生"，指出毒的本义是具有毒性的草本植物。《辞源》释义毒为：苦恶有害之物，伤害，痛，恨，猛烈、强烈。基于古今中医学理论的内容及延伸，可将毒分为四个方面：①指病因病机，过则为毒。《素问·五常政大论》谓"少阳在泉，寒毒不生……阳明在泉，湿毒不生……太阳在泉，热毒不生……厥阴在泉，清毒不生……少阴在泉，寒毒不生……太阴在泉，燥毒不生"，指出偏盛之气为毒，即六淫邪气是寒毒、湿毒、热毒、清毒、燥毒的主要致病因素。②指药物的性能，即药物偏性和药物作用。古人将所有的药物统称为"毒药"，如《周礼》载："医师掌医之政令，聚毒药以共医事。"直至明代，张景岳在《景岳全书》谈及"药以治病，因毒为能，所谓毒者，因气味之有偏也"，明确提出毒为药之根本，也称其为偏性。药物发挥其作用的机制在于利用其偏性，来祛除病邪，调节脏腑功能，使阴阳和秘。③指毒的强弱程度和类别。《素问要旨论·六气本病》云："然毒者，所谓药有三品，上品为小毒，中品为常毒，下品为大毒。三品之外，谓之无毒"，表明毒作为一种药性，用来指导传统中药的分类。此外，毒又分为内外毒，外毒包括毒气、食毒、药物毒、化妆品毒、虫兽毒、漆毒等；内毒有粪毒、尿毒、痰瘀毒、湿毒等。④指病邪之强烈，病情之深重，病势之多变。王冰注："毒者，皆五行标盛暴烈之气所为也"；清代尤在泾曰："毒者，邪气蕴蓄，不解之谓"；吴鞠通也指出毒秽闭窍是温病五死证之一。以上均提示毒的含义有邪气甚、侵袭力强、引起危重症的特性。《素问·刺法论》提到"五疫之至，皆相染易……不相染者……避其毒气"，王焘《外台秘要》提出"天行温疫是毒病之气"，吴又可认为温疫急症"一日之间而有三变"在于"因其毒甚，传变亦速"。以上均强调毒具有传染性，并可引起流行。因此，中医学的"毒"是一个综合性的概念，包括了病因病机、药物的偏性、毒的类别以及病邪、病情、病势等方面。

二、热毒的产生

毒与热关系密切。现代医学中"热"既是一种客观的温度，也是患者的一种自觉症状，还是导致机体发热的致热原或致热因子——属于广义"毒"的内容。"热毒"即为有火热之性的毒邪，兼具火热之性。热为火之渐，火为热之极。火热之邪，隶属阳邪。热有广义狭义之分，狭义之热，指火热之性旺者，有明显热象；广义之热，指阳热偏盛者，或发热，或不发热。热也有内外之分，外热源自外感温热火邪，内热源于气滞、痰凝、血瘀、食积等郁而化热、化火。火热炽盛，灼烧津液，炼液为痰，煎熬气血，气滞血瘀。

热极为毒，热毒为毒邪之一。热从毒化，瘀由毒结，痰随毒生。由此可见，痰毒、瘀毒、热毒三者相互资生，互为因果。总结热毒的产生，可从外邪从化、火热内生、伏痰伏瘀三方面加以认识。

（一）外邪从化，蕴热生毒

外邪从化热毒，外感六淫皆能化火。除火（热）邪外，风、暑、燥三邪最易从化机体，阳盛阴虚而化火。寒、湿二邪最易阻滞气机，气机怫郁而生热。因此认为"阳盛阴虚""气机怫郁"为六淫化火的基本条件。火热日久，蕴生热毒。

（二）火热内生，热极成毒

内邪郁热化毒，内生热毒以内伤杂病为基础。七情内伤、饮食劳倦、虚劳内伤等形成痰凝、食积、瘀血等邪灶，内邪加重气机阻滞，导致气郁化火；或伤劳日久，损伤脏腑，而致阴虚火旺。毒为火热之蕴蓄，火热至极终成热毒。

（三）痰瘀蕴伏，蓄热化毒

伏痰、伏瘀促生热毒。瘀血蕴久，伏瘀化毒，瘀而化热，或瘀毒夹热，遂成热毒。热迫灼津，炼液成痰，或伏瘀内阻，津液滞留，停聚为痰，伏痰化热，久伏酿毒，痰毒蕴热，遂为热毒。

三、热毒理论的发展

（一）古代论述

《内经》作为现存最早的中医典籍，首先提出了寒毒、热毒、湿毒、燥毒、大风苛毒等概念；最早记载了汉代以前有关外感寒邪束于肌表，玄府闭塞不通，寒邪偏盛为寒毒，寒毒怫郁化热的热毒病机。《素问》言"今夫热病者，皆伤寒之类也"，指出热病是由于外感寒邪所致。玄府为汗孔——狭义的"玄府学说"，亦初见于《内经》，如《素问·水热穴论》云："所谓玄府者，汗空也。"《素问·调经论》所记载的"上焦不通利，则皮肤致密，腠理闭塞，玄府不通，卫气不得泄越，故外热"，说明玄府闭塞不通是外热证的主要病机。且《内经》强调外感热病的主要致病因素为风寒之邪，诚如《素问·玉机真脏论》载"风者百病之长也，今风寒客于人，使人毫毛毕直，皮肤闭而为热"，《素问·水热穴论》谓"帝曰：人伤于寒，而传为热，何也？岐伯曰：夫寒盛则生热也"，均揭示了寒邪入里化热，而为热病的病机。此外，《内经》还记载了包括五脏热病（肝热病、心热病等）、伤寒、温病、暑病、疟病、寒热病、肠澼、黄疸、劳风等众多具有明显发热症状的疾病。

《金匮要略》中记载了阴毒、阳毒病证的临床表现和分型，主张以阴阳分毒、辨病辨证相结合的思想。其中，"阳毒之为病，面赤斑斑如锦纹，咽喉痛，唾脓血"，表明仲景已认识到了热毒的存在。《金匮要略·中风历节病脉证并治》提出了历节病的病机为"趺阳脉浮而滑，滑则谷气实，浮则汗自出"，说明历节病是由中焦脾胃湿热，热蒸迫液，腠理开泄，汗出当风或久伤取冷所致也；对感受寒湿郁而化热者，载有"诸肢节疼痛，身体魁羸，脚肿如脱，头眩短气，温温欲吐，桂枝芍药知母汤主之"，首次创立了治疗外感寒湿、郁久化热致痹的代表方。

东晋葛洪在前人对某些温病独特临床特性的总结归纳的基础上，首次提出"温毒"之病因概念，并提出治法方药："治温毒发斑，大疫难救，黑膏生地黄半斤。切碎，好豉一升，猪脂二斤，合煎五六沸，令至三分减一，绞去滓。末，雄黄，麝香如大豆者，纳中搅和，尽服之。毒从皮中出，即愈。"

及至隋代，巢元方《诸病源候论·伤寒病后胃气不和利候》云："此由初受病时，毒热气盛，多服冷药，以自泻下，病折以后，热势既退，冷气乃动……此由脾胃气虚冷故也"，阐述了伤寒可导致毒热。全书记载了有关"毒"的条文共计251条，其中包括毒热、热毒、疫毒等40种毒邪。此外，该书还详述了内伤酒肉等热性饮食物以及药毒等毒热内生的概念。

至唐伊始，在前人辛温解表和通泄攻下之法的基础上，清热解毒法成为"热毒"的主要治疗方法。如黄连解毒汤，该方出自于葛洪《肘后备急方》，王焘在《外台秘要》中援引崔氏方，冠以"黄连解毒汤"之名。本方由黄芩、黄连、黄柏、栀子共4味药组成，主治实热火毒、三焦热甚之证，被视为清热解毒的代表方之一。《外台秘要》中有"毒气不得发泄……温毒……斑烂隐疹如锦纹"的论述，认为人体感触寒毒或温毒，伏而不发，至春夏外邪引动发为斑。

到两宋时期，《三因极一病证方论》中记录了对"暑（热）毒"的认识及治法方药，并对《千金方》提出的四时脏腑温病阴阳毒做了补充和进一步的解释，提出了"肠胃蕴毒说"，《三因极一病证方论·瘤冷积热证治》中提到："积热者，脏腑燥也。多因精血既衰，三焦烦壅，复饵丹石酒炙之属，致肠胃蕴毒，阳既炽盛，阴不能制，大便秘涩，小便赤淋，口苦咽干，涎稠眵泪，饮食无度，皆阴虚阳盛之所为也。"宋代严用和在《济生方》中将"积热"的病因归结为"阳毒蕴积不散"。

在热性病广泛流行的金元时期，刘河间发展并完善了广义玄府学说，曰："玄府者，无物不有，人之脏腑皮毛、肌肉筋膜、骨骼爪牙，至于世之万物，尽皆有之，乃气出入升降之道路门户也。人之眼耳鼻舌，身意神识，能为用者，皆升降出入之通利也"，并指出玄府郁闭，则诸病由生。他还在《黄帝素问宣明论方》中倡导运用清凉解毒的方药治疗热性疾病，如凉膈散、双解散、黄连解毒汤等。李杲在《东垣试效方》中介绍了以自拟清热解毒的普济消毒饮来治疗大头瘟等风热之邪上攻头面、成毒化热的疾病。因此，毒作为致热因素在金元时期被明确提出，解毒可清热、退热，遂大量清热解毒的名方也随之出现。

明代医家陈实功在《外科正宗》中介绍了"消、托、补"三法在中医外科疮疡疾病中的重要治疗作用，其病因为感毒而生热，通过清热解毒、补托透托之法，使毒内消或脓出毒泄、托毒外达。

明清时期，吴又可于《瘟疫论·杂气论》言"或时众人发颐，或时众人头面浮肿，俗名为大头瘟是也……俗名为虾蟆瘟是也……俗名为瓜瓤瘟、探头瘟是也。或时众人瘿痎，俗名为疙瘩瘟是也……即杂气为病也"，提出杂气（又称异气、疠气）是比六淫邪气更为广泛的致病因素，并将温毒症状扩大化。

及至清代，首载于余师愚《疫疹一得》的清瘟败毒饮、清心凉膈散，被广泛用以治疗瘟疫所致的实热炽盛证。以叶天士为代表的温病学家倡导六淫致病说，认为六淫邪盛成毒、化热化火，是引起温病的外因，进而分为风热、湿热、暑热、燥热、温毒、疠气等。至此，毒热理论发展到因感受六淫火邪、杂气、瘟疫等毒邪而生热、致病。

（二）现代发展

现代医学中属于热毒的疾病主要有急性传染病、感染性疾病、心脑血管疾病、脓毒症、自身免疫性关节炎、恶性肿瘤及其放化疗引起的发热。此外，肠伤寒的顽固发热、红斑狼疮、登革出血热等亦囊括于热毒理论体系的范畴。谈及这些疾病，就不能避开"炎症"一词。

"炎症"一词，由来已久。古希腊医学在希波克拉底之后，发展到亚历山大时期达到顶峰，且不久即开始渗入罗马。大概在古罗马时期的公元前38年，古罗马医学家塞尔萨斯在其用拉丁文写的《论医学》一书中明确提出炎症的概念，意思是患病部位发热，好似火焰燃烧，炎症特征是具有发红、肿胀、发热和疼痛四大主症。此后，在古代医学史上曾产生重要影响，被誉为仅次于希波克拉底的希腊医生盖伦（Galen），在红、肿、热、痛的炎症四大主症基础上，提出炎症性功能障碍为第五主症，并以器官名称命名炎症，认为人体75%的疾病为炎症性疾病。从炎症的英文翻译看，inflammation本身也是燃烧的意思，词根flame就是火的意思。可见，炎症自古罗马时期就被赋予火热之性，其英文就已是西方医生通用的描述红肿热痛现象的统称。

在临床实践中，一些医家将西医学"炎症"的概念与中医学的"热毒"相等同，故投以大剂量的清热解毒、泻火之品但疗效甚微。虽然现代药理学研究证实一些清热的中药存在一定的抗菌抗病毒功效。然而，这种形而上的对等治疗方式忽略了中医学的辨证论治准则。炎症是指病原体通过直接或者间接的免疫机制引起组织损伤，导致其在形态或者结构上出现不同程度的变性或者坏死、渗出、增生的复杂的病理过程，除存在红肿热痛的局部表现外，还可伴有全身性的炎症反应和并发症。而热证只是其病理反应的一种病理现象或证型。事实上，此处的"炎症"与中医学"热毒"只是具有一定的相关性。充分认识二者之间的区别联系，对疾病的发生、发展、演变以及治疗转归均有重要的指导意义。

首先，炎症性疾病虽然错综复杂、千变万化，但这些变化的实质是机体的免疫防御系统与致病因素的矛盾斗争和客观反映，与中医学"正气存内，邪不可干""邪之所凑，其气必虚"的矛盾过程认识一致。在面对炎症性疾病时，中西医存在着认知方法和治疗方向的巨大差异。如现代医学针对感染性炎症，只要能够找到专门杀死某种细菌、病毒等病原微生物的抗生素，炎症就会消失。如果找不到某种特定的化学药物，那就只好等待新的实验结果。殊不知，人体就是一个百万细菌的生态俱乐部，即便找到了某种特效抗生素，在杀死致病微生物的同时，也会杀死起正常作用的其他微生物，使人体内环境平衡被破坏，产生广泛不良反应。风湿病自身免疫性炎症也是如此，无论是非甾体抗炎药、糖皮质激素，还是改善病情抗风湿药物或生物制剂，在有效对抗炎症的同时对机体内环境也会造成严重的影响。中医处理与火热证或热毒证相似的炎症反应，不管是感染性还是非感染性，均特别强调内环境（内因正气）的重要保护作用，同时也不忽视外部环境因素（外因邪气）的致病作用，根据因人、因时、因地"三因制宜"原则，尽力做到祛邪不伤正，扶正不留邪。

其次，中医的"上火"与体内炎症息息相关，"上火"实际上也是体内有炎症的表现。人体本身是有火的，即所谓的生命之火。从某种意义上说，生命之火有助于人体的生命活动，阳气在一定范围内是必需的。正所谓有火则生，无火则死，没有火生命也就停止了。《素问·生气通天论》曰"阳气者，若天与日，失其所则折寿而不彰"；明代张景岳在注释《内经》时更进一步指出"天之大宝，只此一丸红日，人之大宝，只此一息真阳"，可见阳气乃生命之火，对生命健康至关重要。一般情况下，维持人体正常生理需要的生命之火通常称为少火或文火。少火之气可内养脏腑，外充皮毛，正常条件下与人体内之阴精处于相对平衡状态，是一种正常的维持生理活动所必需的生气之火。若体内阳热火气积蕴过多，打破人体阴阳平衡，超过人体承受范围，就会造成损害。病理情况下之火通常称为壮火、武火或邪火，是一种损伤机体、耗损正气的亢奋病理之火。《素问·阴阳应象大论》曰"壮火之气衰，少火之气壮。壮火食气，气食少火。壮火散气，少火生气"，精辟地阐述了气火之间，正常时相互转化，异常时相因为病的关系。因此，病理状态下壮火、邪火亢盛，无论是外感，还是内伤，均容易化火成毒，形成热毒证或火毒证。"热为火之渐，火为热之极"，故临床出现红、肿、热、痛、功能障碍等炎症表现。

如今，毒邪已被纳入多种疑难重症的病因病机体系中。热毒在疾病发生发展中具有重要作用。同时，热毒理论在当今临床疾病的治疗方面仍有巨大的潜力，发挥中医药治疗热毒相关疾病的优势，切实地运用热毒理论体系指导医家遣方用药、治疗临床疾病有重大的意义。

（王晓萌）

第二节　热毒致痹的文献研究

一、历代医家对热毒致痹的认识

《说文解字》云"毒，厚也，害人之草"，可见毒为有害之物的总称。《广雅》谓毒"犹恶也"，《辞源》载毒的本义有"恶也""害也""痛也"，说明毒邪之致病与疼痛相关。

中医学认为毒是一种致病邪气，对毒的认识涉及病因、病证、药物毒性三个方面：①指病因，如《素问·刺法论》曰："余闻五疫之至，皆相染易……不相染者，正气存内，邪不可干，避其毒气。"②指病证，如阴阳毒、脏毒、丹毒之属。③指药物的毒性，如《素问·五常政大论》提到"能毒者以厚药，不胜毒者以薄药""大毒治病，十去其六，常毒治病，十去其七，小毒治病，十去其八"，可见"毒"作为一种重要的致病因素，早在《内经》中就已有了明确的认识。王冰注《素问·五常政大论》云"夫毒者，皆五行标盛暴烈之气所为也"，可见毒是诸多病邪的进一步发展所生，邪盛生毒，毒必兼邪，其性质与病邪本身的性质相同，只是在程度方面明显加剧。清代尤在泾《金匮要略心典》云："毒者，邪气蕴蓄不解之谓。"其认为在某种程度上毒邪与火热休戚相关。《洞天奥旨》云："火盛则毒生，火盛则毒亦盛。"《成方便读》指出："毒者，火邪之盛也。"痹病的发生发展常与热毒相关。

毒邪既可以从外感受，也可由内而生。外感之毒多与六淫、疠气为伍，毒寓于邪、毒随邪入，致病具有发病急暴、来势凶猛、传变迅速、极易内陷、病情顽固、周期长、破坏性大、易于反复、难以根治的特点。内生之毒是在疾病发展演变过程中，由脏腑功能失调，风、火、痰、瘀等多种病理因素所酿生，发病相对缓慢，但病情复杂，病势缠绵。《素问·五常政大论》载"太阳在泉，热毒不生""太阴在泉，燥毒不生"，强调毒之所生，与五运六气相关联。而五运六气强调的是物候规律与病候之间的关系，可见毒之所生有规律可循，也为按运气推演治疗毒邪所致的病证奠定了理论基础。

《素问·评热病论》载"邪之所凑，其气必虚"，《素问·痹论》又言

"风寒湿三气杂至，合而为痹"，认为痹证的内因为正气亏虚，外因为风寒湿等邪气入侵。此观点被历代医家所沿用，在痹证的病因病机研究中，一直占据主导地位，在临床实践中也极具指导意义。但痹病常出现关节的红肿热痛、汗出、口干、小便黄赤、便秘及舌黄苔厚等火热征象，所谓"火烈之极尽是毒"，热毒蕴结，燔燎经络血气，伤筋灼骨发为热痹。

从古代文献可以看出，历代医家早已提出了"热痹"理论。《素问·痹论》载"其热者，阳气多，阴气少，病气胜，阳遭阴，故为痹热"，《素问·四时刺逆从论》载"厥阴有余病阴痹，不足病生热痹"，开中医热痹理论之先河。

隋代巢元方《诸病源候论·毒疮候》有毒疮"由风气相搏，变成热毒"的论述，强调人体感受六淫之邪而成毒。《诸病源候论·时气病诸候》曰"热毒气从脏腑出，攻于手足，手足则焮热赤肿疼痛也"，认为脏腑蕴热可成毒，从而提出了热毒的概念。

唐代孙思邈的《千金方》论述历节病的病因时提出了"风毒"的概念，"着人久不治者，令人骨节蹉跌……此是风之毒害者也"，首次提出热毒流于四肢致历节肿痛这一病理机制，并确立了清热解毒的治疗原则，以犀角汤施治。唐代王焘所著的《外台秘要》曰"白虎病者，大都是风寒暑湿之毒，因虚所致"，提出了毒邪致痹的概念。

元代《圣济总录》认为"盖脏腑壅热，复遇风寒湿三气至，客搏经络，留而不行，阳遭其阴，故癖痹燔然而闷也"，首次提出了外感邪气，从阳化热的从化学说，从而丰富了热毒致痹的理论。朱丹溪于《丹溪心法·痛风》论曰："大率有痰，风热，风湿，血虚。"他认为其病因病机为内有血热复感受外邪，指出："彼痛风者，大率因血受热已自沸腾，其后或涉冷水，或立湿地，或扇取凉，或卧当风，寒凉外搏，热血得寒，污浊凝涩，所以作痛。"对于痛风痛有定处，其痛处赤肿灼热，或浑身壮热而成风毒者，以败毒散治之，阐述了热毒对于痛风之痹痛的作用。

明代虞抟在《医学正传》中秉承丹溪之旨，并阐发为"肢节肿痛，痛属火，肿属湿，兼受风寒而发动于经络之中，湿热流注于肢节之间而无己也"，强调了湿热的致病作用。明代张景岳认为，痹证虽以风寒湿合痹为大则，但须分阴证、阳证，阳证即为热痹，"有寒者宜从温热，有火者宜从清凉"，但他认为痹证确是"寒证多而热少"。

清代李用粹的《证治汇补》曰："凡流走不定，久则变成风毒，痛入骨髓，不移其处。或痛处肿热，或浑身壮热"，论述了风邪可由外直中机体，热郁经络，形成热毒痹。风得热愈奋，热得风愈炽，两阳相搏，其性急疾，能化火成毒循经攻注关节及经络。沈金鳌《杂病源流犀烛》提出"风毒攻注皮肤骨髓之间，痛无定所，午静夜剧，筋脉拘挛，屈伸不得，则必解毒疏坚，宜定痛散"，并提出用"升麻汤"治疗热痹。叶天士《临证指南医案》对于热痹的病机有精辟的论述："从来痹症，每以风寒湿三气杂感主治。召恙之不同，由乎暑高外加之湿热，水谷内蕴之湿热。外来之邪，着于经络，内受之邪，着于腑络。"这就明确地指出湿热痹与风寒湿痹病因各异，并常用"仲景木防己汤"治疗热痹。吴鞠通在《温病条辨·中焦》注："痹之因于寒者固多，痹之兼乎热者亦复不少"，认为痹病病机中热毒也较为常见。《医级》作者董西园明确提出了治热痹应用清热之法，曰："热肿者，火候疏清。"清代《顾松园医镜》则认为热痹不仅可由感受湿热之邪而引起，也可由风寒湿痹转化而来，"邪郁病久，风变为火，寒变为热，湿变为痰，亦为热痹。"尤在泾在《金匮翼》论曰："所谓阳遭阴者，腑脏经络，先有蓄热，而复遇风寒湿气客之，热为寒郁，气不得伸，久则寒亦化热，则痹痹爝然而闷也。"这说明热痹的病因是感受热毒或内生热毒所致，而热毒也可以由其他病因转化形成，如病者阳气偏盛或素有蕴热，即使感受风寒湿邪也可以郁久化热或从阳化热，化火生毒以致痹痛。

二、现代医家对热毒致痹的认识

现代医家已认识到了"毒邪"在痹病的发生中的重要作用，当"从毒、从通"论治。有人提出了"无邪不有毒，无毒不发病"的观点，也有越来越多的人认为，热毒之邪为患是痹证的主要病机。

施今墨认为"大多风寒从表来，湿热自内生"，并用清热解毒法治疗风湿性疾病。

孔伯华对热毒致痹及其变证采用卫气营血辨证论治，若"热毒已经聚集于内，迫血妄行，神明欲乱"，治用赤小豆皮煎汤送服犀角或犀黄丸。

对于疾病早期，房定亚强调证候要素"毒、瘀、虚"的重要性，毒邪是一种广泛存在、致病力强、来势迅猛的病邪，提出"清热解毒"是治疗早期类风湿关节炎的方法，擅用加味四妙勇安汤治疗早期类风湿关节炎，并在此方基础上开发出西苑医院院内制剂"四妙消痹颗粒"。

张鸣鹤鲜明地提出"热毒致痹"的理论，首重清热解毒，指出风湿性疾病泛指中医之痹证，热毒致痹过程与风湿病免疫致病环节具有十分相似的过程。他认为热毒致痹的病因不外乎内因、外因两个方面。内外因相互作用的结果是形成热痹，湿热毒攻注骨节，留滞筋脉，深入脏腑的根本病机。湿热毒痹阻又可演变为瘀热、湿痰、痰火、痰瘀的标实证；余毒未尽，正气亏虚，形成余热毒兼气血阴阳俱虚的局面。因此，他认为热毒致痹机制贯穿了风湿性疾病发生和发展演变的整个过程，清热解毒法可作为一切风湿性疾病治疗的基础，并提出了系统的治法及方药，引起了广泛的关注和很大的影响。

董建华在《临证治验》一书中论述了热毒致痹："热痹亦可直接感受风湿热毒所致，特点是热毒内壅关节，与寒热错杂之痹证不同"，治宜清热解毒，凉血通脉，水牛角、赤芍功著。而对于湿热伤筋，拘挛痹痛者，用药又忌重浊沉凝，宜选轻清宣化、流动渗利之品，并用萆薢、晚蚕砂以祛湿毒、利关节。

谢海洲对咽部红肿而致痹证病情反复者，加入养阴清咽，甚或利咽解毒之品，尤以咽部鲜红肿甚者，更应先治咽后治痹，并提出了"热痹宜养阴"说，热痹更应加清热解毒之品，如野菊花、重楼、白鲜皮等。

王为兰治疗热痹主张辨病与辨证相结合，认为急性风湿热为热在气血，当清热解毒、凉血通络，而类风湿关节炎活动期常为虚实并存，寒热错杂，治热宜以辛开苦降之法，应用苦寒清热药配辛温药以清热毒、开腠理，使药力直达病所，药选半枝莲、重楼、白花蛇舌草、白鲜皮、土茯苓、防己等；久病常有伤阴之势者，宜加养阴通络之品，经验方为养阴清热祛湿汤。

王士福认为痹证热多寒少，治热需结合滋阴解毒，以防烁阴耗液、热郁化毒，临证多从温病治法。热痹初起以清卫气之热为主，宜疏透、清热、解毒之法，用牛蒡子、连翘、荆芥穗之类；高热已过，邪已入营者加清营之生地黄、玄参、牡丹皮、赤芍等；病久入血者当清血分之热；若毒热邪着关节，与痰浊瘀血互阻于络而见关节僵直难以屈伸者，于前法外当豁痰破瘀并加虫药搜剔络道。

施杞教授认为毒是致痹的主要原因，也是痹证缠绵难愈的根本原因。毒邪一旦形成，即为有形病邪，外居五体，内侵脏腑，可阻碍气血生成及运行，使经络闭塞不通、脏腑功能失常，进而导致机体局部失荣而发为痹证。很多自身免疫性疾病如类风湿关节炎、强直性脊柱炎及系统性红斑狼疮多属兼毒为患。热毒是引起痹病早期骨损伤的关键因素，故清热解毒法应贯穿于类风湿关节炎治疗的全程，也是治疗的关键所在。施教授常使用清瘟败毒饮治疗热毒痹证。

周翠英等采用随机对照研究，观察以清热解毒为主的痹速清（金银花、土茯苓、黄柏、土贝母、北豆根、大血藤、蜂房、牡丹皮、赤芍、白芍、细辛、陈皮）对炎性细胞因子如 IL-1、IL-6、IL-8、TNF-α 的作用及其治疗类风湿关节炎的疗效，结果提示痹速清可显著降低血清 IL-1、IL-6、IL-8、TNF-α 水平，患者临床症状、体征等方面均得到改善，总有效率为 94.12%，表明清热解毒法可能通过降低血清炎性细胞因子来发挥其治疗作用。

张永红认为热毒为痹病活动期的主要病机，患者机体正气不足，阴阳失调，五志化火，内有蕴热，或饮食不节，湿热内生，复感风湿、热毒之邪，或感受风寒湿诸邪，郁久从阳化热，内外相结，变生"热毒"，而出现关节肿胀、疼痛诸症，常采用解毒排毒法治疗痹病。

孟凤仙教授认为，在痹病急性发作期中热毒瘀滞者居多。若为阳热体质，内有蕴热，感受风寒湿邪气之后易从阳化热；若直接感受火热邪气，邪热直中，或风寒湿之邪留滞经络，湿性黏滞，胶着不去，日久化热，热盛化火成毒，留着关节，均可导致关节暗红肿胀，灼热疼痛，甚至屈伸不利，痛不可触，舌红、苔黄、脉滑数等热毒壅盛之症，形成痰湿瘀浊与火热毒邪交织之势，治以清热解毒、化瘀降浊、通络止痛为法。针对此期病机特点，并结合其多年临床经验创制了藤莓汤，组成为忍冬藤 30 ~ 60 g，蛇莓 30 g，穿山龙 30 g，桑枝 30 g，乳香 10 g，没药 10 g，白芥子 10 g，乌梢蛇 10 g，现经多项研究证实具有良好的疗效。

刘永惠认为，痹证根据发病特点可分为急型和缓型。痹证之急型多见于热痹，以热邪致病为主。热邪之产生，多由风寒湿邪从阳化热，或直接感受火热之邪，或脏腑功能失调所致，常伴有口干舌燥、咽喉干痛、烦热红肿、溲赤便秘等。刘永惠指出，若久居炎热潮湿之地，外感风湿热邪，袭于肌腠，壅于经络，痹阻气血经脉而发为风湿热痹；若素体阳盛血热，复感风寒湿邪，从阳化热，则发为热痹，以关节红肿热痛为特点。急性热痹因热入血脉，常易产生变证，成为脉痹，内舍于心，应急以甘寒清热、苦寒解毒，临床多以白虎桂枝汤为基础方治疗。

胡荫奇教授认为痹病和热毒瘀血关系密切，其病机特点为热毒瘀血痹阻脉络。胡老师强调在辨热毒瘀血痹阻时，最主要的表现为关节疼痛红肿、触之发热及舌脉变化。临床上有些活动期类风湿关节炎患者除热毒之象外还表现关节怕冷等症，此为阳气内郁所致。因关节为气血敷布薄弱之处，热毒瘀血痹阻，阳气内郁不达关节，故出现关节怕冷等症。此时不要误认为是寒证，只要热毒得祛，气血流通，则关节怕冷之症可除。采用清热解毒、活血通络之治法，可使热毒祛、经络通、气血流畅、关节肌肉得气血之濡养，则正气恢复，顽疾得以控制。他提倡临床上辨证辨病相结合，指出临床用药要在符合中医辨证论治原则的前提下，选用一些经现代药理研究证实对风湿病具有针对性治疗作用的药物，这样才能在临床上取得好的疗效。

赵智强认为毒主要指对机体产生不良作用的致病因素，且较为剧烈、顽固。

周红光等认为痹病的发生主要是热毒蕴结，流注筋骨、关节，导致气血壅滞不通，关节肿痛不适。毒邪的侵入及危害贯穿于痹病发生发展的全过程，在临床实践中，祛邪解毒原则应贯穿始终。痹病的活动期多表现为湿热毒证，证见关节肿痛、触之发热，应解毒泻毒，顿挫其锋芒，诱导疾病尽快缓解。

张鸣鹤教授的学生宋绍亮教授进一步发展了热毒致痹的理论，认为邪毒内伏是痹病难以根除的根本原因。

孙钟海等认为湿热毒邪、痹阻经络是痹病急性起病的主要病理基础。

胡荫水等认为，毒既是一种致病因素，又是一种病理产物，起着致病的始动与导致复发加重的双重作用，整个活动期始终有毒存在，主要病因病机为邪毒痹阻经络脏腑。

应森林等认为，本病究其发病原因是机体阴阳失调，脏腑蕴热，复感热毒之邪，或感受风寒湿邪，从阳化热，内外合邪，邪郁蕴毒，酿生毒邪，热毒血瘀痹阻经脉肢节、流注骨骱经隧而发病。因此，在活动期的治疗上，应以毒邪立论，重在清热解毒，以清热解毒、凉血活血化瘀立法，挫其病势。

吕柳等人亦以毒立论治疗痹病，认为在痹证活动期，当以解毒清热为先；痹证缓解期，当以祛瘀为要。

刘英等认为毒是痹病活动期发病的关键，整个活动期始终有毒的存在，主要有热毒、湿毒、瘀毒。热毒又包括湿热毒、瘀热毒与阴虚热毒。随着西药带来的不良反应及过食精美肥甘之品易致热毒内生，流注四肢关节而发为热痹证。热毒在本病表现为致病剧烈，缠绵难愈，易导致关节畸形，甚至终身残疾。

怀君亦认为毒邪，尤其热毒为疾病活动期的主要病理因素，治疗多以清热解毒类药物为主，如金银花、连翘、蒲公英、半枝莲、紫花地丁等苦而微寒或甘寒之品。

张佩青将清热解毒作为类风湿关节炎活动期的重要治法，用金银花、蒲公英、紫花地丁、牡丹皮、黄柏、土茯苓等佐以养阴、化湿、祛瘀等法治疗组，与以温热药为主的独活寄生汤治疗组进行比较，结果显示清热解毒治法疗效明显，两组比较有显著统计学意义。

葛健文教授根据类风湿关节炎的临床表现及特点，认为湿热毒邪在其发病过程中起到了重要作用，并贯穿病程始终，治疗早期、发作期、缓解期、晚期等各期患者均应注重应用清热解毒法。急性期以清热解毒为主，化瘀祛痰为辅；晚期则以益肾养肝、化瘀祛痰为主，清热解毒为辅。

董振华认为，即使活动期类风湿表现为寒湿阻络、气血亏虚等证型，也应以清热解毒、活血通络为基础治法，在此基础上加用散寒除湿、益气养血等药物才能取得良好的疗效。

刘清平等认为，类风湿关节炎的发生与伏毒休戚相关，并把"伏毒"学说作为理论假说，立足中医病因学角度，对类风湿关节炎的形成与发展进行探讨，提出将扶正祛毒作为防治类风湿关节炎的基本治疗原则。

陈静等认为，本虚在先，风寒湿热之邪外侵是类风湿关节炎发病的一方面；另一方面，外邪入里而化湿、化热，五志化火，痰浊瘀血亦是类风湿关节炎的主要致病因素。

罗勇等人认为类风湿关节炎早期或活动期往往出现关节红、肿、热、痛的表现，且发病迅速而剧烈，这种临床特征与中医热势急迫、热极生毒、热蕴为毒的热毒理论相似，类风湿关节炎正是由热毒痹阻经脉肢节、流注骨骼经隧，气血不通而发病。并且认为发生于早期的骨损伤和"热毒"之间存在某种联系，"热毒"很可能是骨破坏的原因，而清热解毒方药对骨代谢影响的临床观察则证实了这种推测，清解热毒方药可能通过影响骨代谢、抑制骨吸收、重新恢复骨形成与骨吸收之间的平衡来达到抑制骨破坏的目的。

张国恩教授认为类风湿关节炎致病的关键在于湿邪与热邪，特别是在类风湿关节炎活动期，毒邪炽盛，正邪相争，湿热结聚；并提出类风湿关节炎不同于一般痹证，痹毒是发病关键因素。风、寒、湿、燥、火、热、痰、瘀诸毒统称痹毒。作为毒邪的一种，其致病有病情顽固、易于反复，常规辨证难以奏效，病期冗长、病位深痼等证候特点，临证主张以毒攻毒，使用毒性药物雷公藤、雄黄、马钱子等清热解毒、祛风除湿、通络止痛。

历代医家对于痹病病机及致病因素意见各不相同，古代医家对于毒邪致痹已有不少研究，但是具体到热毒方面尚无完备的理论体系，现代医家亦是各持己见，多是从风寒湿痹入手，少见以热毒为基本病机。而《素问·刺法论》强调"正气存内，邪不可干"，这里的正气，从现代医学角度来看就是人体功能正常、处于健康状态的另一种说法。如果人体功能异常，则病变丛生。"毒者火邪之盛也"，火邪与毒邪休戚相关，风寒湿邪侵入人体郁积于内化热成毒，故从热毒理论入手阐释痹病的形成及发展不失为另一种思路，以更好地为临床服务。

（王蕾）

第二章

张鸣鹤教授以热毒论治
风湿病的理论体系

第一节　风湿病的热毒致病机制

炎症是人体常见的病理过程，多数疾病都与炎症相关，在感染、器官和组织的损害及创伤愈合中均有炎症反应的参与。

炎症反应所致的症候表现可简单描述为：在炎性因子作用下血管扩张，局部血流增加，抗炎细胞被释放到组织间隙中吞噬炎性因子；血流增加，局部温度升高；体液渗出，局部出现水肿；炎性因子的毒性作用使局部疼痛；致炎因子长时间过度表达，超过机体承受能力，将引发组织细胞的变性坏死，造成机体损害，甚至危及生命。如细菌、病毒等病原微生物引起各种感染性炎症；理化及生物因素导致烧烫伤、冻伤或放射性损伤，自身免疫机制对人体自身组织的攻击或异常剧烈的免疫反应又常引发各类过敏性疾病和风湿类疾病。炎症这种既有保护又有破坏的双重生物学意义贯穿于生命活动的全过程。而自身免疫性炎症是风湿病发生发展的核心，其机制多种多样，涉及如抗体依赖型细胞毒作用，T 细胞介导的细胞免疫损伤（TCMI），环氧化酶（COX）或脂氧合酶（LOX）途径的致炎作用，免疫复合物的致炎作用，致炎因子、细胞因子参与下的致炎作用等。相应的，现代医学治疗风湿病的药物主要包括非甾体抗炎药、改善病情抗风湿药、糖皮质激素及生物制剂。这些治疗以解决"炎症"为核心，通过控制自身免疫反应性炎症，达到缓解病情的目的，而这也将是未来一段时期内风湿病研究的主旋律。

在中医学领域，张老对于风湿病中的自身免疫性炎症有着深刻的个人见解。张老认为，现代医学的自身免疫性炎症反应与中医学中的"热毒"概念相合，提出以"热毒致痹"为核心的病机观点。

一、炎症与热毒的渊源

大约在公元前 38 年的古罗马时期，医学家塞尔苏斯在其《论医学》一书中明确提出炎症的概念，表述了炎症具有发红、肿胀、发热和疼痛四大主症。从"炎症"的英文词义看，inflammation 的词根"flame"涵盖"燃烧"之意。可见，炎症自古罗马时期就被赋予火热之性，其英文已是西方医生通用的描述红肿热痛现象的统称。

"炎症"一词在中医古代书籍中未见记载，但若翻阅古籍文献不难发现，多数情况下，对于中医的"火热证"或"热毒证"的描述类似于炎症表现，具红、肿、热、痛、功能障碍五大主症，与西医最初的炎症定义不谋而合。而在民间已对炎症反应有"上火""发炎"的描述和称谓。由于中西医理论体系的差异，中医的"火热证""热毒证"虽不可与炎症反应完全等同，但二者之间无论从概念本身、临床特点，还是辨证治疗，确实存在内在联系。

张老认为炎症的发生符合人体的生理病理特征，从中医角度而言，人体同样具备形成热毒证的"土壤"。《素问·生气通天论》曰"阳气者，若天与日，失其所则折寿而不彰"，明代张景岳在注释《内经》时更进一步指出"天之大宝，只此一丸红日，人之大宝，只此一息真阳"，可见阳气乃生命之火，对生命健康至关重要。一般情况下，维持人体正常生理需要的生命之火通常称为少火或文火。少火之气可内养脏腑，外充皮毛，正常条件下与人体内之阴精处于相对平衡状态，是一种正常的维持生理活动所必需的生气之火。若体内阳热火气积蕴过多，打破人体阴阳平衡，超过人体承受范围，则造成损害。病理情况下之火通常称为壮火或邪火，是一种损伤机体、耗损正气的亢奋病理之火。《素问·阴阳应象大论》曰"壮火之气衰，少火之气壮。壮火食气，气食少火。壮火散气，少火生气"，精辟地阐述了气火之间，正常时相互转化，异常时相因为病的关系。因此，病理状态下壮火、邪火亢盛，无论是外感，还是内伤，均容易化火成毒，形成热毒证或火毒证。"热为火之渐，火为热之极"，故临床出现红、肿、热、痛、功能障碍等炎症表现。此外，中医辨治炎症性疾病，常与火热证或热毒证相联系，多数用清热泻火药或清热解毒药治疗即可获得理想的效果，故对许多炎症反应具有治疗作用。自身免疫性炎症具备炎症反应的特点，尤其在风湿病活动期，常表现出"火热毒邪"之候。"热毒"与"炎症"息息相关，在风湿病的发生发展中，"热毒"更是扮演着重要角色。

二、热毒致痹

（一）热与毒

众所周知，风湿病的发生与自身免疫机制相关。张老通过多年的临床实践提出：多数风湿病的临床表现与中医疾病中的"热痹"特点相吻合，尤其是疾病活动期。而热毒的形成是热痹的病机关键，即既有阳热之性，又有毒邪的致病特点。

热痹是一种具有热象的痹证，凡素体阳气偏盛，内有蕴热，或阴虚阳亢之体，感受外邪侵袭，邪气入里化热，流注经络骨节，或风寒湿邪日久不去，邪入经脉，郁而化热，而出现肌肉关节灼热、疼痛、红肿，痛不可触，不能屈伸，或伴有发热者统称为热痹。《素问·痹论》言："风寒湿三气杂至，合而为痹""其热者，阳气多，阴气少，病气胜，阳遭阴，故为痹热。"《丹溪心法》则曰："又有痛风而痛有常处，其痛处赤肿灼热，或浑身壮热。"言及风湿热痹不但可见局部红肿热痛，还可以出现全身发热表现。明代秦景明在《症因脉治》中更明确提出热痹之名："热痹之症，肌肉热极，唇口干燥，筋骨痛不可按，体上如鼠走状。"《普济本事方》还对历节病的症状进行了阐述："风热成历节，攻手指，作赤肿麻木，甚则攻肩背两膝。"古人所言痛风、历节，皆涵盖于热痹之中。《类证治裁·痛风历节风论治》指出："初因寒湿风郁痹阴分，久则化热攻痛。"《叶选医衡》所引沈仲主所著的《痹证析微论》中亦对热痹的病机转化有较深的认识，文中指出："若邪郁病久，风变为火，寒变为热，湿变为痰，即当易辙寻之，以降火清热豁痰为主……安可全作三气治哉？"

"毒"在《说文解字》中的本义释为"毒，厚也，害人之草，往往而生"，在中医学中引申为严重危害人体、致人强烈痛苦的因素，所谓"物之能害人者谓之毒""邪之凶险者谓之毒"。毒邪在体内蕴积日久，对机体正常的生理活动所起的破坏作用，是相当严重的。毒既能破坏人体气血津液的正常运行，使气血失去平衡，又可侵蚀人体脏腑，导致疾病持续进展，甚至危及生命。按照毒的性质，有阴毒、阳毒、寒毒、热毒（火毒、温毒、暑毒）之分；根据毒之所依和病症特点，毒又有酒毒、胎毒、脏毒、疔毒、丹毒、燥毒、疫毒等多种名称。如《元亨疗马集·疮黄疔毒论》中记载有十毒，即阴毒、阳毒、心毒、肝毒、脾毒、肺毒、肾毒、筋毒、气毒、血毒。可见，毒邪是诸多疾病发生发展和演变过程中的重要因素。

在临证中可以发现，多数风湿病都表现出"毒邪"的致病特点。如类风湿关节炎作为一种进行性炎症性自身免疫病，其病情缠绵顽固，病势猖獗，病位深达经隧骨骱，一般治法不易得效，且久病不已，正气不抵，又可内合传变于五脏六腑，酿生变证，患者除有四肢关节症状外，亦能出现如血管炎、皮下结节、瘀斑、腺体破坏、肺间质纤维化等累及其他组织、脏器的病变表现。这与毒邪致病所具有的酷烈性、顽固性、难治性、广泛性、频繁性、复杂性、内损性等特点甚为相符。

火热与毒邪休戚相关。《洞天奥旨》云"火盛则毒生，火盛则毒亦盛""火郁之极，必变蕴而为毒。"热盛化火，火盛化毒，即热常化毒，毒常蕴热，"热毒"是"毒"最常见的存在形式。热与毒因果互生，贯穿于风湿病发展始终，既是症候表现，又是致病因素。

（二）风湿病中热毒的形成

热毒的发生以体质为基础，一则因于外来，二则因于内生。外来热毒可由外邪直中，从化、郁化而成。《证治汇补·痹症》云："元精内虚，而三气所袭，不能随时祛散，流注经络，久而成痹。"因体质薄弱，感受风热之邪，直中肌肤，深入脏腑，热郁经络，可形成热毒痹。风得热，其气愈奋，热得风，其性愈炽，风热相搏，火性骤急，流注关节，阻滞经络。如《杂病源流犀烛》载："或有风毒攻注皮肤骨髓之间，痛无定处，午静夜剧，筋脉拘挛，屈伸不得。"

素体阳盛，脏腑积热，外感邪气，从阳化热，酿生热毒。《金匮翼》言："热痹者，闭热于内也……脏腑经络，先有蓄热，而复遇风寒湿气客之，热为寒郁，气不得伸，久之寒亦化热，则痹痹熻然而闷也。"若素体阳盛阴虚，致痹之邪每与阳盛之气相结，从阳化热成毒。脏腑积热为热毒形成的内在根据，即使外感风寒湿邪也可从阳化热，形成热毒攻于手足关节、留滞筋脉、痹阻经络的热痹。此即《素问·痹论》所言"阳气多，阴气少，病气胜，阳遭阴，故为痹热"是也。

风寒湿邪郁痹阴分，久而化热成毒。《类证治裁》言："初因寒湿风，郁痹阴分，久则化热攻痛。"许多风湿病患者病初确因气候剧变、冷热交错、触冒雾露、劳汗当风、衣着冷湿、居住潮湿、雪天露宿、涉水淋雨、调护不慎等原因，致卫气虚，不能充皮肤、肥腠理、司开合，玄府开疏，风寒湿邪乘之侵及络道，气血受阻，营运失畅。在"郁"和"蕴"的条件下，病邪发生了由量到质的转化，由寒湿证转为湿热证，甚至热毒证。

内生热毒多因机体脏腑功能紊乱，气血阴阳失调，机体代谢产物不能及时排出或病理产物蕴积瘀滞日久而成。喻嘉言于《寓意草》言："内因者，醇酒浓味之热毒也，郁怒横决之火毒也。"一则表明饮食不节，过食膏粱炙煿，易酿生湿浊、痰饮，痰湿蓄积日久则可化热成毒；二则表明七情内伤，伏郁化热或五志过极致其火随起，亦可为热毒内生的因由。

（三）热毒致痹的变证与转归

热毒致痹在性质上除了具备属阳、从热、从火的特性外，尚具有起病急骤、来势凶猛、传变迅速、变化多端、致病力强、危害严重，病变范围广泛、易毒害脏腑，常以气血为载体、无所不及，壅滞气机、败伤血分，易夹痰夹瘀、顽固难愈等毒邪的病理特性和致病特点。所谓"毒寓于邪，毒随邪入，邪由毒生，变由毒起"，热毒作为核心病理因素，在风湿病的发生发展中起主导作用，因此也产生了诸多的兼夹证、变证和转归。

1. 热毒不已，内攻脏腑

热痹日久，热毒循经入脏腑，出现相应的脏腑痹证候，如心痹（风心病）、肺痹（结缔组织病相关肺间质病变）、肾痹（风湿免疫病相关肾脏损害）、脾痹（肌肉麻痹）等。正如《素问·舆论》所论五脏痹："五脏皆有合，病久而不去者，内舍于其合也。故骨痹不已，复感于邪，内舍于肾。筋痹不已，复感于邪，内舍于肝。脉痹不已，复感于邪，内舍于心。肌痹不已，复感于邪，内舍于脾。皮痹不已，复感于邪，内舍于肺。"

2. 热毒阴虚

湿热毒与阴虚血热是风湿病中医辨治中常见的情况。病初因邪郁化热，湿热相合，酿为湿热毒邪，痹阻经络，湿热毒灼伤津液，阴虚则火热愈炽，且易助长湿热毒之邪，形成阴虚与湿热毒共存的状态。出现关节疼痛、晨僵、肿胀积液、灼热感等湿热毒证，与长期低热、潮热盗汗、五心烦热、舌质红绛、脉细数等阴虚血热证互见的临床表现。

3. 热毒燔灼，痰瘀内生

《类证治裁》言："痹热化毒伤阴成瘀，津液为火灼竭而血行愈滞。"热痹不已，热毒必伤阴耗气，气虚不足以推血运行，则血必有瘀；阴虚津液耗伤不能载血运行可致瘀血，又热痹灼伤津血，血受熏灼易凝结瘀塞，均可致瘀。血瘀脉络，郁而化热又可致瘀热，如《灵枢·痈疽》指出："营血稽留于经脉之中，则血泣而不得行，不行则卫气从之而不通，壅遏不得行，故热。"因此，最易形成热壅血瘀的为毒陷气营、营血，毒攻脏腑，热壅皮肤脉络等证。热毒内蕴，湿邪为热毒所煎熬，凝聚为痰，痰湿循经环络。痰瘀互结，深入骨骱经隧，痼疾根深，病性缠绵。痰瘀着于骨节、筋脉、皮肤可见皮肤瘀斑，皮下及关节周围结节，关节肿大畸形、屈伸不利的风湿病晚期症状；邪无出路，痰毒攻于脏腑，变证百出，正如《医门法律》谓："痰因于火，有热无寒……人身热郁于内，气血凝滞，蒸其津液，结而为痰，皆火之变现也。"

4. 余毒未尽，正气亏虚

风湿病后期，热灼气耗，热毒渐缓，以正气亏损为主，出现多种变证，可表现为肢体乏力、动则加剧，汗出短气，腰膝酸软，舌质淡胖嫩，脉沉细等症。肾气虚则固摄不能，精微下注；肾阳虚衰，气虚不能化水，则水湿泛滥于肢体、胸腹；气虚不能化湿，湿盛则濡泄；气虚推动乏力，可出现气滞血瘀诸症；气虚不能统摄血液而致贫血及出血；气虚卫外不固，阴液外泄，易汗出、感冒；气虚不能生血，可致气血两虚；气虚者阳渐衰，血虚者阴不足，阴损及阳，阳损及阴，终致气血阴阳俱虚；正气亏虚，余毒未尽又易引邪复入，导致痼疾未除，又感新邪，造成病情缠绵反复。

张老根据七十余年的临床经验的积累和深入地思考，认为现代医学的自身免疫性炎症反应与中医学中的"热毒"概念相合，鲜明地提出"热毒致痹"的核心病机观点。他认为热毒贯穿自身免疫性炎症的全过程，热毒始终是风湿病发生发展的主旋律，是辨病的根本，只是因不同病期、不同病种而呈现出程度上的差异。因此，在风湿病治疗原则和方法上张老始终秉持着清热解毒的原则，根据程度及变化调整用药，即使在疾病稳定期，热毒之象不著，仍守法圆方，防微杜渐。而热火毒作为病邪，又常与风、寒、湿、痰浊、瘀血诸邪毒结合，诱发机体病理反应。如类风湿关节炎的发病，张老认为"阳气多，阴气少""脏腑经络蓄热"是罹患该病的体质因素，外感邪气、内外合邪是合而成痹的外在条件，湿热瘀毒是活动期的重要标志。又如系统性红斑狼疮，张老认为阴阳毒、蝴蝶斑或多脏腑损伤所见的虚劳、喘证、悬饮、心悸、水肿等病证，其病理关键为邪热炽盛，痹阻于肌肤，湿热邪毒攻注于脏腑。

总之，张老认为辨治风湿病的关键在于抓住其病机的核心和本质，以热毒致痹、炎生热毒为辨病基础，以清热解毒为基本治疗原则，根据具体的风湿病的病种、分期、发展趋势等灵活辨证，方能提纲挈领，取得良好疗效。

（王溪）

第二节　清热解毒十八法

张鸣鹤教授认为，自身免疫性炎症的发病与感受热毒有关，所有的风湿病都离不开一个"炎"字，结合现代医学对于风湿病的研究，从中医学角度去审视疾病，其病变性质多属于热毒。热毒偏盛，火热邪毒流注关节、脏腑是风湿性疾病发生发展的关键，因此他提出以清热解毒法作为一切自身免疫性疾病的基本治疗方法。基于此张老于1991年以"清热解毒法治疗类风湿关节炎"进行了临床与实验研究，研究成果获得山东省科学技术进步三等奖，取得了良好的社会效果及经济效益，并在此基础上研发了院内制剂清痹片，取得了较好的临床疗效。

结合多年的临床实践经验，张老较早地提出辨证论治与辨病论治相结合。临床上即使没有典型的红肿热痛、舌苔黄腻、脉数等热象，也可以使用清热解毒法作为该病的基础治疗方法。这并不说明不需要辨证论治，而是辨病论治与辨证论治相结合，提纲挈领，纲举目张，有助于提高临床疗效。对于风湿性疾病，使用清热解毒法结合临床辨证论治，针对不同的病位、病势、病情，都可以将清热解毒作为基本治疗原则，分别配合散寒、祛风、活血、养阴等方法治疗。经过长期的临床实践，张老总结出以下十八种治疗风湿病的方法。

1. 清热祛风解毒法

主症：肢体关节或肌肉酸痛，关节屈伸不利，游走不定，恶风，或有低热，或见皮肤瘾疹，瘙痒不适，苔薄白，脉浮或弦。

主治：纤维肌痛综合征、风湿热、风湿性关节炎、过敏性血管炎等。

治则：清热解毒，祛风通络。

方药：银翘散加减，金银花、连翘、牡丹皮、羌活、川芎、川牛膝、荆芥、防风、蝉蜕、干姜、甘草。

2. 清热除疹解毒法

主症：头面、前胸、项背或四肢出现红斑皮疹，表面有鳞屑，奇痒难忍，或有肌痛、肌无力，关节痛，舌红苔黄，脉弦数。

主治：银屑病关节炎、皮肌炎、过敏性血管炎等。

治则：清热解毒，散风活血。

方药：白疕除疹汤加减，连翘、金银花、紫草、生地榆、牡丹皮、槐米、蝉蜕、苏木、地肤子、红花。

3. 清热养阴解毒法

主症：口干或兼眼干，躁热不宁，关节疼痛，皮肤干燥或有鳞屑样皮疹，或红斑，或有口腔溃疡，舌质干红、无苔或少苔，脉细数。

主治：干燥综合征、成人斯蒂尔病、白塞病、风湿热、银屑病关节炎、强直性脊柱炎、系统性红斑狼疮等。

治则：清热解毒，养阴通络。

方药：沙参麦冬汤加减，金银花、连翘、牡丹皮、沙参、麦冬、玉竹、知母、石斛、羌活、川牛膝。

4. 清热固摄解毒法

主症：下肢或全身浮肿，尿血或蛋白尿，或长期腹泻、五更泻，或有腹痛，但无里急后重感，腰痛或四肢关节痛。

主治：狼疮肾炎、过敏性紫癜性肾炎、肠病性关节炎等。

治则：清热解毒，补肾固摄。

方药一：五子衍宗丸加减（适用于狼疮肾炎或过敏性紫癜性肾炎），贯众、重楼、山茱萸、菟丝子、桑螵蛸、覆盆子、金樱子、枸杞子、五味子、芡实。

方药二：四神丸加减（适用于肠病性关节炎），败酱草、白头翁、焦山楂、石榴皮、吴茱萸、肉豆蔻、补骨脂、熟附子、羌活、川芎、川牛膝。

5. 清热利湿解毒法

主症：肢体关节或肌肉重着酸痛，痛有定处，手足沉重，关节肿胀或有关节积液、活动障碍，或有肌肤麻木，或有口腔、外阴溃疡，苔白厚或腻，脉濡缓。

主治：幼年特发性关节炎、类风湿关节炎、痛风、血清阴性滑膜炎综合征、骨关节炎、白塞病等。

治则：清热解毒，祛风除湿。

方药：四妙丸加减，黄柏、苍术、薏苡仁、川牛膝、金银花、白术、田基黄、猪苓、独活、土茯苓、猫眼草、荜澄茄。

6. 清热益气解毒法

主症：全身或局部肢体沉重无力，不能抬举或行动困难，语言低沉，或有关节肌肉疼痛，苔薄白，脉沉弱或虚弦。

主治：系统性红斑狼疮、多发性肌炎、重症肌无力、皮肌炎等。

治则：补中益气，清热解毒。

方药：补中益气汤加减，白花蛇舌草、连翘、牡丹皮、黄芪、半枝莲、白术、当归、升麻、甘草、西洋参、干姜。

7. 清热化痰解毒法

主症：咳嗽痰多，胸闷憋喘，动则加剧，或有发热，鼻塞流涕，或有皮下结节，苔白厚或腻，脉滑数。放射线或超声检查有肺炎、胸腔或心包积液，或活检确诊为脂膜炎。

主治：狼疮性肺炎或狼疮性浆膜炎、韦格纳氏肉芽肿、结节性脂膜炎、肺间质纤维化、间质性肺炎等。

治则：清热解毒，化痰逐饮。

方药：二陈汤合葶苈大枣泻肺汤加减，射干、重楼、板蓝根、鱼腥草、橘红、半夏、茯苓、百部、葶苈子、白芥子、大枣。

8. 清热活血解毒法

主症：关节疼痛、强直畸形，屈伸受限，或有指、趾端发绀、坏死、溃疡，或有下肢浮肿，舌质暗红或有瘀斑、瘀点，苔白，脉沉细涩或无脉。

主治：类风湿关节炎、骨关节炎、强直性脊柱炎、痛风、系统性硬化病、骨坏死、系统性血管炎（如多发性大动脉炎、结节性多动脉炎）等。

治则：清热解毒，活血化瘀。

方药：身痛逐瘀汤加减，金银花、大血藤、板蓝根、田基黄、羌活、川芎、桃仁、土鳖虫、红花、荜澄茄。

9. 清热补肾解毒法

主症：颈项、腰背拘急疼痛，或两侧腰眼酸胀沉重不适，女子月经量少，男子遗精、阳痿，尿少或多尿，苔白，脉沉缓，两尺脉沉弱无力。尿常规检测或见血尿、蛋白尿。

主治：强直性脊柱炎、狼疮肾炎、风湿性多肌痛等。

治则：清热解毒，补肾强督。

方药：左归丸加减，葛根、金银花、大血藤、续断、杜仲、羌活、川芎、熟地黄、山茱萸、鹿角胶。

10. 清热散寒解毒法

主症：肢体关节或肌肉疼痛，痛有定处，遇冷加重，得温痛减，关节屈伸不利，局部皮色苍白或紫红，皮温较低或肢体局部皮肤顽厚、有紧缩感，苔薄白，脉弦紧。

主治：雷诺病、类风湿关节炎、风湿寒性关节痛、骨关节炎、纤维肌痛综合征、硬皮病等。

治则：清热解毒，温经散寒。

方药：桂枝芍药知母汤加减，桂枝、熟附子、防风、赤芍、金银花、大血藤、虎杖、鬼箭羽、白芥子。

11. 清热明目解毒法

主症：目赤肿痛反复发作，视物昏花、模糊不清，腰背拘急疼痛，或有小便淋痛不爽，或四肢大关节疼痛，苔黄，脉弦数。

主治：白塞病、强直性脊柱炎合并虹膜睫状体炎、赖特综合征、干燥综合征等。

治则：清热解毒，泻肝明目。

方药：龙胆泻肝汤加减，夏枯草、龙胆、蒲公英、栀子、生地黄、石斛、谷精草、青葙子、决明子、野菊花、干姜、甘草。

12. 清热养血解毒法

主症：面色或爪甲苍白无华，心悸怔忡，心烦不宁，有出血倾向，月经量少或闭经，舌质淡、苔薄白，脉沉弱，化验有贫血或血小板总数明显减少。

主治：系统性红斑狼疮、溶血性贫血（如血红蛋白尿等）、血小板减少性紫癜、自身免疫性血小板减少症。

治则：清热解毒，养血和血。

方药：当归补血汤合四物汤加减，黄芪、熟地黄、贯众、丹参、当归、鸡血藤、川芎、重楼、何首乌、甘草。

13. 清热通腑解毒法

主症：口舌溃疡频繁发作，皮肤红斑，或有皮下结节，关节红肿热痛，苔黄，脉弦数。

主治：白塞病、系统性红斑狼疮、痛风急性发作、反应性关节炎等。

治则：清热解毒，通腑化湿。

方药：甘草泻心汤加减，金银花、黄柏、田基黄、黄连、熟大黄、苦参、土茯苓、荜澄茄、吴茱萸、甘草。

14. 清热凉血解毒法

主症：发热，低热或高热，关节或肌肉疼痛，皮肤出现鲜红或紫红色斑或疹，局部灼热，痒或不痒，或有口舌溃疡，舌质红或绛，苔少，脉弦细数。

主治：系统性红斑狼疮、皮肌炎、盘状红斑狼疮、银屑病关节炎等。

治则：清热解毒，凉血活血。

方药：清瘟败毒饮加减，连翘、栀子、黄连、紫草、牡丹皮、水牛角、荜澄茄、生地黄、蝉蜕、干姜、防风、甘草。

15. 清热软坚解毒法

主症：四肢或躯干皮下结节，局部皮色发红或不红，局部疼痛或压痛，或甲状腺肿大，但无心悸怔忡、易怒、失眠或两手震颤、血压增高等症状，苔白厚，脉弦。

主治：结节性红斑、脂膜炎、桥本甲状腺炎等。

治则：清热解毒，软坚散结。

方药：桃红饮加减，连翘、牡丹皮、桃仁、红花、夏枯草、土贝母、山慈菇、浙贝母、半夏、莪术。

16. 清热利咽解毒法

主症：咽喉肿痛反复发作，声音嘶哑，或有喉蛾肿痛，四肢关节疼痛，游走不定，苔白，脉弦。化验检查抗链球菌溶血素"O"（简称抗"O"或ASO）增高。

主治：风湿性关节炎、幼年特发性关节炎、急性肾小球肾炎、系统性血管炎和干燥综合征等。

治则：清热解毒，润喉利咽。

方药：普济消毒饮加减，黄芩、玄参、板蓝根、桔梗、山豆根、木蝴蝶、麦冬、羌活、川芎、甘草。

17. 清热通淋解毒法

主症：小便淋痛，尿频、尿少，或会阴部坠胀不适，或关节疼痛，目赤肿痛，苔白，脉弦细。

主治：变应性肉芽肿性血管炎、赖特综合征、显微镜下多血管炎、反应性关节炎等。

治则：清热解毒，通淋化浊。

方药：八正散加减，瞿麦、萹蓄、小蓟、栀子、石韦、生地黄、竹叶、滑石、通草。

18. 清热养肝解毒法

主症：全身乏力，关节或肌肉酸痛，常有低热，肝区隐隐作痛或两胁胀痛，腹胀，纳呆，苔白，脉弦。

主治：自身免疫性肝病、狼疮性肝病、多发性肌炎、皮肌炎等。

治则：清热解毒，祛风通络，柔肝养肝。

方药：一贯煎加减，败酱草、贯众、小蓟、白芍、大蓟、麦冬、沙参、生地黄、羌活、山茱萸、川芎、丹参。

张老认为，临床应用清热解毒十八法要注意以下几点：

（1）有故无殒，当用则用。《素问·六元正纪大论》曰："有故无殒，亦无殒也。"任何一种药物都有"宜"与"忌"，病机适宜，有热毒之证，当用苦寒而不用，过于顾虑克伐脾胃，只在一些轻清之品中打圈子，会错过病机而延误疗效。

（2）顾护脾胃。脾胃为后天之本，气血生化之源，一定要顾护脾胃。清热解毒药性味多苦寒，所以应适当配伍温中和胃之品，如荜澄茄、荜茇、川椒、小茴香、白芥子、片姜黄、生姜、大枣、砂仁等佐药以顾护脾胃。

（3）对幼儿风湿病患者，古人有"夫苦寒药，儿科之大禁"之戒，故小儿和脾胃虚弱的患者更需配伍固护脾胃的药物。

（王晓萌）

第三节　治疗风湿病常用清热解毒方剂

张鸣鹤教授认为风湿病的辨治需结合临床症状、疾病分期、免疫学、病理学以综合审视。风湿类疾病活动期主要是变态反应炎症期，病变性质多属于热毒。热毒偏盛，火热邪毒攻注关节及脏腑是风湿免疫性疾病的主要病机。

张老提出以清热解毒法作为治疗风湿免疫性疾病的基本治疗方法，辨证要与辨病相结合，以下为张老常用的清热解毒方剂。

一、成方加减

1. 清营汤（《温病条辨》）加减

组成：水牛角、生地黄、玄参、竹叶心、麦冬、丹参、黄连、金银花、连翘。

功用：清营解毒，透热养阴。

主治：系统性红斑狼疮、皮肌炎、反应性关节炎、银屑病关节炎等。

主症：发热，关节或肌肉疼痛，皮肤出现红或紫红色斑或疹，局部灼热，痒或不痒，或有口舌溃疡，舌红或绛，苔少，脉弦细数。

2. 犀角地黄汤（《备急千金要方》宋校本）加减

组成：水牛角、生地黄、芍药、牡丹皮、败酱草、贯众。

功用：清热解毒，凉血散瘀。

主治：狼疮性脑病、结节红斑、过敏性紫癜、血管炎、肠病性关节炎等。

主症：发热，神昏谵语，皮肤硬结疼痛，斑色紫黑，指、趾端发绀、坏死、溃疡，关节疼痛，便血、衄血，舌红绛，脉细数。

3. 化斑汤（《温病条辨》）加减

组成：石膏、知母、甘草、玄参、水牛角、粳米、赤芍。

功用：清热凉血。

主治：系统性红斑狼疮、皮肌炎、血管炎、结节红斑等。

主症：发热，或身热夜甚，皮肤斑疹色赤或硬结疼痛，关节或肌肉疼痛，舌红绛，脉数。

4. 黄连解毒汤（《肘后备急方》）加减

组成：黄连、黄芩、黄柏、栀子、紫草、白花蛇舌草、连翘、生地黄。

功用：泻火解毒。

主治：系统性红斑狼疮、白塞病、结节红斑、皮肌炎、血管炎、痛风等。

主症：发热，烦躁，皮肤斑疹色赤或硬结、破溃，口舌溃疡，关节红肿疼痛，肌肉疼痛，舌红绛、苔黄，脉数有力。

5. 清瘟败毒饮（《疫疹一得》）加减

组成：生石膏、连翘、牡丹皮、栀子、黄连、紫草、知母、生地黄、赤芍、水牛角、荜澄茄、防风、蝉蜕、干姜、甘草。

功用：清热解毒，凉血泻火。

主治：盘状红斑狼疮、系统性红斑狼疮、皮肌炎、银屑病关节炎、成人斯蒂尔病、血管炎等。

主症：高热，头痛剧烈，干呕狂躁，关节或肌肉疼痛，皮肤出现大片红或紫红色斑或疹，局部灼热，或有口舌溃疡、皮肤破溃，舌质红或绛，苔少，脉弦细数。

6. 甘草泻心汤（《伤寒论》）加减

组成：甘草、黄芩、黄连、干姜、党参、清半夏、金银花、黄柏、田基黄、熟大黄、苦参、土茯苓、荜澄茄、吴茱萸。

功用：清热解毒，通腑化湿。

主治：白塞病、系统性红斑狼疮、痛风急性发作、反应性关节炎等。

主症：口舌溃疡频繁发作，皮肤红斑，或有皮下结节，关节红肿热痛，苔黄，脉弦数。

7. 普济消毒饮（《东垣试效方》）加减

组成：牛蒡子、连翘、黄芩、玄参、板蓝根、桔梗、山豆根、木蝴蝶、麦冬、羌活、川芎、甘草。

功用：清热解毒，润喉利咽。

主治：风湿性关节炎、急性肾小球肾炎、幼年特发性关节炎、系统性血管炎和干燥综合征等。

主症：咽喉肿痛反复发作，声音嘶哑，或有喉蛾肿痛，四肢关节疼痛，游走不定，苔白，脉弦。实验室检查示抗"O"增高。

8. 四妙勇安汤（《验方新编》）加减

组成：金银花、玄参、当归、甘草、半枝莲、大血藤、赤芍。

功用：清热解毒，活血止痛。

主治：系统性红斑狼疮、结节红斑、反应性关节炎、血管炎、痛风等。

主症：皮肤红肿灼热，或见破溃流脓，疼痛剧烈，关节红肿热痛，指、趾端发绀、坏死、溃疡，或有发热口渴，舌红，脉数。

9. 五味消毒饮（《医宗金鉴》）加减

组成：金银花、野菊花、蒲公英、紫花地丁、连翘、甘草。

功用：清热解毒散结。

主治：血管炎、痛风、结节红斑、皮肌炎、系统性红斑狼疮等。

主症：发热，或伴恶寒，皮肤红斑、硬节，或溃破流脓，疼痛剧烈，关节或皮肤红肿热痛，舌红，脉数。

10. 四妙丸（《成方便读》）加减

组成：金银花、黄柏、苍术、薏苡仁、川牛膝、白术、猪苓、田基黄、独活、猫眼草、大血藤、雷公藤、土茯苓、荜澄茄。

功用：清热解毒，祛风除湿。

主治：类风湿关节炎、强直性脊柱炎、幼年特发性关节炎、骨关节炎、痛风、血清阴性滑膜炎综合征、白塞病等。

主症：肢体关节或肌肉重着酸痛，痛有定处，手足沉重，关节肿胀或有关节积液、活动障碍，或有肌肤麻木，或有口腔、外阴溃疡，苔白厚或腻，脉濡缓。

11. 银翘散（《温病条辨》）加减

组成：金银花、连翘、荆芥、竹叶、牡丹皮、羌活、川芎、川牛膝、防风、蝉蜕、干姜、甘草。

功用：清热解毒，祛风通络。

主治：风湿性关节炎、纤维肌痛综合征、风湿热、过敏性血管炎等。

主症：肢体关节或肌肉酸痛，游走不定，关节屈伸不利，恶风，或有低热，或见皮肤瘾疹，瘙痒不适，苔薄白，脉浮或弦。

12. 龙胆泻肝汤（《医方集解》）加减

组成：龙胆、栀子、生地黄、黄芩、夏枯草、蒲公英、石斛、谷精草、青葙子、决明子、野菊花、干姜、甘草。

功用：清热解毒，泻肝明目。

主治：白塞病、强直性脊柱炎合并虹膜睫状体炎、干燥综合征、赖特综合征等。

主症：目赤肿痛反复发作，视物昏花、模糊不清，腰背拘急疼痛，或四肢大关节疼痛，或有小便淋痛不爽，苔黄，脉弦数。

13. 八正散（《太平惠民和剂局方》）加减

组成：车前子、瞿麦、萹蓄、小蓟、栀子、石韦、生地黄、竹叶、滑石、通草。

功用：清热解毒，通淋化浊。

主治：赖特综合征、变应性肉芽肿性血管炎、反应性关节炎、显微镜下多血管炎等。

主症：小便淋痛，尿频、尿少，或会阴部坠胀不适，或有关节疼痛，目赤肿痛，苔白，脉弦细。

14. 五子衍宗丸（《丹溪心法》）加减

组成：枸杞子、菟丝子、覆盆子、五味子、桑螵蛸、车前子、金樱子、芡实、贯众、重楼、山茱萸。

功用：清热解毒，补肾益精。

主治：狼疮肾炎或过敏性紫癜性肾炎。

主症：下肢或全身浮肿，尿血或蛋白尿，双下肢皮肤紫癜，腰痛或四肢关节痛，舌淡苔白，脉细。

15. 四神丸（《证治准绳》）加减

组成：吴茱萸、肉豆蔻、补骨脂、五味子、败酱草、白头翁、焦山楂、石榴皮、熟附子、羌活、川芎、川牛膝。

功用：清热解毒，补肾固摄。

主治：肠病性关节炎、肠白塞病等。

主症：长期腹泻、五更泻，或有腹痛、腹胀，但无里急后重感，四肢关节痛，舌红苔黄，脉弦细。

16. 一贯煎（《续名医类案》）加减

组成：生地黄、沙参、麦冬、当归、山茱萸、贯众、败酱草、大蓟、小蓟、白芍、羌活、川芎、丹参。

功用：清热解毒，祛风通络，柔肝养肝。

主治：狼疮性肝病、自身免疫性肝病、多发性肌炎、皮肌炎等。

主症：全身乏力，关节或肌肉酸痛，常有低热，肝区隐隐作痛或两胁胀痛，腹胀，纳呆，苔白，脉弦。

17. 左归丸（《景岳全书》）加减

组成：熟地黄、山茱萸、鹿角胶、菟丝子、川牛膝、葛根、金银花、大血藤、续断、杜仲、羌活、川芎。

功用：清热解毒，补肾强督。

主治：强直性脊柱炎、狼疮肾炎、风湿性多肌痛等。

主症：颈项、腰背拘急疼痛，或两侧腰眼酸胀沉重不适，女子月经量少，男子遗精、阳痿，尿少或多尿，苔白，脉沉缓，两尺脉沉弱无力。化验或见血尿、蛋白尿。

18. 身痛逐瘀汤（《医林改错》）加减

组成：川芎、桃仁、红花、羌活、川牛膝、地龙、金银花、大血藤、板蓝根、田基黄、土鳖虫、荜澄茄。

功用：清热解毒，活血化瘀。

主治：类风湿关节炎、骨关节炎、强直性脊柱炎、痛风、系统性硬化病、骨坏死、系统性血管炎（如多发性大动脉炎、结节性多动脉炎）等。

主症：关节疼痛强直畸形，屈伸受限，或有指、趾端发绀、坏死、溃疡，或有下肢浮肿，舌质暗红或有瘀斑、瘀点，苔白，脉沉细涩或无脉。

19. 桃红饮（《类证治裁》）加减

组成：桃仁、红花、川芎、连翘、牡丹皮、夏枯草、土贝母、山慈菇、浙贝母、半夏、莪术。

功用：清热解毒，软坚散结。

主治：结节性红斑、脂膜炎、桥本甲状腺炎等。

主症：四肢或躯干皮下结节，局部皮色发红或不红，局部疼痛或压痛，或甲状腺肿大，但无心悸怔忡、易怒、失眠或两手震颤、血压增高等症状，苔白厚，脉弦。

20. 二陈汤（《太平惠民和剂局方》）合葶苈大枣泻肺汤（《金匮要略》）加减

组成：半夏、茯苓、葶苈子、白芥子、大枣、鱼腥草、射干、重楼、板蓝根、炙百部、橘红。

功用：清热解毒，化痰逐饮。

主治：狼疮性肺炎或狼疮性浆膜炎、肉芽肿性血管炎、结节性脂膜炎、间质性肺炎等。

主症：胸闷，喘，咳嗽多痰，动则加剧，或有发热，鼻塞流涕，或有皮下结节，苔白厚或腻，脉滑数。放射线检查有肺炎，或超声检查有胸腔或心包积液，或活检确诊为脂膜炎。

21. 当归补血汤（《内外伤辨惑论》）加减

组成：黄芪、当归、熟地黄、贯众、重楼、党参、丹参、鸡血藤、川芎、何首乌、甘草。

功用：清热解毒，补气养血。

主治：系统性红斑狼疮、血小板减少性紫癜、溶血性贫血（如血红蛋白尿等）、自身免疫性血小板减少症等。

主症：全身乏力，汗出，面色或爪甲苍白无华，有出血倾向，舌质淡、苔薄白，脉沉细。

22. 四物汤（《仙授理伤续断秘方》）加减

组成：熟地黄、当归、白芍、川芎、贯众、重楼、鸡血藤、何首乌、炒酸枣仁、甘草。

功用：清热解毒，养血和血。

主治：系统性红斑狼疮血液系统损害、血小板减少性紫癜、溶血性贫血、自身免疫性血小板减少症等。

主症：口唇、面部或爪甲苍白无华，心烦不宁，心悸怔忡，有出血倾向，月经量少或闭经，舌质淡，苔薄白，脉沉弱，化验有贫血或血小板总数明显减少。

23. 补中益气汤（《内外伤辨惑论》）加减

功用：清热解毒，补中益气。

组成：黄芪、西洋参、白术、当归、升麻、白花蛇舌草、半枝莲、连翘、牡丹皮、甘草、干姜。

主治：系统性红斑狼疮、重症肌无力、多发性肌炎、皮肌炎等。

主症：全身或局部肢体沉重无力、不能抬举，或行动困难，语言低沉，或有关节肌肉疼痛，苔薄白，脉沉弱或虚弦。

24. 沙参麦冬汤（《温病条辨》）加减

组成：沙参、麦冬、玉竹、金银花、连翘、牡丹皮、知母、石斛、羌活、川牛膝。

功用：清热解毒，养阴通络。

主治：干燥综合征、风湿热、斯蒂尔病、成人斯蒂尔病、白塞病、银屑病关节炎、系统性红斑狼疮、强直性脊柱炎等。

主症：口干或兼眼干，燥热不宁，关节疼痛，皮肤干燥，有鳞屑样皮疹或红斑，或有口腔溃疡，舌质干红，无苔或少苔，脉细数。

25. 桂枝芍药知母汤（《金匮要略》）加减

组成：桂枝、熟附子、知母、防风、赤芍、金银花、大血藤、虎杖、鬼箭羽、白芥子。

功用：清热解毒，温经散寒。

主治：风湿性关节痛、类风湿关节炎、纤维肌痛综合征、骨关节炎、雷诺病、硬皮病等。

主症：肢体关节或肌肉疼痛，痛有定处，遇冷加重，得温痛减，关节屈伸不利，局部皮色苍白或紫红，皮温较低，或肢体局部皮肤顽厚、有紧缩感，苔薄白，脉弦紧。

二、自拟方剂

1. 强督通痹汤

组成：葛根、蒲公英、大血藤、虎杖、羌活、川芎、续断、土鳖虫、红花、狗脊、川牛膝、荜澄茄。

功用：清热解毒，祛风胜湿，补肾强督。

主治：强直性脊柱炎、反应性关节炎、银屑病关节炎等。

主症：颈腰背疼痛，晨僵，俯仰不利，或有髋、肩、膝、踝、足跟肿痛、灼热，舌红苔黄，脉弦数。

2. 疕痹 1 号方

组成：白花蛇舌草、半枝莲、连翘、蝉蜕、蜂房、羌活、独活、川芎、川牛膝、赤芍、红花、干姜、甘草。

功用：清热解毒活血。

主治：银屑病关节炎单关节型，以大关节炎症为主，热毒损害较为轻浅者。

主症：大关节肿痛，屈伸不利，晨僵，舌红，脉弦。

3. 疕痹 2 号方

组成：白花蛇舌草、半枝莲、蝉蜕、蜂房、大血藤、猫眼草、土茯苓、羌活、独活、川牛膝、土鳖虫、红花、荜澄茄。

功用：清热解毒，祛湿活血。

主治：银屑病关节炎多关节型，以手足小关节炎症为主，其热毒损害深重而广者。

主症：手足小关节肿痛变形，灼热明显，晨僵，舌红苔黄，脉弦数。

4. 疕痹 3 号方

组成：葛根、虎杖、蝉蜕、蜂房、大血藤、羌活、川芎、续断、狗脊、鬼箭羽、红花、川牛膝、干姜、甘草。

功用：清热解毒，益肾活血。

主治：银屑病关节炎脊柱关节型，以中轴关节炎为主，热毒不重，肾督亏虚者。

主症：颈腰背痛，晨僵，俯仰不利，全身乏力，腰膝酸软，舌红，脉细数。

5. 白疕除疹汤加减

组成：白花蛇舌草、半枝莲、白芍、五味子、连翘、牡丹皮、紫草、生地榆、蝉蜕、槐米、地肤子、苏木、红花。

功用：清热解毒，散风活血。

主治：银屑病关节炎、皮肌炎、过敏性血管炎等。

主症：头面、前胸、项背或四肢出现红斑皮疹，表面有鳞屑，奇痒难忍，或有肌痛、肌无力，关节痛，舌红苔黄，脉弦数。

6. 白疕 1 号方

组成：白花蛇舌草、连翘、半枝莲、紫草、土鳖虫、红花、蝉蜕、槐米、蜂房、干姜、甘草。

功用：清热解毒，祛风凉血。

主治：银屑病关节炎皮疹为寻常型进行期者。

主症：银白色鳞屑型皮损，剥去鳞屑后可见筛状出血，基底部皮色鲜红，全身任何部位均可出现皮损，皮损的形态多种多样，可有钱币状、水滴状、轮状、斑片状或地图状等不同表现，有明显瘙痒，病情反复，不断有新的皮损出现。舌质红、苔黄，脉弦滑数。

7. 白疕 2 号方

组成：半枝莲、连翘、生地黄、蜂房、槐米、蝉蜕、蛇蜕、土鳖虫、红花、干姜、甘草。

功用：清热养阴，祛风活血。

主治：银屑病关节炎皮疹为寻常型稳定期者。

主症：鳞屑皮疹同寻常型进行期，但鳞屑增多且厚，基底浸润轻微，基底皮色淡红或不红，病程一般比较长，无明显反复，很少有新的皮疹出现。舌质淡、苔白，脉弦。

8. 白疕 3 号方

组成：苍术、白术、田基黄、龙胆、黄柏、土茯苓、熟大黄、蝉蜕、地肤子、槐米、白芥子、甘草。

功用：清热解毒，祛风化湿。

主治：银屑病关节炎皮疹为脓疱型者。

主症：鳞屑型皮损，与寻常型雷同，但中间混杂有脓疱。脓疱较为密集，可融合成片，多集中于手掌及脚掌部，也可泛发全身，皮疹瘙痒且有烧灼感，部分患者可有低热、纳呆、便溏等症状。舌质淡、苔白厚或腻，脉滑数。

9. 狼疮 1 号方

组成：白花蛇舌草、连翘、牡丹皮、栀子、水牛角、熟大黄、紫草、生地黄、赤芍、红花、荜澄茄。

功用：清热凉血，活血化瘀。

主治：系统性红斑狼疮皮肤红斑、斑疹。

主症：皮肤红斑，色泽鲜艳，发热，舌尖红、苔黄，脉弦数。

10. 狼疮 2 号方

组成：贯众、连翘、黄芪、山茱萸、菟丝子、莲须、金樱子、五味子、覆盆子、桑螵蛸、芡实、甘草。

功用：益气固摄，清热解毒。

主治：系统性红斑狼疮蛋白尿。

主症：乏力，双下肢、颜面水肿，腹部胀大，恶心欲吐，或皮肤红斑，小便泡沫多，舌淡、苔白厚，脉沉缓。

11. 栀子百合汤

组成：生栀子、百合、莲子心、牡丹皮、知母、五味子、山茱萸、生龙骨、炒酸枣仁、生地黄、吴茱萸、甘草。

功用：滋阴凉血，养心安神。

主治：系统性红斑狼疮低热，尤其是在激素治疗后出现的低热。

主症：低热，或自觉发热，手足心热，烦躁不宁，自汗盗汗，失眠多梦，舌红苔少，脉细数。

12. 益气增髓汤

组成：黄芪、贯众、黄精、当归、熟地黄、西洋参、山茱萸、菟丝子、鸡血藤、何首乌、甘草、三七粉。

功用：补肾养血，清热解毒。

主治：系统性红斑狼疮血小板减少。

主症：乏力，或伴低热，皮肤瘀斑、瘀点，舌淡红、苔白，脉细。

13. 风湿 1 号方

组成：金银花、大血藤、虎杖、板蓝根、猫眼草、土茯苓、川牛膝、羌活、独活、荜澄茄。

功用：清热解毒，祛风胜湿。

主治：类风湿关节炎、膝骨关节炎、幼年特发性关节炎等属湿热蕴结型者，痛风急性发作。

主症：关节灼热、肿痛，关节活动受限、压痛明显，四肢可有酸胀沉重感，小便短赤，大便干结，舌尖红、苔黄腻，脉滑数。

14. 风湿 2 号方

组成：金银花、大血藤、虎杖、羌活、独活、川芎、川牛膝、板蓝根、肉桂、桂枝。

功用：清热解毒，祛风胜湿，温经散寒。

主治：类风湿关节炎、骨关节炎属寒热错杂型者。

主症：关节疼痛，双腕、双手指关节肿胀、灼热，触压痛明显，四肢有风冷感，或有大便溏泄，舌质淡、苔白，脉象沉缓。

15. 风湿 3 号方

组成：川牛膝、赤芍、白芍、狗脊、续断、水蛭、葛根、红花、蒲公英、大血藤、虎杖、独活。

功用：活血化瘀，清热解毒。

主治：强直性脊柱炎、类风湿关节炎、骨关节炎等属痰瘀阻络型者。

主症：关节疼痛、刺痛，夜间加重，关节周围结节，关节处皮肤色暗，舌暗红有瘀斑、苔白，脉弦涩。

16. 肌炎 1 号方

组成：白花蛇舌草、半枝莲、连翘、牡丹皮、生地榆、白芍、五味子、黄芪、楮实子、荜澄茄。

功用：清热解毒，祛风凉血，益气活血。

主治：皮肌炎属热毒炽盛型者。

主症：颜面、躯干或四肢广泛斑疹，皮损鲜红，有灼热感，并伴脱屑、瘙痒，肌痛、肌无力，口干渴，尿黄赤，或有发热，舌质红，苔少或黄厚，脉弦数。

17. 肌炎 2 号方

组成：黄芪、西洋参、楮实子、贯众、连翘、白芍、五味子、生地黄。

功用：补中益气，养阴清热，活血化瘀。

主治：皮肌炎属气虚血热型者。

主症：肌痛、肌无力明显，甚则不能行动，斑疹局限于颜面部或上胸部，皮损颜色浅红，可有脱屑，舌尖红，苔白或黄厚，脉沉而略数。

18. 肌炎 3 号方

组成：黄芪、党参、楮实子、白术、黄柏、茯苓、豆蔻、厚朴、白芍、甘草。

功用：清热化湿，健脾益气。

主治：多发性肌炎属脾胃湿热型者。

主症：全身倦怠无力，甚则步履维艰，消瘦，少动、多睡，心烦，溺黄，胃脘嘈杂，口苦口臭，纳呆，脘腹胀满，舌尖红，苔白厚或黄腻，脉濡缓或缓滑。

19. 肌炎 4 号方

组成：贯众、大青叶、黄芪、栀子、楮实子、白芍、山茱萸、菟丝子、沙参、五味子、丹参。

功用：清热解毒，补益肝肾。

主治：多发性肌炎属热乘肝肾型者。

主症：下肢痿软乏力，五心烦热，烦躁不宁，腰膝酸痛，头晕目眩，男子遗精早泄，女子月经量少，舌红少苔，脉沉缓。

（孙雨）

第四节　治疗风湿病常用清热解毒药

1. 金银花

【性味】味甘，性寒。

【归经】肺、心、胃经。

【功效】清热解毒，消痈散肿，凉血止痢。

【主治】温病发热，热毒血痢，痈疡，肿毒，瘰疬，痔漏。

【各家论述】

（1）《本草纲目》："一切风湿气及诸肿毒，痈疽疥癣、杨梅诸恶疮，散热解毒。"

（2）《本草拾遗》："主热毒、血痢、水痢，浓煎服之。"

（3）《本草正》："金银花，善于化毒，故治痈疽、肿毒、疮癣、杨梅、风湿诸毒，诚为要药。毒未成者能散，毒已成者能溃……"

（4）《本经逢原》："金银花，解毒去脓，泻中有补，痈疽溃后之圣药。但气虚脓清，食少便泻者勿用。"

【应用】所有风湿免疫性疾病。

【常用量】水煎服，15～30 g。

2. 忍冬藤

【性味】味甘，性寒。

【归经】心、肺经。

【功效】清热解毒，通络止痛。

【主治】温病发热，疮痈肿毒，热毒血痢，风湿热痹，本品解毒作用不及金银花，但有清热疏风、通络止痛的作用。

【各家论述】

（1）《本草征要》："散热解毒，除湿医疡。身肿发无定处，流火流注堪尝。风湿热痹，疔疮散黄。"

（2）《履巉岩本草》："治筋骨疼痛。"

（3）《医学真传》："余每用银花，人多异之，谓非痈毒疮疡，用之何益？

夫银花之藤，乃宣通经脉之药也。通经脉而调气血，何病不宜，岂必痈毒而后用之哉。"

（4）《本草正义》："忍冬，《别录》称其甘温，实则主治功效，皆以清热解毒见长，必不可以言温。故陈藏器谓为小寒，且明言其非温；甄权则称其味辛，盖惟辛能散，乃以解除热毒，权说是也。今人多用其花，寿颐已谓不如藤叶之力厚，且不仅煎剂之必须，即外用煎汤洗涤亦大良。随处都有，取之不竭，真所谓简、便、贱三字毕备之良药也。"

【应用】所有风湿免疫性疾病。尤适用于风湿热痹见关节红肿热痛、屈伸不利等症者。

【常用量】水煎服，10～30 g。

3. 蒲公英

【性味】味苦、甘，性寒。

【归经】肝、胃经。

【功效】清热解毒，消痈散结。

【主治】痈肿疔毒，乳痈内痈，目赤肿痛，咽喉肿痛，胃肠炎，痢疾，肝炎，胆囊炎，尿路感染，癌肿。

【各家论述】

（1）《神农本草经疏》："蒲公英味甘平，其性无毒。当是入肝入胃，解热凉血之要药。"

（2）《本草新编》："凡系阳明之火起者；俱可大剂服之，火退而胃气自生。但其泻火之力甚微，必须多用，一两，少亦五六钱，始可散邪辅正耳。或问，蒲公英泻火，止泻阳明之火，不识各经之火，亦可尽消之乎？曰，火之最烈者，无过阳明之焰，阳明之火降，而各经余火无不尽消。蒲公英虽非各经之药，而各经之火，见蒲公英而尽伏，即谓蒲公英能消各经之火，亦无不可也。"

（3）《本草正义》："蒲公英，其性清凉，治一切疔疮、痈疡、红肿热毒诸证，可服可敷，颇有应验……鲜者捣汁温服，干者煎服，一味亦可治之，而煎药方中必不可缺此。"

（4）《本草述》："蒲公英，甘而微余苦，是甘平而兼有微寒者也。希雍有曰：'甘平之剂，能补肝肾。'味此一语，则知其入胃而兼入肝肾矣，不然，安能凉血、乌须发，以合于冲任之血脏乎？即是思之，则东垣所谓肾经必用者，尤当推而广之，不当止以前所主治尽之也。"

【应用】反应性关节炎、赖特综合征、白塞病、强直性脊柱炎、干燥综合征、血管炎、虹膜睫状体炎等。尤适用于风湿病累及双眼的症候。

【常用量】水煎服，15～30 g。

4. 穿心莲

【性味】味苦，性寒。

【归经】心、肺、大肠、膀胱经。

【功效】清热解毒，泻火燥湿，凉血消肿。

【主治】风热，温病发热，肺热咳喘，肺痈，咽喉肿痛，湿热黄疸，淋证，丹毒，疮疡脓肿，湿疹。

【各家论述】

（1）《岭南采药录》："能解蛇毒，又能理内伤咳嗽。"

（2）《泉州本草》："清热解毒，消炎退肿。治咽喉炎症，痢疾，高热。"

（3）《广西中草药》："止血凉血，拔毒生肌，治肺脓疡，口腔炎。"

【应用】反应性关节炎、赖特综合征、风湿热、风湿性关节炎、斯蒂尔病、成人斯蒂尔病、血管炎等。

【常用量】水煎服，15～20 g。

5. 重楼（蚤休）

【性味】味苦，性寒。

【归经】肝经。

【功效】清热解毒，消肿止痛，凉肝定惊。

【主治】痈肿疔疮，喉痹，小儿惊风抽搐。

【各家论述】

（1）《本草汇言》："凉血祛风，解痈毒之药也。"

（2）《日华子本草》："治胎风搐手足，能吐泻瘰疬。"

（3）《本草正义》："蚤休，乃苦泄解毒之品，濒湖谓足厥阴经之药，盖清解肝胆之郁热，熄风降气，亦能退肿消痰，利水祛湿……然此类寒凉诸品，惟阳发红肿大痛者为宜，而坚块顽木之阴症大忌，非谓凡是外科，无不统治也。"

（4）《生草药性备要》：补血行气，壮精益肾，能消百毒。

【应用】反应性关节炎、赖特综合征、风湿热、风湿性关节炎、系统性红斑狼疮、血管炎等。

【常用量】水煎服，15～20 g。

6. 连翘

【性味】味苦，性微寒。

【归经】肺、心、胆经。

【功效】清热解毒，消肿散结，排脓。

【主治】风热感冒，温病，热淋尿闭，痈疮肿毒，瘰疬瘿瘤，喉痹。

【各家论述】

（1）《神农本草经》："主寒热，鼠瘘，瘰疬，痈肿恶疮，瘿瘤，结热。"

（2）《日华子本草》："通小肠，排脓。治疮疖，止痛，通月经。"

（3）李杲："散诸经血结气聚，消肿。"

【应用】盘状红斑狼疮、系统性红斑狼疮、斯蒂尔病、成人斯蒂尔病、皮肌炎、多发性肌炎、结节性红斑、脂膜炎、银屑病关节炎、血管炎、白塞病等。尤适用于风湿病热毒蕴结证。

【常用量】水煎服，15～30 g。

7. 黄连

【性味】味苦，性寒。

【归经】心、肝、胃、大肠经。

【功效】清热泻火，燥湿解毒。

【主治】时行热毒，伤寒，热盛心烦，痞满呕逆，热泻腹痛，吐、衄、下血，咽喉肿痛，火眼，口疮，痈疽疮毒，湿疹。

【各家论述】

（1）《本草衍义》："黄连，今人多用治痢，盖执以苦燥之义。亦有但见肠虚渗泄，微似有血，便即用之，更不知止，又不顾寒热多少，但以尽剂为度，由是多致危困。若气实初病热多，血痢，服之便止，仍不必尽剂也。"

（2）刘完素："古方以黄连为治痢之最，盖治痢惟宜辛苦寒药，辛能发散，开通郁结，苦能燥湿，寒能胜热，使气宣平而已。诸苦寒药多泄，惟黄连、黄柏性冷而燥，能降火祛湿，而止泄痢，故治痢以之为君。"

（3）《本草汇言》："黄连，解伤寒疫热，定阳明、少阴赫曦之传邪，退心脾郁热，祛下痢赤白后重之恶疾。"

（4）《本草新编》："黄连，入心与胞络，最泻火，亦能入肝，大约同引经之药，俱能入之，而入心尤专任也。宜少用而不宜多用，可治实热而不可治虚热也。"

（5）《神农本草经百种录》："凡药能去湿者必增热，能除热者，必不能祛湿，惟黄连能以苦燥湿，以寒除热，一举两得，莫神于此。"

【应用】血管炎、白塞病、虹膜睫状体炎、肠病性关节炎、过敏性紫癜、赖特综合征等。

【常用量】水煎服，6～10 g。

8. 黄柏

【性味】味苦，性寒。

【归经】肾、膀胱、大肠经。

【功效】清热燥湿，泻火解毒。

【主治】湿热痢疾，泄泻，黄疸，梦遗，淋浊，带下，骨蒸劳热，痿痹，口舌生疮，目赤肿痛，痈疽疮毒，皮肤湿疹。

【各家论述】

（1）《神农本草经》："主五脏肠胃中结热，黄疸，肠痔；止泄痢，女子漏下赤白，阴伤蚀疮。"

（2）《名医别录》："疗惊气在皮间，肌肤热赤起，目热赤痛，口疮。"

（3）《医学启源》："泻膀胱龙火，利结小便，下焦湿肿，痢疾先见血，脐中痛，补肾水不足。"

（4）《医学启源》："治肾水膀胱不足，诸痿厥，腰无力，于黄芪汤中加用，使两膝中气力涌出，痿软即时去矣。"

（5）李杲："黄柏、苍术，乃治痿要药，凡去下焦湿热作肿及痛，并膀胱有火邪，并小便不利及黄涩者，并用酒洗黄柏、知母为君，茯苓、泽泻为佐。"

【应用】反应性关节炎、赖特综合征、肠病性关节炎、白塞病、痛风等。

【常用量】水煎服，6～15 g。

9. 黄芩

【性味】味苦，性寒。

【归经】心、肝、胆、大肠经。

【功效】清热泻火，燥湿解毒，止血。

【主治】肺热咳嗽，热病烦渴，肝火头痛，目赤，湿热黄疸，泻痢，热淋，吐血，痈肿疔疮。

【各家论述】

（1）《神农本草经》："主诸热黄疸，肠澼，泄利，逐水，下血闭，（治）恶疮，疽蚀，火疡。"

（2）《名医别录》："疗痰热，胃中热，小腹绞痛，消谷，利小肠，女子血闭，淋露下血，小儿腹痛。"

（3）《药性论》："能治热毒，骨蒸，寒热往来，肠胃不利，破壅气，治五淋，令人宣畅，去关节烦闷，解热渴，治热腹中疗痛，心腹坚胀。"

（4）《神农本草经疏》："黄芩，其性清肃，所以除邪；味苦所以燥湿；阴寒所以胜热，故主诸热。诸热者，邪热与湿热也，黄疸、肠澼、泄痢，皆温热胜之病也，折其本，则诸病自瘳矣。"

（5）李杲："黄芩，味苦而薄，故能泄肺火而解肌热，手太阴剂也。"

【应用】白塞病、赖特综合征、痛风、自身免疫性肝病等。

【常用量】水煎服，5～15 g。

10. 大黄

【性味】味苦，性寒。

【归经】肝、脾、大肠经。

【功效】泻下攻积，清湿热，泻黄解毒，退黄，下瘀血、破癥瘕积聚。

【主治】实热便秘，食积痞满，痢疾初起，里急后重，瘀停经闭，癥瘕积聚，时行热疫，暴眼赤痛，吐血，衄血，阳黄，水肿，淋浊，溲赤，痈疡肿毒，疔疮，烫火伤。

【各家论述】

（1）《神农本草经》："下瘀血，血闭，寒热，破癥瘕积聚，留饮宿食，荡涤肠胃，推陈致新，通利水谷，调中化食，安和五脏。"

（2）《名医别录》："平胃，下气，除痰实，肠间结热，心腹胀满，女子寒血闭胀，小腹痛，诸老血留结。"

（3）《药性论》："主寒热，消食，炼五脏，通女子经候，利水肿，破痰实，冷热积聚，宿食，利大小肠，贴热毒肿，主小儿寒热时疾，烦热，蚀脓，破留血。"

（4）《日华子本草》："通宣一切气，调血脉，利关节，泄壅滞、水气，四肢冷热不调，温瘴热痰，利大小便，并敷一切疮疖痈毒。"

（5）《本草纲目》："主治下痢赤白，里急腹痛，小便淋沥，实热燥结，潮热谵语，黄疸，诸火疮。"

【应用】血管炎、白塞病、盘状红斑狼疮、银屑病性关节炎、皮肌炎、痛风、结节性红斑、脂膜炎及系统性红斑狼疮有明显红斑皮损者等。

【常用量】水煎服，5～12 g。

11. 田基黄

【性味】味甘、微苦，性寒。

【归经】肝、胆、大肠经。

【功效】清热利湿，解毒散瘀，消肿止痛。

【主治】湿热黄疸，痢疾，痈疖肿毒，乳蛾，口疮，跌打损伤，毒蛇咬伤。

【各家论述】

（1）《生草药性备要》："治酒病，消肿胀，敷大恶疮，理疳疮肿。"

（2）《质问本草》："涂火毒，消阳症结疽。"

（3）《分类草药性》："解一切蛇虫毒，清火，止泄泻，刀伤用良。"

【应用】血管炎、白塞病、反应性关节炎、赖特综合征、肠病性关节炎、痛风、骨关节炎、类风湿关节炎、滑膜炎等。

【常用量】水煎服，15～20 g。

12. 板蓝根

【性味】味苦，性寒。

【归经】心、肝、胃经。

【功效】清热解毒，凉血利咽。

【主治】温毒发斑，大头瘟，烂喉丹痧，丹毒，痄腮，喉痹，疮肿，水痘，麻疹。

【各家论述】

（1）《日华子本草》："治天行热毒。"

（2）《本草述》："治天行大头热毒。"

（3）《本草便读》："清热解毒，辟疫，杀虫。"

（4）《分类草药性》："解诸毒恶疮，散毒去火，捣汁或服或涂。"

（5）《现代实用中药》："为清凉、解热、解毒剂，用于丹毒、产褥热等。"

（6）《中药志》："清火解毒，凉血止血。治热病发斑，丹毒，咽喉肿痛，大头瘟，及吐血、衄血等症。"

【应用】反应性关节炎、赖特综合征、风湿性关节炎、类风湿关节炎、系统性红斑狼疮、皮肌炎、多发性肌炎、幼年特发性关节炎、骨关节炎、血管炎、斯蒂尔病、成人斯蒂尔病、滑膜炎、自身免疫性肝病等。

【常用量】水煎服，15～20 g。

13. 大青叶

【性味】味苦，性寒。

【归经】心、肝、肺、胃经。

【功效】清热解毒，凉血消斑。

【主治】温病热盛烦渴，丹毒，吐血，衄血，黄疸，痢疾，喉痹，口疮，痈疽肿毒。

【各家论述】

（1）《本经逢原》："大青，泻肝胆之实火，正以祛心胃之邪热，所以小儿疳热、丹毒为要药。"

（2）《本草纲目》："主热毒痢，黄疸，喉痹，丹毒""解斑蝥、芫青、樗鸡、朱砂、砒石毒。"

（3）《本草正》："治瘟疫热毒发狂，风热斑疹，痈疡肿痛，除烦渴，止鼻衄、吐血，杀疳蚀、金疮箭毒。凡以热兼毒者，皆宜蓝叶捣汁用之。"

（4）《本草正义》："蓝草，味苦气寒，为清热解毒之上品，专主温邪热病，实热蕴结，及痈疡肿毒诸证……盖百虫之毒，皆由湿热凝结而成，故凡清热之品，即为解毒杀虫之品。又凡苦寒之物，其性多燥，苟有热盛津枯之病，苦寒在所顾忌，而蓝之鲜者，大寒胜热而不燥，尤为清火队中驯良品也。"

【应用】反应性关节炎、赖特综合征、血管炎、系统性红斑狼疮、皮肌炎、多发性肌炎、干燥综合征、斯蒂尔病、成人斯蒂尔病、自身免疫性肝病等。

【常用量】水煎服，15～30 g。

14. 白花蛇舌草

【性味】味苦、甘，性寒。

【归经】心、肺、肝、大肠经。

【功效】清热解毒，利湿，抗癌。

【主治】肺热喘咳，咽喉肿痛，痢疾，淋证，黄疸，痈肿疔疮，毒蛇咬伤，肿瘤。

【各家论述】

（1）《潮州志·物产志》："茎叶榨汁饮服，治盲肠炎，又可治一切肠病。"

（2）《广西中药志》："治小儿疳积，毒蛇咬伤，癌肿。外治白泡疮，蛇癫疮。"

（3）《闽南民间草药》："清热解毒，消炎止痛。"

（4）《泉州本草》："清热散瘀，消痈解毒。治痈疽疮疡，瘰疬。又能清肺火，泻肺热。治肺热喘促、嗽逆胸闷。"

【应用】系统性红斑狼疮、盘状红斑狼疮、血管炎、白塞病、皮肌炎、多发性肌炎、斯蒂尔病、成人斯蒂尔病、系统性硬化病、结节性红斑、风湿热、脂膜炎、过敏性紫癜等。

【常用量】水煎服，15～30 g。

15. 半枝莲

【性味】味辛、苦，性寒。

【归经】肺、肝、肾经。

【功效】清热解毒，散瘀止血，利尿消肿。

【主治】热毒痈肿，咽喉肿痛，瘰疬，毒蛇咬伤，跌打损伤，吐血、衄血、血淋，水肿、腹水及癌症。

【各家论述】

（1）《南京民间药草》："破血通经。"

（2）《广西药植图志》："消炎，散瘀，止血。治跌打伤，血痢。"

（3）《南宁市药物志》："消肿，止痛。治跌打，刀伤，疮疡。"

（4）《泉州本草》："清热，解毒，祛风，散血，行气，利水，通络，破瘀，止痛。内服主血淋，吐血，衄血；外用治毒蛇咬伤，痈疽，疔疮，无名肿毒。"

【应用】系统性红斑狼疮、盘状红斑狼疮、血管炎、白塞病、原发性抗磷脂综合征、巨细胞动脉炎、复发性多软骨炎、结节性动脉炎、大动脉炎、结节性红斑、皮肌炎、脂膜炎、过敏性紫癜等。

【常用量】水煎服，15～30 g。

16. 大血藤

【性味】味苦，性平。

【归经】肝、大肠经。

【功效】清热解毒，祛风除湿，活血止痛。

【主治】肠痈，乳痈，痢疾，热毒疮疡，跌打损伤，风湿痹痛。

【各家论述】

（1）《本草图经》："攻血，治血块。"

（2）《简易草药》："治筋骨疼痛，追风，健腰膝，壮阳事。"

（3）《中药志》："祛风通经络，利尿杀虫。治肠痈，风湿痹痛，麻风，蛔虫腹痛。"

（4）《湖南药物志》："通经补血，强筋壮骨，驱虫。治跌打损伤，风湿疼痛，血晕，血淋，筋骨疼痛，疮疖，血丝虫病。"

（5）《陕西中草药》："抗菌消炎，消肿散结，理气活血，祛风杀虫。治阑尾炎，月经不调，崩漏，小儿疳积，蛔虫、蛲虫症。"

【应用】风湿性关节炎、类风湿关节炎、幼年特发性关节炎、复发性多软骨炎、巨细胞动脉炎、风湿性多肌痛、纤维肌痛综合征、强直性脊柱炎、骨关节炎、颈椎病、腰椎病、滑膜炎等。

【常用量】水煎服，15～30 g。

17. 虎杖

【性味】味苦、酸，性微寒。

【归经】肝、胆经。

【功效】清热利湿，解毒，活血散瘀，止咳化痰。

【主治】风湿痹痛，疮疡肿毒，毒蛇咬伤，跌打损伤，水火烫伤，湿热黄疸，淋浊带下，肺热咳嗽，癥瘕积聚。

【各家论述】

（1）《名医别录》："主通利月水，破留血癥结。"

（2）《滇南本草》："攻诸肿毒，止咽喉疼痛，利小便，走经络。治五淋白浊，痔漏，疮痈，妇人赤白带下。"

（3）《药性论》："治大热烦躁，止渴，利小便，压一切热毒。"

（4）《本草拾遗》："主风在骨节间及血瘀。煮汁作酒服之。"

（5）《医林纂要》："坚肾，强阳益精，壮筋骨，增气力。敷跌伤折损处，可续筋接骨。"

【应用】类风湿关节炎、强直性脊柱炎、骨关节炎、原发性抗磷脂综合征、幼年特发性关节炎、结节性红斑、复发性多软骨炎、巨细胞动脉炎、结节性多动脉炎、大动脉炎、血管炎等。

【常用量】水煎服，15～20 g。

18. 拳参

【性味】味苦，性微寒。

【归经】肺、肝、大肠。

【功效】清热利湿，解毒散结，凉血止血。

【主治】肺热咳嗽，痈肿疮毒，热病惊痫，赤痢热泻，吐血、衄血，痔疮出血，瘰疬。

【各家论述】

（1）《本草图经》："捣末，淋渫肿气。"

（2）《现代实用中药》："内服治赤痢，含漱作口腔炎之收敛剂，外用治痔疮及肿疡。"

（3）《中药志》："清热解毒，散结消肿。治热病惊痫，手足抽搐，破伤风，痈肿瘰疬，蛇虫咬伤。"

【应用】风湿性关节炎、肠病性关节炎、痛风、过敏性紫癜等。

【常用量】水煎服，15～30 g。

19. 垂盆草

【性味】味甘淡、微酸，性凉。

【归经】肺、肝、大肠经。

【功效】清热利湿，解毒消肿。

【主治】湿热黄疸，淋病，泻痢，肺痈，肠痈，疮疖肿毒，蛇虫咬伤，水火烫伤，咽喉肿痛，口腔溃疡及湿疹，带状疱疹。

【各家论述】《中国药典》："对于水火烫伤，可用鲜草洗净捣汁外涂；用于痈肿初起，除煎汤内服外，同时用鲜草洗净捣烂外敷，还可消痈退肿。"

【应用】风湿性关节炎、反应性关节炎、赖特综合征、干燥综合征、系统性硬化病、白塞病、肠病性关节炎等。

【常用量】水煎服，15～30 g。

20. 半边莲

【性味】味甘，性平。

【归经】心、肺、小肠经。

【功效】清热解毒，利水消肿。

【主治】痈肿疔疮，湿热黄疸，毒蛇咬伤，跌打损伤，湿疹，腹水及多种癌症。

【各家论述】

（1）《本草纲目》："治蛇虺伤，捣汁饮，以滓围涂之。"

（2）《生草药性备要》："敷疮，消肿毒。"

（3）《岭南采药录》："治鱼口便毒，跌打伤瘀痛，恶疮，火疮，捣敷之。"

（4）《福建民间草药》："清热解毒，利尿消肿。"

（5）《陆川本草》："解毒消炎，利尿，止血生肌。治腹水，小儿惊风，双单乳蛾，漆疮，外伤出血，皮肤疥癣，蛇蜂蝎伤。"

【应用】系统性红斑狼疮、风湿热、风湿性关节炎、系统性硬化病、原发性抗磷脂综合征、肠病性关节炎、自身免疫性肝病、血管炎等。

【常用量】水煎服，15 ～ 30 g。

21. 金钱草

【性味】味甘、微苦，性凉。

【归经】肝、胆、肾、膀胱经。

【功效】清热解毒，利水通淋，散瘀消肿。

【主治】黄疸，水肿，疟疾，肺痈，咳嗽，吐血，淋浊，带下，风湿痹痛，小儿疳积，惊痫，痈肿，疮癣，湿疹。

【各家论述】

（1）《百草镜》："治跌打损伤，疟疾，产后惊风，肚痛，便毒，痔漏；擦鹅掌风；汁漱牙疼。"

（2）《本草纲目拾遗》："祛风散毒。煎汤洗一切疮疥。"

（3）《本草求原》："祛风湿，止骨痛。浸酒舒筋活络，止跌打闪伤（痛），取汁调酒更效。"

（4）《陆川本草》："消肿止痛，破积。治妇人小腹痛。"

（5）《四川中药志》："治风湿麻木，筋骨疼痛，黄疸，肺痈。"

【应用】狼疮肝炎、狼疮肾炎、自身免疫性肝病、白塞病、过敏性紫癜性肾炎等。

【常用量】水煎服，15～60 g。

22. 败酱草

【性味】味辛、苦，性微寒。

【归经】肝、胃、大肠经。

【功效】清热解毒，消痈排脓，活血行瘀。

【主治】肠痈，肺痈，痢疾及疮痈肿毒、实热瘀滞所致的胸腹疼痛，产后瘀滞腹痛等症。

【各家论述】

（1）《本草图经》："攻血，治血块。"

（2）《简易草药》："治筋骨疼痛，追风，健腰膝，壮阳事。"

（3）《名医别录》："除痈肿，浮肿，结热，风痹不足，产后疾痛。"

（4）《本草纲目》："败酱，善排脓破血，故仲景治痈，及古方妇人科皆用之。"

（5）《本草正义》："此草有陈腐气，故以败酱得名。能清热泄结，利水消肿，破瘀排脓。惟宜于实热之体。"

【应用】肠病性关节炎、自身免疫性肝病、狼疮性肝病等。

【常用量】水煎服，15～30 g。

23. 野菊花

【性味】味苦、辛，性凉。

【归经】肺、肝经。

【功效】清热解毒，疏风平肝。

【主治】风热感冒，咽喉肿痛，疔疮痈疽，丹毒，目赤畏光，瘰疬，天疱疮，湿疹。

【各家论述】

（1）《本草拾遗》："破血，妇人腹内宿血食之。又调中止泄。"

（2）《本草纲目》："治痈肿，疔毒，瘰疬，眼息。"

（3）《本草纲目拾遗》："治蛇咬，梅疮，天疱疮。"

（4）《陆川本草》："清热解毒。治温热头痛，赤眼，痢疾。"

【应用】反应性关节炎、赖特综合征、风湿性关节炎、血管炎、白塞病、强直性脊柱炎合并虹膜睫状体炎等。

【常用量】水煎服，10～15 g。

24. 金果榄

【性味】味苦，性寒。

【归经】肺、胃经。

【功效】清热解毒，消肿止痛。

【主治】痈疽疔疮，泻痢，胃痛，热嗽失音。

【各家论述】

（1）《药性考》："解毒。咽喉痹急，口烂宜服。疽痈发背，焮赤疔瘰，蛇蝎虫伤，磨涂。治目痛，耳胀，热嗽，岚瘴，吐衄，一切外症。"

（2）《柑园小识》："祛内外结热，遍身恶毒，消瘴疠，双单喉蛾及齿痛，切薄片含；磨涂疔疮肿毒。"

（3）《本草再新》："滋阴降火，止渴生津。"

【应用】风湿性关节炎、干燥综合征、白塞病等。

【常用量】水煎服，6～12 g。

25. 射干

【性味】味苦、辛，性寒。

【归经】肺、肝经。

【功效】清热解毒，祛痰利咽，消瘀散结。

【主治】喉痹咽痛，咳逆上气，痰涎壅盛，瘰疬结核，疟母，妇女经闭，痈肿疮毒。

【各家论述】

（1）《神农本草经》："主咳逆上气，喉痹咽痛，不得消息，散结气，腹中邪逆，食饮大热。"

（2）《名医别录》："疗老血在心脾间，咳唾，言语气臭，散胸中热气。"

（3）陶弘景："疗毒肿。"

（4）《日华子本草》："消痰，破癥结，胸膈满，腹胀，气喘，痃癖，开胃下食，消肿毒，镇肝明目。"

（5）《滇南本草》："治咽喉肿痛，咽闭喉风，乳蛾，疟腮红肿，牙根肿烂，攻散疮痈一切热毒等症。"

（6）《生草药性备要》："敷疮洗肿，拔毒散血，跌打亦用。"

【应用】风湿性关节炎、干燥综合征、白塞病等。

【常用量】水煎服，10～20 g。

26. 贯众

【性味】味苦、涩，性微寒，有小毒。

【归经】肺、胃经。

【功效】清热解毒，凉血止血，杀虫。

【主治】风热温毒、发斑，血热出血，烧烫伤及妇人带下病。

【各家论述】

（1）《神农本草经》："主腹中邪热气，诸毒，杀三虫。"

（2）《名医别录》："去寸白，破癥瘕，除头风，止金疮。"

（3）《本草纲目》："治下血崩中，带下，产后血气胀痛，斑疹毒，漆毒，骨鲠。"

（4）《会约医镜》："治邪热腹痛，解时行疫气。"

（5）《本经续疏》："治喉痹，消顽肿。"

【应用】系统性红斑狼疮、皮肌炎、多发性肌炎、干燥综合征、系统性硬化病、多发性大动脉炎、斯蒂尔病、成人斯蒂尔病等。

【常用量】水煎服，10～15 g。

27. 山豆根

【性味】味苦，性寒，有小毒。

【归经】心、肺、胃经。

【功效】清热解毒，利咽消肿，止痛，杀虫。

【主治】咽喉肿痛，齿龈肿痛，肺热咳嗽，烦渴，黄疸，热结便秘，肿瘤，蛇毒咬伤。

【各家论述】

（1）《开宝本草》："主解诸药毒，止痛。消疮肿毒，急黄发热咳嗽，杀小虫。"

（2）《本草图经》："含以解咽喉肿痛。"

【应用】风湿性关节炎、干燥综合征、扁平苔藓、白塞病等。

【常用量】水煎服，3～9 g。

28. 地锦草

【性味】味辛，性平。

【归经】肝、大肠经。

【功效】清热解毒，利湿退黄，凉血止血。

【主治】痢疾，腹泻，黄疸，咯血、吐血、尿血、便血、崩漏，跌打肿痛，热毒疮疡。

【各家论述】

（1）《名医别录》："主心气，女子阴疝血结。"

（2）《嘉佑本草》："主通流血脉，亦可用治气。"

（3）《本草品汇精要》："主调气和血。"

（4）《本草纲目》："主痈肿恶疮，金刃扑损出血，血痢，下血，崩中，能散血止血，利小便。"

【应用】肠病性关节炎、强直性脊柱炎、银屑病关节炎、痛风等。

【常用量】水煎服，10～30 g。

29. 土茯苓

【性味】味甘、淡，性平。

【归经】肝、胃经。

【功效】清热除湿，泄浊解毒，通利关节。

【主治】恶疮痈肿，瘰疬，瘿瘤，淋浊，泄泻，湿疹疥癣。

【各家论述】

（1）《本草图经》："敷疮毒。"

（2）《本草纲目》："健脾胃，强筋骨，祛风湿，利关节，止泄泻。治拘挛骨痛，恶疮痈肿。解汞粉、银朱毒。"

（3）《本草正》："疗痈肿、喉痹，除周身寒湿、恶疮。"

（4）《本草再新》："祛湿热，利筋骨。"

【应用】风湿性关节炎、类风湿关节炎、幼年特发性关节炎、骨关节炎、痛风、白塞病以外阴溃疡为主等。

【常用量】水煎服，15～30 g。

30. 玄参

【性味】味甘、苦、咸，性微寒。

【归经】肺、胃、肾经。

【功效】清热凉血，滋阴降火，解毒散结。

【主治】温热病热入营血，症见烦渴，发斑，吐血衄血，咽喉肿痛，瘰疬痰核，痈疽疮毒，目涩赤痛，津伤便秘。

【各家论述】

（1）《神农本草经》："主腹中寒热积聚，女子产乳余疾，补肾气，令人明目。"

（2）《名医别录》："主暴中风，伤寒身热，支满狂邪，忽忽不知人，温疟洒洒，血瘕下寒血，除胸中气，下水，止烦渴，散颈下核、痈肿、心腹痛、坚症，定五脏。"

（3）《医学启源》："治心懊忱烦而不得眠，心神颠倒欲绝，血滞小便不利。"

（4）《本草品汇精要》："消咽喉之肿，泻无根之火。"

（5）《本草纲目》："滋阴降火，解斑毒，利咽喉，通小便血滞。"

【应用】风湿性关节炎、干燥综合征、风湿热、系统性红斑狼疮、成人斯蒂尔病、赖特综合征等。

【常用量】水煎服，10 ～ 15 g。

31. 鸭跖草

【性味】味甘、淡，性寒。

【归经】肺、胃、膀胱经。

【功效】清热凉血，利水消肿。

【主治】风热感冒，热病烦渴，痈肿疔毒，热淋涩痛。

【各家论述】

（1）《本草拾遗》："主寒热瘴疟，痰饮，丁肿，肉癥涩滞，小儿丹毒，发热狂痫，大腹痞满，身面气肿，热痢，蛇犬咬，痈疽等毒。"

（2）《日华子本草》："鸭跖草和赤小豆煮，下水气湿痹，利小便。"

（3）《本草品汇精要》："祛热毒，消痈疽。"

（4）《本草纲目》："消喉痹。"

【应用】风湿热、风湿性关节炎、干燥综合征、赖特综合征等。

【常用量】水煎服，15 ～ 30 g。

32. 苦参

【性味】味苦，性寒。

【归经】心、肝、胃、大肠、膀胱经。

【功效】清热解毒，祛风燥湿。

【主治】湿热泻痢，热毒血痢，肠风下血，黄疸，赤白带下，小儿疳积，痔漏，脱肛，皮肤瘙痒，疥癣恶疮，阴疮湿痒，瘰疬，烫伤。

【各家论述】

（1）《神农本草经》："主心腹结气，癥瘕积聚，黄疸，溺有余沥，逐水，除痈肿，补中，明目止泪。"

（2）《名医别录》："养肝胆气，安五脏，定志益精，利九窍，除伏热肠澼，止渴，醒酒，小便黄赤，疗恶疮下部䘌，平胃气，令人嗜食。"

（3）《唐本草》："治胫酸，疗恶虫。"

（4）《药性论》："治热毒风，皮肌烦燥生疮，赤癞眉脱，主除大热嗜睡，治腹中冷痛，中恶腹痛，除体闷，治心腹积聚。"

（5）《本草从新》："燥湿，胜热，治梦遗滑精。"

【应用】白塞病、肠病性关节炎、痛风等。

【常用量】水煎服，10～15g。

33. 豨莶草

【性味】味苦、辛，性寒，有小毒。

【归经】肝、肾经。

【功效】清热解毒，祛风湿，通经络。

【主治】风湿痹痛，筋骨不利，腰膝无力，湿热黄疸，痈肿疮毒，风疹湿疮。

【各家论述】

（1）《本草正义》："豨莶，生时气臭味涩，多服引吐，盖性本寒凉，而气猛烈，长于走窜开泄，故能治热烦痈毒而吐痰疟；及其九次蜜酒蒸晒，和蜜为丸，则气味已驯，而通利机关，和调血脉，尤为纯粹，凡风寒湿热诸痹，多服均获其效，洵是微贱药中之良品也。"

（2）《本草图经》："治肝肾风气，四肢麻痹，骨间疼，腰膝无力者。亦能行大肠气。服之补虚，安五脏，生毛发。兼主风湿疮，肌肉顽痹；妇人久冷，尤宜服用之。"

（3）《滇南本草》："治诸风、风湿症，内无六经形症，外见半身不遂，口眼歪斜，痰气壅盛，手足麻木，痿痹不仁，筋骨疼痛，湿气流痰，瘫痪痿软，风湿痰火，赤白癜风，须眉脱落等症。"

（4）《神农本草经疏》："祛风除湿，兼活血之要药。"

【应用】风湿性关节炎、骨关节炎、类风湿关节炎、幼年特发性关节炎、滑膜炎等。

【常用量】水煎服，10～20 g。

34. 栀子

【性味】味苦，性寒。

【归经】心、肝、肺、胃、三焦经。

【功效】泻火除烦，清热利湿，凉血解毒。

【主治】热病虚烦不眠，黄疸，淋病，消渴，目赤，咽痛，吐血、衄血、血痢、尿血，热毒疮疡，扭伤肿痛。

【各家论述】

（1）《神农本草经》："主五内邪气，胃中热气，面赤，酒疱皶鼻，白癞，赤癞，疮疡。"

（2）《名医别录》："疗目热赤痛，胸心、大小肠大热，心中烦闷，胃中热气。"

（3）《药性论》："杀䗪虫毒，祛热毒风，利五淋，主中恶，通小便，解五种黄病，明目，治时疾除热及消渴口干，目赤肿痛。"

（4）《食疗本草》："主瘖哑，紫癜风，黄疸积热心躁。"

（5）《医学启源》："疗心经客热，除烦躁，去上焦虚热，治风。"

（6）《药类法象》："治心烦懊侬而不得眠，心神颠倒欲绝，血滞而小便不利。"

（7）朱震亨："泻三焦火，清胃脘血，治热厥心痛，解热郁，行结气。"

（8）《本草纲目》："治吐血、衄血、血痢、下血、血淋，损伤瘀血，及伤寒劳复，热厥头痛，疝气，汤火伤。"

【应用】风湿热、盘状红斑狼疮、系统性红斑狼疮、干燥综合征、赖特综合征、斯蒂尔病、成人斯蒂尔病、皮肌炎、银屑病关节炎、结节性红斑、痛风、白塞病、扁平苔藓、过敏性紫癜、痛风、血管炎等。

【常用量】水煎服，6～12 g。

35. 白头翁

【性味】味苦，性寒。

【归经】肾、大肠经。

【功效】清热解毒，凉血止痢。

【主治】赤白痢疾，血痔，鼻衄，眼目赤痛，痈疮，瘰疬，湿疹，带下、阴痒。

【各家论述】

（1）《神农本草经》："主温疟狂易寒热，癥瘕积聚，瘿气，逐血止痛，金疮。"

（2）《名医别录》："（主）鼻衄。"

（3）《药性论》："止腹痛及赤毒痢，治齿痛，主项下瘤疬""主百骨节痛。"

（4）《日华子本草》："治一切风气及暖腰膝，明目，消瘀。"

（5）《伤寒蕴要》："热毒下痢紫血鲜血者宜之。"

（6）《本草汇言》："凉血，消瘀，解湿毒。"

【应用】赖特综合征、肠病性关节炎、结节性红斑、脂膜炎、痛风、血管炎等。

【常用量】水煎服，15～30g。

36. 猫爪草

【性味】味甘、辛，性平。

【归经】肝、肺经。

【功效】泻火解毒，化痰散结。

【主治】瘰疬结核，咽痛，疔疮，蛇毒咬伤。

【各家论述】

（1）《中药材手册》："治颈上瘰疬结核。"

（2）《河南中草药手册》："消肿，截疟。治瘰疬，肺结核。"

【应用】风湿性关节炎、类风湿关节炎、幼年特发性关节炎、强直性脊柱炎、骨关节炎、银屑病关节炎等。

【常用量】水煎服，15～20g。

37. 升麻

【性味】味辛、甘，性微寒。

【归经】肝、脾、胃、大肠经。

【功效】升阳举陷，清热解毒，发表透疹。

【主治】中气下陷，时疫火毒，口疮咽痛，痈肿疮毒，麻疹不透，阳毒发斑，脱肛，子宫脱垂，久痢下重。

【各家论述】

（1）《神农本草经》："主解百毒，辟温疾、障邪。"

（2）《名医别录》："主中恶腹痛，时气毒疠，头痛寒热，风肿诸毒，喉痛，口疮。"

（3）《汤液本草》："《主治秘诀》：主肺痿咳唾脓血，能发浮汗。"

（4）《滇南本草》："表小儿痘疹，解疮毒，咽喉（肿），喘咳音哑。肺热，止齿痛。乳蛾，痄腮。"

（5）《本草纲目》："消斑疹，行窍血，治阳陷眩晕，胸胁虚痛，久泄下痢后重，遗浊，带下，崩中，血淋，下血，阴痿足寒。"

【应用】皮肌炎、过敏性血管炎、过敏性紫癜、银屑病关节炎等。

【常用量】水煎服，10 g。

38. 马齿苋

【性味】味酸，性寒。

【归经】肝、大肠经。

【功效】清热解毒，凉血止痢，除湿通淋。

【主治】热痢脓血，热淋、血淋，带下，痈肿恶疮，丹毒，瘰疬。内服或捣汁外敷，治痈肿。亦用于便血、子宫出血，有止血作用。

【各家论述】

（1）《唐本草》："主诸肿瘘疣目，捣揩之；饮汁主反胃，诸淋，金疮血流，破血癥瘕癖，小儿尤良；用汁洗紧唇、面疱、马汗、射工毒涂之瘥。"

（2）孟诜："湿癣白秃，以马齿膏和灰涂敷。治疳痢及一切风，敷杖疮。"

（3）《开宝本草》："主目盲白霄，利大小便，去寒热，杀诸虫，止渴，破癥结痈疮。又烧为灰，和多年醋滓，先灸丁肿。以封之，即根出。生捣绞汁服，当利下恶物，去白虫。"

（4）《本草纲目》："散血消肿，利肠滑胎，解毒通淋，治产后虚汗。"

【应用】反应性关节炎、赖特综合征、肠病性关节炎等。

【常用量】水煎服，15～30 g。

39. 鱼腥草

【性味】味辛，性微寒。

【归经】肺经。

【功效】清热解毒，消痈排脓，通淋化浊。

【主治】肺炎，肺脓疡，热痢，疟疾，水肿，淋病，带下，痈肿，痔疮，脱肛，湿疹，秃疮，疥癣。

【各家论述】

（1）《滇南本草》："治肺痈咳嗽带脓血，痰有腥臭，大肠热毒，疗痔疮。"

（2）《本草纲目》："散热毒痈肿，疮痔脱肛，断痁疾，解硇毒。"

（3）《医林纂要》："行水，攻坚，去瘴，解暑。疗蛇虫毒，治脚气，溃痈疽，祛瘀血。"

（4）《分类草药性》："治五淋，消水肿，去食积，补虚弱，消膨胀。"

（5）《岭南采药录》："叶：敷恶毒大疮，能消毒；煎服能祛湿热，治痢疾。"

【应用】风湿性关节炎、系统性红斑狼疮、赖特综合征、反应性关节炎、风湿热、肺间质纤维化、间质性肺炎等。

【常用量】水煎服，15～20 g。

40. 千里光

【性味】味苦，性寒。

【归经】肺、肝经。

【功效】清热解毒，明目化湿。

【主治】目赤肿痛，痈肿疮毒，风热感冒，湿疹，热痢。

【各家论述】

（1）《本草拾遗》："主疫气，结黄，疟瘴，蛊毒，煮服之吐下，亦捣敷疮、虫蛇犬等咬伤处。"

（2）《本草图经》："与甘草煮作饮服，退热明目。花、叶：治眼有效。"

（3）《本草纲目》："同小青煎服，治赤痢腹痛。"

（4）《百草镜》："治目不清，去红丝白障，迎风流泪。"

（5）王安卿《采药志》："治时疫，赤鼻，聘耳，火眼，诸疮疖肿毒破烂及鹅掌风。合千里光膏，点赤眼，贴杨梅疮。"

（6）《本草纲目拾遗》："明目去星障，煎汤浴疮疡。狗咬以千里膏掺粉霜贴之，治蛇伤。"

（7）《贵州草药》："清热解毒，祛风除湿。治风热感冒，急性风湿关节痛，无名肿毒，痔疮，肾囊风，湿疹。"

【应用】强直性脊柱炎、白塞病合并虹膜睫状体炎、干燥综合征、赖特综合征、系统性红斑狼疮等。

【常用量】水煎服，15～30 g。

41. 青黛

【性味】味咸，性寒。

【归经】肝经。

【功效】清热解毒，凉血消斑，清泻肝火。

【主治】温病热盛，斑疹，吐血、咯血，小儿惊痫，疮肿，丹毒，蛇虫咬伤。

【各家论述】

（1）《开宝本草》："主解诸药毒，小儿诸热，惊痫发热，天行头痛寒热，煎水研服之。亦摩敷热疮、恶肿、金疮、下血、蛇犬等毒。"

（2）《本草蒙筌》："泻肝，止暴注，消上膈痰火，驱时疫头痛，敛伤寒赤斑，水调服之。"

（3）《本草纲目》："去热烦，吐血，咯血，斑疮，阴疮，杀恶虫。"

（4）《本经逢原》："治温毒发斑及产后热痢下重。"

（5）《要药分剂》："除热解毒，兼能凉血。"

【应用】系统性红斑狼疮、盘状红斑狼疮、银屑病关节炎、过敏性紫癜、结节性红斑、皮肤血管炎等。

【常用量】水煎服，3～6 g。

42. 山慈菇

【性味】味甘、微辛，性凉。

【归经】肝、脾经。

【功效】清热解毒，化痰散结。

【主治】痈肿疮毒，瘰疬结核，咽喉肿痛，蛇虫毒，癥瘕积块。

【各家论述】

（1）《本草拾遗》："主痈肿疮瘘，瘰疬结核等，醋磨敷之，亦除䴏痦。"

（2）《滇南本草》："消阴分之痰，止咳嗽，治喉痹，止咽喉痛。治毒疮，攻痈疽，敷诸疮肿毒，有脓者溃，无脓者消。"

（3）《本草纲目》："主疔肿，攻毒破皮。解诸毒，蛇虫、狂犬伤。"

（4）《本草再新》："治烦热痰火，疮疔瘰痘，瘰疬结核，杀诸虫毒。"

【应用】系统性红斑狼疮、结节性红斑、脂膜炎、银屑病关节炎、白塞病、痛风、血管炎等。

【常用量】水煎服，6～10 g。

43. 羚羊角

【性味】味咸，性寒。

【归经】肝、心经。

【功效】清热解毒，平肝息风，清肝明目。

【主治】高热神昏，惊痫抽搐，目赤肿痛，温毒发斑。

【各家论述】

（1）《本草纲目》："平肝舒筋，定风安魂，散血下气，辟恶解毒，治子痫痉疾。"

（2）《本草再新》："定心神，止盗汗，消水肿，去瘀血，生新血，降火下气，止渴除烦。"

【应用】风湿热、系统性红斑狼疮、成人斯蒂尔病、幼年特发性关节炎、强直性脊柱炎、白塞病合并眼炎等。

【常用量】水煎服，1～3 g；研粉冲服，0.3～0.6 g。

44. 白鲜皮

【性味】味苦，性寒。

【归经】脾、胃、膀胱经。

【功效】清热解毒，祛风燥湿。

【主治】湿热疮毒，疥癣疮痒，风疹，湿疹，湿热黄疸，风湿热痹。

【各家论述】

（1）《神农本草经》："主头风，黄疸，咳逆，淋沥，女子阴中肿痛，湿痹死肌，不可屈伸、起止、行步。"

（2）《名医别录》："疗四肢不安，时行腹中大热，饮水、欲走、大呼，小儿惊痫，妇人产后余痛。"

（3）《药性论》："治一切热毒风，恶风，风疮、疥癣赤烂，眉发脱脆，皮肌急，壮热恶寒；主解热黄、酒黄、急黄、谷黄、劳黄等。"

（4）《日华子本草》："通关节，利九窍及血脉，并一切风痹筋骨弱乏，通小肠水气，天行时疾，头痛眼疼。根皮良，花功用同上。"

【应用】痛风、滑膜炎、银屑病关节炎、皮肤血管炎等。

【常用量】水煎服，10～15 g。

（王溪）

第五节　清热解毒药物的配伍应用

一、清热解毒药物之间配伍

张鸣鹤教授认为清热解毒法可以作为一切风湿免疫性疾病的基础治疗方法，而且是行之有效的，应该在临床上加以推广。但清热解毒药的种类繁多，如何巧妙应用值得深思熟虑。用药如用兵，对于不同的疾病、不同的病情都要采取不同的战略战术。如何排兵布阵，需要充分发挥指战员的智慧和作战经验，才能取得卓越的胜果。不能说用上一味或者两味清热解毒药就算是会使用清热解毒法了，医者必须对每一味清热解毒药的药味、药性、药理作用、功能、主治及适应证了如指掌，并对药物之间的配伍有所了解，才能很好地发挥其协同作用，取得最佳的疗效。常用的清热解毒药物间的配伍应用列举如下：

1. 金银花、大血藤配伍

金银花甘寒清芳，性偏宣散，善治温病血热，内除脏腑之热毒，外治痈肿疮毒、斑疹疥癣，并无败胃伤正等不良反应。其清热解毒之药力雄厚，几乎适用于一切风湿类疾病。大血藤除了具有清热解毒作用外，还具有活血化瘀、祛风止痛功能，与金银花配伍，不仅可以增强清热解毒作用，更有助于改善风湿病症状。两药配伍，常用于治疗风湿性关节炎、类风湿关节炎、强直性脊柱炎、幼年特发性关节炎、痛风及骨关节炎等。

2. 金银花、大血藤、虎杖配伍

虎杖可清热解毒，还兼有清利湿热、散瘀止痛的功能，与金银花及大血藤配伍不仅能加强清热解毒作用，更有助于增强消肿止痛的功能。三药配伍，常用于治疗类风湿关节炎、幼年特发性关节炎、骨关节炎、强直性脊柱炎等关节肿痛较为明显的患者。

3. 金银花、大血藤、虎杖、板蓝根配伍

板蓝根具有较强的清热解毒作用，还具有凉血消肿之功能，与金银花、大血藤、虎杖配伍使用，不仅极大的加强清热解毒作用，更有助于增强消肿

散瘀的功能。诸药配伍，常用于治疗类风湿关节炎、幼年特发性关节炎、银屑病关节炎等关节有明显红肿疼痛者。

大血藤、虎杖、板蓝根等均为大苦大寒之品，容易碍胃滞肠，导致泄泻。因此，用药的同时必须配伍大剂温中和胃或温里补阳药，如荜澄茄、高良姜、吴茱萸、小茴香、附子、干姜、肉桂等，以确保用药稳妥。

4. 贯众、大青叶配伍

贯众性苦微寒，善治时疫感冒、温毒发斑；大青叶善于凉血消斑。二者均具有较强的抗病毒作用，功能极为相似。配伍使用可明显增强清热解毒作用，且有护肝作用。两药配伍，常用于治疗系统性红斑狼疮、皮肌炎、多发性肌炎、成人斯蒂尔病、自身免疫性血小板减少症、自身免疫性肝病等。

5. 白花蛇舌草、半枝莲、连翘、牡丹皮配伍

白花蛇舌草性味苦寒，清热解毒之药力雄厚，兼有利湿通淋之功效，有抗肿瘤作用；半枝莲功同白花蛇舌草，二者配伍有协同作用。连翘清热解毒兼具清营凉血的功效，治疗温毒发斑功能显著。牡丹皮清热解毒、凉血活血，与连翘配伍，清热化斑之力更胜一筹。四药配伍，对于盘状红斑狼疮及系统性红斑狼疮之红斑较为明显者最为适用，用于皮肌炎、结节性红斑、银屑病关节炎、皮肤血管炎、成人斯蒂尔病等也颇为贴切。

6. 白花蛇舌草、半枝莲、连翘、牡丹皮、青黛配伍

青黛既可清热解毒，又善于凉血消斑，对于盘状红斑狼疮或系统性红斑狼疮红斑较为鲜艳者、皮肌炎及银屑病关节炎皮疹基底鲜红或属于红皮病类型者，应用此配伍方法，定能取得满意疗效。

7. 白花蛇舌草、连翘、牡丹皮、水牛角、生石膏、羚羊角配伍

水牛角功能清热解毒，凉血定惊，经常作为犀角替代品；羚羊角功能清热解毒，平肝息风，与水牛角功效极为相似。二者配伍，清热凉血之力更胜一筹。生石膏清热泻火，与诸药配伍，对于系统性红斑狼疮或成人斯蒂尔病出现高热不退者最为适宜。

8. 金银花、大血藤、虎杖、猫爪草配伍

猫爪草除具有清热解毒作用外，还具有化痰散结之功，与金银花、大血藤、虎杖配伍，不仅能增强清热解毒之功效，更有助于软坚散结，适用于各类骨性关节炎。

9. 金银花、大血藤、黄柏、田基黄配伍

黄柏、田基黄除具有清热解毒作用外，还兼有燥湿、化湿之功效，与金银花、大血藤配伍，不仅能够增强清热解毒之功效，更有助于消肿除湿，对类风湿关节炎、骨关节炎、幼年特发性关节炎、痛风等下肢有明显关节肿胀或有关节积液者尤为适宜。

10. 黄芩、黄连、黄柏配伍

三者均有清热解毒之功效，黄芩善清上焦火毒；黄连善清中焦实火；黄柏善除下焦湿热。三者合用，标本兼治，共奏清理三焦火热之功。对于白塞病、痛风、赖特综合征等最为适宜。

11. 黄芩、黄连、黄柏、熟大黄配伍

大黄既有清热解毒作用，又兼具泻下利湿之效。与黄芩、黄连、黄柏配伍，能增强清除三焦实热之功，更使邪有出路，随通便而得以清除。因此，本配伍更适用于白塞病兼有口腔或外阴溃疡的患者。

12. 苦参、龙胆、金钱草配伍

三药均有清热解毒、泻肝祛湿的作用，配伍使用适用于狼疮性肝病、自身免疫性肝病，以及强直性脊柱炎或白塞病伴有眼炎症状者。

13. 黄芩、黄连、黄柏、熟大黄、苦参、龙胆、金钱草配伍

白塞病之重症，既有口腔溃疡又有外阴溃疡及虹膜睫状体炎。其病机属于湿热壅盛，非大苦大寒不能克其毒、制其热，故用四黄再加苦参、龙胆、金钱草，方可迅速控制症状。以上诸药均有碍胃滑肠的作用，必须适当加入温中和胃药，如荜澄茄、荜茇、吴茱萸、小茴香等；同时重用甘草，不仅益气和胃，且能起到免疫抑制的作用。

14. 白花蛇舌草、连翘、牡丹皮、山慈菇、漏芦配伍

山慈菇功能清热解毒，化痰散结；漏芦功能清热解毒，消痈散结。二者功效极为相似，有加强效果，与白花蛇舌草、连翘、牡丹皮等配伍，适用于结节性红斑、脂膜炎、硬皮病具有红斑皮下硬结者，以及痛风伴有痛风结节者。

15. 射干、山豆根、四季青配伍

射干功能清热解毒，祛痰利咽；山豆根清热解毒，消肿利咽。二者功效相似，有协同作用。四季青清热解毒药力较前二者更胜一筹。三者合用药性平和，无碍胃伤正之不良反应，适用于各种风湿类疾病伴有慢性咽炎或扁桃体炎，或化验检查 ASO 持续增高者。

16. 射干、山豆根、穿心莲、金果榄配伍

穿心莲性味苦寒，清热解毒，药力峻猛；金果榄清热解毒，善治痈肿疮毒、咽喉肿痛。四者合用，药力雄厚，适用于急性风湿热、幼年特发性关节炎全身型患者，以及成人斯蒂尔病伴有急性咽炎或急性扁桃体炎者。

17. 蒲公英、栀子配伍

蒲公英功能清热解毒，消肿散结；栀子清热解毒，泻火除烦。二者合用治疗干燥综合征，效果极佳。从中西医结合的角度可以认为，蒲公英能够消除唾液腺的慢性炎症；栀子则可以消除内热，阻断耗精伤液之根源，从根本上进行治疗。

18. 玄参、胖大海、知母配伍

干燥综合征经常会出现咽干、咳嗽、声音嘶哑等症状，这与咽炎、扁桃体炎不同，必须采用润肺利咽的方法方可治愈。玄参甘、苦、咸、微寒，功能清热解毒，滋阴降火；知母功能清热解毒，滋阴润燥。二者功效极为相似，具有协同作用。胖大海善于清热润肺，利咽开音。三者合用，对该病干咳症状最为适用。

19. 蒲公英、夏枯草、野菊花、千里光配伍

蒲公英善治湿热黄疸，有清肝明目作用；夏枯草、野菊花、千里光均有清肝泻火功能，善治目赤肿痛。四者合用，协同作用显著，适用于强直性脊柱炎、白塞病、干燥综合征、反应性关节炎等伴有眼炎症状患者。

20. 蒲公英、紫花地丁、板蓝根配伍

紫花地丁可清热解毒，凉血消肿，为治疗痈肿疔毒、瘰疬恶疮之圣药；与蒲公英合用，善治白塞病、系统性红斑狼疮、反应性关节炎等出现肛周脓肿、皮肤疔肿症状的患者。

21. 重楼、鱼腥草配伍

重楼苦、微寒，具有清热解毒、消肿止痛之功效，药理作用有抗肿瘤及抗氧化作用，善治咽喉肿痛、痈肿疔疮；鱼腥草也有清热解毒、消痈排脓的功效，善治肺痈吐脓、痰热喘咳。二者功效相似，有较好的协同作用，适用于一切风湿类疾病伴有间质性肺炎或肺间质纤维化患者。

22. 白头翁、败酱草、马齿苋配伍

白头翁苦寒，功能清热解毒，凉血止痢，善治热毒血痢；马齿苋功能同

白头翁；败酱草功能清热解毒，消肿排脓，善治肠痈、肺痈。三者配伍，适用于肠病性关节炎及反应性关节炎。

二、清热解毒药与活血药、温里药、补气药配伍

火热毒邪乃脏腑功能失常、阴阳气血紊乱的病理结果，其形成之后，常以气血为载体，无所不至，壅滞气机，败伤血分，又善入津液聚集处熬液灼津为痰，着而成瘀，故热毒致痹，又常与风、寒、湿、痰、瘀诸邪相互胶结，杂合致病。且"药有个性之特长，方有合群之妙用"，张老临证选方用药常针对多个病因病机和证候要素，根据君臣佐使的制方原则，根据不同证候和致病因素的先后主次和轻重缓急的不同，有重点又有选择性地配伍使用，既注重清热解毒药物之间的配伍，又注重清热解毒药物与其他药物间配伍时加减变化。

1. 清热解毒药与活血药配伍

张老认为，活血药多属辛散温通之品，可佐制清热解毒药的寒凉之性，且其在阻断瘀毒的形成或消除已成瘀滞的同时，还可搜剔络邪、畅利气机，使邪无藏伏，祛邪务尽。清热解毒处方中加入适量活血化瘀药，可通畅血行，消散瘀血，化瘀除热。有研究证明，清热解毒药物与活血药物配伍，不但有利于解毒、消炎和炎症治疗，还可扩张血管，增加血流量，改善微循环，降低毛细血管通透性，抑制炎性渗出，调节免疫功能，但阴血亏虚、有出血倾向者要慎用活血药。

2. 清热解毒药与温里药配伍

多数清热解毒药性味苦寒，长期应用难免败胃伤脾。"人之身，无非血与气耳"，中焦受气取汁，为全身气血生化之源，脾胃受损，化源不足，气血虚则易感邪或不能奋起抗邪。健运失司，湿浊内生，久郁化热，湿热毒蓄积体内，伏筋着骨，容易诱发或加重病情。故张老遣方用药，多配伍甘温入中焦之品，一方面佐制清热解毒药的苦寒之性，使全方药性归于平和；另一方面健脾和胃，促进运化，同时又可温通血脉。

3. 清热解毒药与补气药配伍

风湿病多病程绵长，且患者常年服用免疫抑制剂和非甾体抗炎药，脾胃功能受到一定的影响，也常常兼有诸如畏寒肢冷、腹胀纳差、大便不成形、舌淡苔白厚等脾气虚、脾阳虚的症状。张老认为，脾为后天之本，将水谷精

气化生人体之精；脾虚则易生湿邪，湿邪则最易酿毒；补中益气，祛湿健脾，才可以使湿邪生化无源。所以在配伍温里药的同时，还应考虑参术之类补气健脾的药物，于清热解毒的同时，温中健脾，从根本上改善脾胃虚弱的症状。

（王蕾）

下篇

张鸣鹤教授治疗风湿病临证特色

第三章

风湿病皮肤黏膜病变

第一节　系统性红斑狼疮

一、西医学认识

（一）定义

红斑狼疮（lupus erythematosus，LE）是一组累及皮肤及多种内脏器官的自身免疫性炎症性结缔组织病，是病谱性疾病，包括盘状红斑狼疮（discoid lupus erythematosus，DLE）、亚急性皮肤型红斑狼疮（subacute cutaneous lupus erythematosus，SCLE）、深在性红斑狼疮（lupus eryhematosus profundus，LEP，也称狼疮性脂膜炎）、系统性红斑狼疮（systemic lupus erythematosus，SLE）、新生儿红斑狼疮（neonatal lupus erythematosus，NLE）和药物性狼疮（drug induced lupus，DIL）。

（二）病因及发病机制

目前国内外研究认为，红斑狼疮发病主要与遗传因素、感染因素、免疫学异常、环境因素和药物因素有关。激活先天免疫及适应性免疫，导致免疫系统调节失常，产生大量的自身抗体，并与体内相应的自身抗原结合形成相应的免疫复合物，沉积在皮肤而导致各种皮肤损害。这些皮肤损害又促发了一个炎症自我扩增循环：细胞应激和细胞死亡导致自身抗原和免疫刺激性内源性核酸释放，从而通过模式识别受体重新激活先天免疫应答，引起以 Ⅱ型、Ⅲ型、Ⅳ型为主的变态反应。

（三）临床表现

1. 盘状红斑狼疮

DLE 属于红斑狼疮的最轻型，女性多见，主要侵犯皮肤、黏膜，好发于头面部，可波及颈部、躯干、四肢等部位。皮损局限于头面部称为局限型，一般无全身症状；皮损超出头面部称为播散型，可伴有轻度的关节酸痛、低热、乏力等全身症状。部分 SLE 患者也可有 DLE 皮损，1.3%～5% 的 DLE 患者可发展为 SLE。DLE 较少累及其他靶器官，预后较好。具体临床表现如下：

（1）经典型 DLE：皮损多见于头面、颈、胸背、手背等部位，单发或多发，皮损之间多不融合，但双颧、颊部皮损可融合成蝶翼状。早期为淡红色斑疹或略水肿的小丘疹，后期逐渐向四周扩大，形成边缘略高起、中央微凹陷的碟盘样皮肤损害，且表面附有灰白色黏着性鳞屑，不易剥离。鳞屑下可见角质栓和扩大的毛孔。皮损周围常见水肿，轻度隆起，色鲜红或暗红，外周色素沉着。后期损害可见萎缩性瘢痕、色素沉着或色素减退斑、毛细血管扩张，严重者可毁容。若发生于头面毛发处可导致不可逆的瘢痕性脱发。

（2）肥厚型（疣状）DLE：皮损多见于四肢伸侧、上背和面部。皮损肥厚成疣状，类似肥厚性扁平苔藓，皮损表面覆盖有黏着紧密的厚层痂屑。在其他部位常有典型的 DLE 皮损。

（3）黏膜型 DLE：皮损可见于口腔黏膜、鼻腔黏膜、眼结膜及阴部黏膜。以颊黏膜多见，皮损初期多为无痛红斑，边界清楚，可见不规则的扇贝壳状白色边缘，斑片间可见白色条纹斑，毛细血管扩张呈放射状分布；后期皮损的中央可凹陷形成痛性溃疡。除颊黏膜外，下唇光暴露部位亦多见皮损，皮损边缘轻度隆起，有色素沉着，中央凹陷，表面黏着鳞屑，可有糜烂或表浅溃疡。少数发生于口唇黏膜的 DLE 病程长久可发展为鳞癌。

（4）冻疮样红斑狼疮：皮损多见于四肢末端、面部，皮损呈紫红色斑疹或斑片，且常伴有典型 DLE 皮损、雷诺现象及嗜中性粒细胞减少。

2. 深在型红斑狼疮

LEP 以女性多发，皮损多见于面部、上肢（尤其三角肌部位）和臀部。皮损为正常皮色/淡红色结节或斑块，单个或多个，最大可呈巴掌大小，边缘清楚，质地坚硬，极少破溃，少数有局部疼痛，可伴短期发热或关节痛。后期结节可不变或扩大，也可液化吸收形成杯状或窦道。本病病程长，皮损消退后可形成凹陷性瘢痕。

3. 亚急性皮肤型红斑狼疮

SCLE 皮损好发于暴露部位如上背、肩、手臂伸侧及胸前 V 形区，常伴高度光敏感，还可伴有低热、乏力、关节酸痛、肌痛、脱发、雷诺现象、浆膜炎和肾脏、心脏、中枢神经系统损害等。皮损愈后不留瘢痕，但可继发色素改变和毛细血管扩张。部分患者有其他系统受累表现，约50％的SCLE病例符合SLE分类标准。约20％的SCLE患者并发干燥综合征。根据皮损特点本病可分为丘疹鳞屑型和环形红斑型，后者比前者预后更好，前者更易出现肾脏受累。具体临床表现如下：

（1）环形红斑型SCLE：皮损好发于颊、鼻、耳轮、上胸、肩、背、上臂、前臂外侧、手背等部位，多见于上半身。皮损初期呈水肿性斑疹，渐向周围扩大呈环形或弧状，可融合，呈多环形或脑回状，鲜红色，边缘水肿隆起，内侧缘覆细小鳞屑，周围有红晕，但无明显毛囊口角栓；后期中央消退处留有色素沉着和毛细血管扩张，或呈离心性环状，环中央消退处又发新环。SLE患者环形红斑的发病率约为7％。

（2）丘疹鳞屑型SCLE：皮损好发部位同环形红斑型，但皮疹扩大成不规则斑片，上覆银屑病样或糠疹样鳞屑，无黏着鳞屑和角质栓，且皮损可持续数周或数月后消退再发。

4. 系统性红斑狼疮

SLE是一种自身免疫介导的，累及多系统、多器官并有多种自身抗体出现的以免疫性炎症为突出表现的弥漫性结缔组织病。其具有两大特征：①血清中含多种自身抗体；②病变可累及全身多种器官，尤以皮肤、关节和肾脏多见。具体临床表现如下：

（1）皮肤损害：SLE患者的皮肤黏膜病变种类多样，且常以皮损为首发表现。典型皮损为面部蝶形红斑，或甲周红斑，或指远端甲下弧形斑，约15％的SLE患者还伴有DLE样皮损。部分患者还伴有口腔黏膜溃疡、皮肤光敏反应、紫癜、坏死性血管炎、多形红斑、结节性红斑、荨麻疹样血管炎、雷诺现象或狼疮发等。

（2）骨骼肌肉病变：关节炎及关节痛症状在SLE患者的临床表现中最为常见（约90％），常为对称性分布的炎症性关节炎，可致关节畸形，但一般无关节破坏。除骨骼病变外，部分患者还会出现肌痛、肌无力、肌酶升高等肌炎的表现。

（3）系统损害：SLE患者多见系统损害，如血液系统损害导致的血细胞的减少，或肺和胸膜受累，或肾脏病变，或心血管受累，或中枢及周围神经系统病变，或胃肠道病变，或眼部病变，或淋巴结肿大和脾大。

（4）常见并发症：①感染。因大量应用糖皮质激素及免疫抑制剂，SLE

患者易出现呼吸道、尿道、中枢神经系统等各种感染。②心血管事件。SLE患者患冠心病风险较同年龄段正常人升高 2.3 ～ 7.5 倍。③骨质疏松。应及时进行骨密度监测及骨质疏松治疗。④恶性肿瘤。血液系统恶性肿瘤（尤其是非霍奇金淋巴瘤）、宫颈癌和肺癌较普通人更常见。

（四）诊断

1. 诊断标准

LE 的诊断主要根据各型的临床表现、组织病理及免疫病理特征进行判断。SLE 的诊断参考 2019 年 ACR/EULAR（美国风湿病学会 / 欧洲抗风湿病联盟）系统性红斑狼疮分类标准。（表 3-1）

2. 入选标准

抗核抗体（ANA）滴度 ≥ 1：80（HEp-2 细胞方法或等效检测）。若不符合入选标准，则不考虑 SLE 分类；若符合入选标准，则可进一步参照附加标准进行分类。

3. 附加标准说明

（1）如果某条目可以被其他比 SLE 更符合的疾病解释，则不计分。

（2）每条标准至少出现 1 次。

（3）SLE 分类标准要求：至少包括 1 条临床分类标准及总分 ≥ 10 分可诊断。

（4）所有的标准，不需要同时发生。

（5）在每个域中，只有最高加权标准计入总分。

表 3-1　2019 年 ACR/EULAR 系统性红斑狼疮分类标准

临床分类条目	标准	权重
全身状态	发热（ > 38.3℃）	2 分
血液学	白细胞减少症（白细胞计数 < $4×10^9$/L）	3 分
	血小板减少症（血小板计数 < $100×10^9$/L）	4 分
	溶血性贫血	4 分
神经精神症状	谵妄	2 分
	精神错乱	3 分
	癫痫	5 分

临床分类条目	标准	权重
皮肤黏膜病变	非瘢痕性脱发	2 分
	口腔溃疡	2 分
	亚急性皮肤狼疮或盘状狼疮	4 分
	急性盘状狼疮	6 分
浆膜炎	胸腔或心包积液	5 分
	急性心包炎	6 分
肌肉骨骼症状	累及关节	6 分
肾脏病变	尿蛋白 > 0.5 g/24 h	4 分
	肾脏活检符合 II 或 V 型狼疮肾炎	8 分
	肾脏活检符合 III 或 IV 型狼疮肾炎	10 分
抗磷脂抗体	抗心磷脂抗体或抗 β2 GPI 抗体或狼疮抗凝物阳性	2 分
补体	C3 或 C4 下降	3 分
	C3 和 C4 下降	4 分
SLE 特异性抗体	抗 dsDNA 或抗 SM 抗体阳性	6 分

（五）治疗

1. 局部治疗

（1）糖皮质激素（GC）：根据皮损部位及类型选用，皮肤薄嫩处选择弱或中效制剂，肥厚及疣状皮损选用强效或超强效制剂，亦可采用皮损内注射 GC。为减少不良反应，外用 GC 的疗程不宜过长，特别是强效及超强效 GC 连续外用一般不应超过 2 周，如需更长疗程可考虑间断重复使用。

（2）钙调磷酸酶抑制剂（CNIs）：如他克莫司软膏（FK506）和吡美莫司乳膏，对 SCLE 有一定疗效。

（3）维 A 酸类制剂：如他扎罗汀凝胶和维 A 酸乳膏等，可用于角化明显的 DLE。

2. 系统治疗

（1）GC：DLE 及部分 SCLE 需要系统使用 GC 治疗，对于成年患者推荐与羟氯喹（HCQ）联合使用。一般选用中小剂量，如泼尼松 0.5 mg/(kg·d)，病情控制后缓慢递减并尽早停用。对于无系统受累的 LE 患者不推荐用 GC

长期维持治疗。SLE 患者应根据疾病活动及受累器官的类型和严重程度制定个体化的治疗方案，应采用控制疾病所需的最低剂量。根据 SLEDAI 评分，对轻度活动的 SLE 患者（5 ～ 9 分），HCQ 或非甾体抗炎药疗效不佳时，可考虑使用小剂量 GC（≤ 10 mg/d 泼尼松或等效剂量的其他 GC）；对中度活动的 SLE 患者（10 ～ 14 分），可使用 GC［0.5 ～ 1 mg/（kg·d）泼尼松或等效剂量的其他 GC］联合免疫抑制剂进行治疗；对重度活动的 SLE 患者（≥ 15 分），可使用 GC［≥ 1 mg/（kg·d）泼尼松或等效剂量的其他 GC］联合免疫抑制剂进行治疗，待病情稳定后，适当调整用量；对狼疮危象的 SLE 患者，可使用 GC 冲击联合免疫抑制剂进行治疗；对病情长期稳定的患者，可考虑逐渐减停 GC。

（2）抗疟药：对 DLE 和皮肤型红斑狼疮（cutaneous lupus erythematosus, CLE）的有效率可达 80% 以上。主要药物为 HCQ，成人起始剂量为 400 mg/d，分两次口服；儿童应采用最小有效剂量，且最大剂量不应超过 400 mg/d。年龄低于 6 岁的儿童禁用。对无禁忌的 SLE 患者，推荐长期使用 HCQ 作为基础治疗；建议对其进行眼部相关风险评估：高风险患者建议每年进行 1 次眼科检查，低风险的患者建议服药第 5 年起每年进行 1 次眼科检查。

（3）免疫抑制剂：可选用甲氨蝶呤（MTX）每周 7.5 ～ 20 mg 或吗替麦考酚酯（MMF）35 mg/（kg·d），一般与 HCQ 联合使用，若伴有肾损害，如增殖性狼疮肾炎，可使用来氟米特。使用过程中应注意观察疗效及不良反应并及时调整用药。对于不伴有系统受累的 LE 患者，不推荐使用硫唑嘌呤（Aza）、环孢素 A（CsA）及环磷酰胺（CTX）。对 GC 联合 HCQ 治疗效果不佳的 SLE 患者，或无法将 GC 的剂量调整至相对安全剂量以下的患者，建议使用免疫抑制剂；伴有脏器受累者，建议初始治疗时即加用免疫抑制剂。

（4）其他系统治疗：包括沙利度胺、氨苯砜、植物提取物、维 A 酸类、生物制剂、干细胞移植及血浆置换。

1）沙利度胺：可用于治疗复发或难治性 LE，推荐与 HCQ 联合使用。成人初始剂量一般推荐为 100 mg/d，分 2 次口服；2 周后减为 25 ～ 50 mg/d 维持治疗，疗程一般为数周至数月。少数患者服用沙利度胺可出现周围神经病变的症状，一旦出现应立即停用，以避免损害加重甚至不可逆。因沙利度胺具有明确的致畸性，计划妊娠或妊娠期女性禁用，服药期间以及停用该药 6 个月以内应严格避孕。

2）氨苯砜：主要用于大疱性红斑狼疮的治疗，也用于常规治疗效果不理想的 DLE 和 SCLE。推荐与 HCQ 联合使用。建议从低剂量开始（50 mg/d），最大剂量不超过 1.5 mg/（kg·d），治疗前建议进行葡萄糖 –6– 磷酸脱氢酶活性以及 HLA–B*13：01 基因检测。葡萄糖 –6– 磷酸脱氢酶缺乏者应慎用氨苯砜，以避免发生急性溶血反应；对携带 HLA–B*13：01 等位基因的个体不建议给予氨苯砜治疗，以避免氨苯砜综合征的发生。

3）植物提取物：如雷公藤多苷、白芍总苷等，此类药物具有一定的免疫抑制和（或）免疫调节作用。服用方法：雷公藤多苷 20 mg，每日 3 次；昆明山海棠 0.56 g，每日 3 次；白芍总苷 0.6 g，每日 3 次。雷公藤多苷、昆明山海棠同属于卫矛科雷公藤属植物的提取物，对性腺有明显的抑制作用，计划妊娠或妊娠期、哺乳期女性禁用；儿童及生育年龄有孕育要求者禁用雷公藤多苷，亦应尽量避免服用昆明山海棠。

4）维 A 酸类：主要用于 DLE 的治疗。如阿维 A 0.5 ～ 1 mg/（kg·d），或异维 A 酸 10 mg，每日 2 次。治疗 2 ～ 4 周后可根据临床效果及不良反应酌情调整剂量，疗程一般为数周至数月，用药期间应注意监测肝功能及血脂水平。维 A 酸类药物具有明确的致畸作用，计划妊娠或妊娠期女性禁用。异维 A 酸停药 3 个月以后可妊娠，阿维 A 停药至少 2 年以上方可妊娠。

5）生物制剂：如利妥昔单抗、贝利尤单抗等，经 GC 和 / 或免疫抑制剂治疗效果不佳、不耐受或复发的 SLE 患者，可考虑使用生物制剂进行治疗。对于不伴有系统受累的 LE 患者，不推荐使用此治疗。

6）干细胞移植及血浆置换：干细胞移植对部分难治性 SLE 有较好疗效，对于不伴有系统受累的 LE 患者，不推荐使用此治疗。血浆置换在重度和难治性 SLE 患者中可短期改善临床症状，但不能改善其最终结局，可作为辅助治疗措施。

二、中医学认识

（一）概述

中医学文献中无红斑狼疮病名，但其临床表现在文献中有类似描述，古籍中关于"阴阳毒""红蝴蝶疮""日晒疮""温毒发斑""赤丹""鬼脸疮""马缨丹"等疾病的相关记载与本病极为相似。如《金匮要略·百合狐惑阴阳毒病脉证治》曰："阳毒之为病，面赤斑斑如锦文，咽喉痛，唾脓血……阴毒之为病，面目青，身痛如被杖，咽喉痛。"《诸病源候论·时气阴阳毒候》又云："此谓阴阳二气偏虚，则受于毒。若病身重腰脊痛，烦闷，面赤斑出，咽喉痛，或下利狂走，此为阳毒。若身重背强，短气呕逆，唇青面黑，四肢逆冷，为阴毒。或得病数日，变成毒者；或初得病，便有毒者，皆宜依证急治。失候则杀人。"葛洪记载了"温毒发斑"之病名，《肘后备急方》载有"治温毒发斑，大疫难救，黑膏生地黄半斤"。何廉臣对温毒发斑进一步加以论述，其《重订广温热论·论温热兼症疗法》言："温毒发斑……初起脉浮沉俱盛，壮热烦躁，起卧不安；外或头面红肿，咽喉肿痛，吐脓血，面赤如锦文，身痛如被杖；内则烦闷呕逆，腹痛狂乱，躁渴，或狂言不利。"

（二）病因病机

历代医家对本病皮损的病因病机均有记述。从张仲景和巢元方所论"阴阳毒"的症状来看，其病机应为正气亏虚，感受毒邪，热毒壅盛，碍血不行，血滞成瘀；从葛洪、何廉臣对"温毒发斑"的论述来看，本病多因热壅血瘀，热毒入血脉则面红、身痛，入脏腑则腹痛、口渴，甚则扰神而出现躁狂。近代医家赵炳南教授指出："本病发生多由于先天禀赋不足或因七情内伤，劳累过度……致阴阳气血失于平衡，气血运行不畅，气滞血瘀，经络阻隔为本病的内因；另外，多数患者与曝晒强烈日光有关……所以外受热毒是本病的外因，内外合邪，热毒入里，燔灼阴血，瘀阻经脉，灼伤血络，血热外溢，凝滞于肌肤则见皮肤红斑……"

张老推崇赵氏学说，认为本病皮损多由先天禀赋不足，或七情内伤，或劳累过度，以致机体阴阳气血失于平衡，气阴两伤，内有蕴热，复感阳热毒邪，内外相合，化生热毒，热毒燔灼营血，灼伤血络，脉络破损，血热外溢，凝滞肌肤，发为红斑；机体气血逆乱，加之血热外溢，血不循经，瘀血内生，更兼日久火热炼血成瘀，以致热毒血瘀互结，脉络受阻。本病病理因素不外乎虚（阴虚、气虚、血虚）、热（血热）、毒（热毒）、瘀（血瘀）四端，以气阴两虚为本，热毒血瘀为标，加之热灼气阴，伏毒难尽，愈致本虚标实，病程缠绵。

（三）临证心得

1. 治疗用药特色

张老认为，本病的治疗以急性活动期较为棘手，应重用清热解毒、凉血活血之品，急则治其标；待病情稳定以后，热毒深伏于内，混处气血之中，每因感邪而复发，故亦当在清热解毒法的基础上结合益气养阴、补益肝肾之法，缓则治其本。

（1）清热解毒：现代医学研究认为，LE 以自身免疫性血管炎为发病基础。张老认为，西医学的炎性疾病与中医学热毒致病特点极为相似，LE 皮损往往表现为色鲜红或暗红，且病情顽固、缠绵难愈，符合毒邪致病特点，故将清热解毒法作为 LE 基础治疗方法，贯穿治疗始末。用药常选白花蛇舌草、连翘、贯众、大青叶等，其中白花蛇舌草味微苦、性寒，功善清热解毒消痈，又可化瘀利尿；连翘味苦、微寒，功能清热解毒、消痈散结，《雷公炮制药性解》谓其"泻六经之血热，散诸肿之疮疡"；贯众味苦、性寒，既可清气分之实热，又能解血分之热毒，善治热入营血、温毒发斑；大青叶味苦，性寒，善清解心、胃二经实火热毒，又入血分而能凉血消斑，治疗热入营血，发斑发疹。四味药功专清解热毒，更兼凉血消痈之功，针对 LE 热毒灼血、血热炽盛之病机，若疾病处于活动期，热毒较盛，血热明显，皮损严重，色鲜红者，可多味联用；若疾病处于稳定期，热毒较轻者，可选用 1～2 味。

（2）清营凉血：张老认为，LE 急性活动期皮损色鲜红，涉及范围广，常伴低热、皮肤紫癜、局部出血等表现，是热毒已入血分，应用清热解毒药须配伍清营凉血药物，多选青黛、半枝莲、紫草、牡丹皮、赤芍等。其中青黛功能清热解毒，凉血消肿，善治热毒发斑，《雷公炮制药性解》谓其"味苦甘，性寒，功能除郁火，解热毒……疗伤寒赤斑，面黄鼻赤"，对于 LE 活动期血热炽盛，皮损焮红灼热者尤为适宜；半枝莲味辛，性寒，功能解毒凉血散瘀，《中华本草》载其能清热、解毒、散瘀，善治疮毒；紫草味甘，性寒，功能凉血活血，解毒透疹，《雷公炮制药性解》谓其能"解痈肿诸毒"；牡丹皮、赤芍均性寒而凉血活血，善清营血分实热，又有活血散瘀之功，针对 LE 热毒血瘀发斑尤宜，且牡丹皮味苦辛寒，善入血分，清透阴分浮热，善治 SLE 热毒伤阴之低热。

（3）活血化瘀：张老认为，LE 急性进展期主要以热毒、血热为主，随着病程的发展，热灼血凝，往往涉及血瘀为患，皮损表现为颜色暗红、质地较硬、凹凸不平，故此时皮损的治疗，须配伍活血化瘀药。若瘀血较轻，仅表现为皮损暗红，通常配伍红花、鬼箭羽等。红花味辛性温，既能活血通脉以化瘀消斑，又可解清热药之寒凉冰伏；鬼箭羽味苦性寒，既可活血化瘀，又能生肌润肤。若瘀结较重，皮损坚厚者，则需配伍虫类药以活血散结消癥，如土鳖虫、水蛭等。二者均能破血逐瘀，通经活络，软坚散结，活血力度强，针对 LE 热毒炼血，血液黏稠尤为适宜，现代药理研究表明，水蛭素能改善血液流变学，降低血液黏稠度。

（4）益气养阴，补益肝肾：LE 的发病多以先天禀赋不足、肝肾亏虚、气阴两伤为内因，患者常表现为脱发、乏力、月经不调等，以 SLE 患者尤为明显。疾病活动期热毒血瘀较甚，皮损明显，治当以清热解毒、凉血活血为主，消除皮损，防止疾病进一步发展。皮损得到控制之后，则当在清热解毒的基础上扶正固本，防止复发，治疗上以八珍汤为主加减，气血双补。气虚为甚，乏力明显者，常加用黄芪、绞股蓝等益气健脾；血虚明显，面色苍白、爪甲淡白、月经量少色淡者，则重用熟地黄、当归益阴养血；先天不足，肝肾亏虚，表现为腰膝酸软、眠少多梦者，常加熟地黄、黄精、山茱萸、楮实子等益肾填精。

2. 自拟基本方

张老强调辨病与辨证相结合，尤重辨病论治。每一种病都有其自身的发生、发展、变化的规律，都有其基本矛盾，辨病治疗就是针对不同疾病的基本规律而采用相应的治疗方法。张老认为，LE 皮肤损害属中医学"阳毒"范畴，热盛易伴有阴伤、血瘀、肉腐等证候，火毒炽盛，燔灼营血，邪毒流注肌肤、血脉，则出现红斑，故张老以清热解毒之法为主，将凉血化瘀贯穿治疗始终，临床亦当根据血热、血瘀孰轻孰重而有所偏重。

若皮肤红斑色泽鲜艳，多为血热重于血瘀，热迫血出，治疗时当侧重清热凉血。处方时多重用连翘、牡丹皮、水牛角、白花蛇舌草、栀子、紫草、大黄等清热解毒凉血之品。常用方如清瘟败毒饮、清营汤、凉营清气汤（丁甘仁方）等。

自拟方一：白花蛇舌草 20 g，连翘 20 g，熟大黄 10 g，栀子 10 g，水牛角 15 g，紫草 15 g，生地黄 15 g，牡丹皮 20 g，赤芍 20 g，红花 10 g，荜澄茄 12 g，小茴香 10 g。

方中以白花蛇舌草、连翘、熟大黄、栀子清热解毒；水牛角、紫草、生地黄清营凉血；牡丹皮、赤芍、红花凉血活血；荜澄茄、小茴香温中和胃，反佐苦寒。

若红斑色泽紫暗，色素沉着较为明显，一般为急性期过后，或红斑已经过上述方药治疗后，为血瘀甚于血热，血凝肌肤，应侧重于活血化瘀。处方时多重用水蛭、土鳖虫、桃仁、红花等，常用大黄䗪虫丸加减。

自拟方二：金银花20 g，连翘20 g，熟大黄10 g，牡丹皮20 g，赤芍20 g，紫草20 g，土鳖虫10 g，水蛭6 g，桃仁10 g，红花10 g，王不留行15 g，荜澄茄12 g。

方中以金银花、连翘、熟大黄清热解毒；牡丹皮、赤芍、紫草凉血活血；土鳖虫、水蛭、桃仁、红花、王不留行活血化瘀，消癥散结；荜澄茄温中和胃，反佐苦寒。

无论是热毒炽盛还是热壅血瘀，多重用清热解毒之品，大量苦寒清热药多用久用则易伤胃阳，故当反佐一味温中之品以顾护脾胃，如荜澄茄、高良姜、小茴香、吴茱萸等。一般用药3～6个月，皮肤红斑，尤其是颜面红斑可见明显改善。

若患者手指末端及掌跖部红斑，伴有雷诺征，或于四肢、手背、足背、臀部和躯干出现网状青斑，压之褪色，遇冷明显、遇热减轻。此时患者多兼有阳虚血滞，治疗上可效法黄芪桂枝五物汤的组方思路，在以上治疗原则的基础上加用少量桂枝、黄芪、炒白芥子等，以调和营卫，益气养血，温经通络。若为狼疮性脂膜炎，患者表现为淡红色结节或斑块见于颊、臀、腿、胸部，呈单个或多个分布，边缘清楚，质地坚硬，则需加用活血软坚散结之品，如莪术、三棱等；若皮损肥厚成疣状，高出皮肤，或表现为水肿、饱满、荨麻疹样斑块，甚或表面脱屑者，可在活血软坚散结的基础上加用地肤子、蝉蜕、木槿皮兼以祛风润肤。

LE患者多为阴虚内热，加之外感热毒，故饮食上应避免进食辛辣、发物，如辣椒、酒类、海鲜、香菜、香椿芽等。患者生活中应尽量避免日晒，因紫外线能加重皮疹。另外，本病治疗宜早、疗程宜长，因毒邪致病顽固，难以速去，故须长期服药，预防疾病复发。

三、验案举隅

案1 患者，女，33岁，2019年1月29日初诊。

主诉：颜面红斑半年余。

病史：颜面红斑半年余，略有痒感，无季节性影响，日晒后易加重，全身乏力，脱发明显，偶发口腔溃疡，纳眠可，二便调。月经量少，色暗，少量血块，无痛经。舌质红，苔薄白，脉沉缓。

查体：颜面部片状红斑，色鲜红，两颧尤甚，双下肢及眼睑无浮肿。

辅助检查：血常规示 WBC 3.21×10^9/L，PLT 52×10^9/L；ESR 43 mm/h；尿常规（－）；ANA 1：1000、核仁型，抗 Sm 抗体（＋），抗 SSA 抗体（＋），抗 dsDNA 112.7 U/mL。

西医诊断：系统性红斑狼疮。

中医诊断：蝶疮流注。

病机：内有郁热，热蕴成毒，耗气伤阴。

治法：清热解毒，凉血消斑，益气养阴。

处方：贯众15 g，大青叶20 g，白花蛇舌草20 g，半枝莲20 g，连翘20 g，牡丹皮20 g，黄芪15 g，楮实子15 g，熟地黄20 g，当归15 g，黄精15 g，鸡血藤20 g，荜澄茄12 g。水煎服，每日1剂，连服6日，停药1日。

西药：醋酸泼尼松 15 mg/d，口服。

医嘱：避免光照，注意休息，忌食香菜、辣椒、羊肉等辛辣温热之物。

2019年2月12日二诊：颜面红斑无明显改善，仍觉周身乏力，脱发较多，舌质红，苔薄白，脉沉缓。复查：PLT 107×10^9/L；抗 dsDNA 72.7 U/mL；肝肾功（－）。处方：继服上方。

2019年2月26日三诊：颜面红斑较前变暗，双下肢沉重乏力，舌淡暗红，苔薄白，脉沉缓。处方：以初诊方去大青叶，煎服法同前。

2019年3月28日四诊：颜面红斑较前减少，仅两颧部暗红斑，乏力较前改善，脱发较多，舌淡红，苔薄白，脉缓滑。复查：WBC 3.38×10^9/L，PLT 189×10^9/L。处方：白花蛇舌草20 g，半枝莲20 g，连翘20 g，牡丹皮20 g，紫草15 g，生地榆20 g，侧柏叶10 g，生地黄15 g，熟地黄20 g，黄精15 g，女贞子12 g，荜澄茄12 g，煎服法同前。醋酸泼尼松减至10 mg/d。

2019年4月18日五诊：症状较前持续好转，两颧部红斑色淡，口干，脱发，上楼时双下肢乏力，舌脉同前。处方：按上方去生地黄、女贞子，加黄芪 15 g，沙参 12 g，煎服法同前。醋酸泼尼松减至 7.5 mg/d。

2019 年 6 月 13 日六诊：症状明显好转，颜面红斑消失，只余少量色素沉着，脱发减少，体力渐增，腰膝酸软不适，舌淡红，苔薄白，脉沉缓。处方：按 3 月 28 日方去紫草、女贞子，加黄芪 15 g，楮实子 15 g，巩固疗效。醋酸泼尼松减至 5 mg/d 维持治疗。随访病情稳定。

【按语】患者初诊主要表现为颜面红斑、乏力、脱发、偶发口腔溃疡。其病机关键是邪热毒盛，内攻营血，火热迫血妄行，泛溢肌肤、侵蚀血脉可见发斑、溃疡；火热毒邪耗气伤阴则见乏力；发为血之余，热毒内蓄营血之间，灼伤营血，发不得养则脱发。患者当前主要病机为热毒壅盛，治疗当以清热解毒、凉血活血为主，兼以益气养阴。故以贯众、大青叶、白花蛇舌草、半枝莲、连翘苦寒直折，清热解毒，清营凉血；牡丹皮既有凉血之功，又有活血之效，以防热毒炼血成瘀；另加黄芪、楮实子、熟地黄、当归、黄精、鸡血藤益气养血，扶正固本；荜澄茄温中护胃，以防清热解毒之品苦寒败胃，是谓反佐。待热毒渐去，红斑颜色转暗，则去苦寒直折之大青叶，加紫草、侧柏叶、生地榆、生地黄、女贞子之类，既可凉血散瘀，又有止血之功，使活血而不至于出血。待热毒已伏，红斑消失，则再去紫草、女贞子等清热凉血之品，加沙参、黄芪、楮实子等以益气养阴，扶正固本。但需注意，此时热毒虽势缓力弱，却未全消，而是深伏于内，每因触邪而诱发，故仍需少量应用清热解毒之品以清伏毒。在中药取得疗效的基础上进一步减少醋酸泼尼松的用量。

案 2 患者，女，56 岁，2014 年 11 月 20 日初诊。

主诉：颜面、前胸、两肩臂红斑 3 年余。

病史：颜面、前胸、两肩臂出现红斑已 3 年余，略痒，皮损不随季节变化。时有低热，体温不超过 37.6℃，两手心发热，平素易急躁，纳可，眠差，入睡困难，脱发较多。曾先后于多家医院就诊，经皮肤病理检查，诊断为盘状红斑狼疮，曾服用泼尼松、甲氨蝶呤、羟氯喹、沙利度胺等，均效不显。舌质暗红，苔白，脉缓滑。

查体：两侧颜面、鼻颊、前胸、两侧肩臂均见暗红色斑疹，颜面、鼻颊有散在粟粒样到绿豆粒大小红色丘疹，高出表皮。

辅助检查：血常规未见异常；ESR 32 mm/h；ANA 1∶100，抗 SSA 抗体

弱阳性，抗 dsDNA（-）；肝肾功能（-）；尿常规（-）。皮肤病理检查示：表皮轻微的角化过度，棘层变薄，表皮突消失，基底细胞液化变性，真皮深部及增宽的皮下脂肪间隔中可见密集的淋巴细胞团块及少量的浆细胞，同时累及部分汗腺及血管壁，符合盘状红斑狼疮。

西医诊断：盘状红斑狼疮。

中医诊断：蝴蝶斑（蝶疮流注）。

病机：热毒炽盛，燔灼营血，瘀阻经脉。

治法：清热解毒，清营凉血，活血化瘀。

处方：白花蛇舌草 20 g，半枝莲 20 g，连翘 20 g，牡丹皮 20 g，生地榆 20 g，凌霄花 15 g，生地黄 20 g，女贞子 12 g，土鳖虫 10 g，红花 10 g，荜澄茄 12 g。水煎服，每日 1 剂，连服 6 日，停药 1 日。

西药均停用。

2015 年 1 月 10 日二诊：体温正常，脱发减少，心烦、失眠均有好转，但皮肤红斑时轻时重，无明显改善，舌尖红，苔白厚，脉缓滑。处方：按初诊方去生地黄、女贞子，加青黛 10 g（包煎），莪术 12 g，水牛角粉 20 g（包煎），煎服法同前。

2015 年 3 月 4 日三诊：前胸、两肩臂皮疹均明显减少，但颜面部皮疹无好转，且鼻颊、前额皮疹出现破溃，形成溃疡，表面糜烂，有渗出，舌质暗红，苔白厚，脉缓滑。中药改以清热解毒、清营凉血、活血化瘀、祛湿化痰为法。处方：白花蛇舌草 20 g，半枝莲 20 g，连翘 20 g，牡丹皮 20 g，青黛 10 g（包煎），熟大黄 10 g，龙胆 12 g，土茯苓 20 g，地肤子 20 g，鬼箭羽 15 g，红花 10 g，荜澄茄 12 g。煎服法同前。

2015 年 4 月 10 日四诊：症状明显好转，前胸、两肩臂皮疹已完全消退，颜面皮疹明显减少，鼻颊及前额溃疡完全愈合，舌质正常，苔白，脉缓滑。处方：上方继服，水煎服，每日 1 剂，连服 2 日，停药 1 日。

2015 年 5 月 12 日五诊：症状续有好转，颜面皮疹大部分消退，仅两侧颜面残留小片状暗红色斑，无结节状丘疹，舌脉同上。嘱按原方每 2 日服用 1 剂，巩固疗效。随访病情稳定。

【按语】红斑狼疮出现皮肤红斑是比较普遍的现象。本案患者只有皮肤损害，而无系统损害，其主要病机是感受热毒，攻注营血，泛溢肌肤，另兼热毒灼血成瘀，瘀血内阻；治当清热解毒，凉血活血。方中采用白花蛇舌草、连翘清热解毒；半枝莲、牡丹皮、生地榆、女贞子、生地黄清营凉血；凌霄花、土鳖虫、红花凉血活血；荜澄茄温中和胃以为反佐。复诊时皮疹无明显改善，是热毒炽盛，病重药轻，故去生地黄、女贞子，改用清热解毒凉血效果更著的青黛、水牛角粉；皮疹色暗，表面高出皮肤，是瘀阻较重，痰瘀互结，故另加莪术以软坚散结，破血消癥。服药近 2 个月，前胸、肩部皮疹均见好转，但面部皮疹破溃，是痰湿内盛，湿邪欲寻出路所致，故于解毒凉血化瘀的基础上，加龙胆、土茯苓、地肤子以祛湿化痰。药后残余斑疹消退，溃疡愈合，未再复发。

案 3 患者，女，38 岁，2016 年 1 月 26 日初诊。

主诉：颜面及四肢红斑反复发作 10 年，复发伴低热 1 周。

病史：患者 10 年前因颜面及四肢红斑伴低热就诊于当地医院，经相关检查确诊为系统性红斑狼疮，后不规律服用醋酸泼尼松、来氟米特等药物治疗，病情时常反复。1 周前病情再次复发，刻下症：颜面、颈前、四肢散在红斑，时有低热，体温最高 37.6℃，双膝、双踝关节疼痛，脱发，口干多饮，口腔溃疡 1 处，周身乏力，头昏蒙不清，失眠多梦，纳可，小便黄，大便秘结，舌质红，苔薄腻微黄，脉弦滑。

查体：颜面蝶形红斑，颈前、四肢散在片状红斑，色鲜红。

辅助检查：血常规示 WBC $3.42×10^9$/L，Hb 96 g/L，PLT $113×10^9$/L；ESR 46 mm/h；CRP 22.6 mg/L；肝肾功能（-）；24 h 尿蛋白定量 0.83 g，尿潜血（+）。ANA 1：1000、核仁型，抗 Sm 抗体（+），抗 SSA 抗体（++），抗 dsDNA 182.6 U/mL。

西医诊断：系统性红斑狼疮。

中医诊断：蝶疮流注。

病机：热毒炽盛，热壅血瘀，气阴两虚。

治法：清热解毒，凉血化瘀，滋阴增液。

处方：白花蛇舌草 20 g，半枝莲 20 g，连翘 20 g，栀子 10 g，沙参 15 g，天冬 15 g，柴胡 10 g，郁金 10 g，赤芍 20 g，红花 10 g，磁石 30 g（先煎），生龙骨 30 g（先煎），炒酸枣仁 30 g，荜澄茄 12 g。水煎服，每日 1 剂，连服 6 日，停药 1 日。

西药：醋酸泼尼松 10 mg/d，口服。

医嘱：嘱患者避免光照，注意休息，忌羊肉、狗肉、香菜、芹菜、辣椒等辛辣发散之品，禁烟酒，尽量避免进食海鲜。

2016年2月27日二诊：颜面、颈前、四肢红斑颜色转暗，双膝、双踝等关节疼痛减轻，仍口干多饮，倦怠乏力，无发热，无口腔溃疡，纳眠可，小便可，大便偏干，舌红，苔薄黄，脉弦数。处方：按上方去赤芍，加五味子10 g，苏木10 g，煎服法同前。

2016年4月30日三诊：患者颜面、颈前、四肢红斑均已消退，只余少量色素沉着，膝、踝等关节疼痛消失，脱发减轻，口干缓解，二便调，舌红少津，苔少，脉弦细。复查：血常规示 WBC 3.86×10⁹/L，Hb 109 g/L，PLT 131×10⁹/L；ESR 16 mm/h；CRP 10.6 mg/L；肝肾功能（－）；24 h尿蛋白定量0.14 g；尿潜血（－）。处方：按初诊方去白花蛇舌草、赤芍，加五味子10 g，苏木10 g，玉竹15 g，煎服法同前。醋酸泼尼松减至5 mg/d维持治疗，随访病情稳定。

【按语】患者红斑复发，伴发热，投以白花蛇舌草、半枝莲、连翘、栀子清热解毒。白花蛇舌草功在清热解毒利湿；半枝莲可清热解毒，散瘀止血；连翘轻清而浮，功能透达表里，清热解毒，凉血散结，尤适于治疗热毒充斥血脉所致的皮疹、红斑；栀子可泄三焦火热。诸药合用，解毒退斑效著。热邪易耗气伤津而出现口干症状，予沙参、天冬益阴生津；热壅血瘀，伤及气阴，津液不布，不能上承于口，亦可致口干，因此加用赤芍、红花、郁金等活血之品，既能凉血活血化瘀，促进红斑消退，又有缓解口干的效果。柴胡、郁金合用，可疏肝理气，有利于缓解头昏蒙不清、失眠多梦等症状。磁石、生龙骨、炒酸枣仁重镇平肝安神，与养心益肝安神药合用，共奏安神之效，治疗失眠多梦，且酸枣仁味酸甘，有敛阴生津止渴之功。热毒炽盛证往往重用苦寒清热之品，久用败胃，故反佐荜澄茄以温中护胃。复诊时患者红斑变暗，口干、大便干兼有倦怠乏力，为热病伤阴致气阴两伤之表现，故加五味子收敛固涩，益气生津，以求津复则渴止；以苏木代赤芍，活血止痛而无寒凉之性。再次复诊时，热毒已伏，而阴伤为著，故减少清热解毒药物用量，加五味子、玉竹以增强益气生津之功。

案4 患者，女，25岁，2018年3月26日初诊。

主诉：反复皮肤淡红色结节2年余。

病史：患者2016年无明显诱因右上臂皮肤出现3处淡红色结节，就诊于当地医院皮肤科，考虑为结节性红斑，给予口服糖皮质激素及外用药膏

（具体不详）治疗 2 个月，有所好转后患者停药。此后病情时常反复，结节数目逐渐增多，累及左臂、后背、肩部、小腿，且逐渐形成凹陷。遂转诊于山东省立医院，查血、尿常规，血沉，生化，抗核抗体谱，免疫球蛋白，补体等均正常；取右上臂皮肤行病理检查，结果示表皮大致正常，真皮浅深层血管及附属器周围可见灶状淋巴细胞为主的炎细胞浸润，皮下脂肪小叶间可见团块状淋巴细胞浸润，可见淋巴细胞核尘，部分脂肪组织轻度坏死，可见玻璃样变，符合狼疮性脂膜炎。仍予醋酸泼尼松治疗，患者畏惧激素不良反应，欲寻求中医药治疗，转诊至我院门诊。刻下症：双上臂、肩背部、小腿散在浅红色硬结节，无痛痒不适，起病以来患者否认有发热、口腔溃疡、脱发、关节痛等不适，无面部红斑及光敏感史。纳眠可，二便调。舌质红，苔黄厚，脉缓滑。

查体：双上臂、肩背部、小腿共见 12 处浸润性淡红斑、皮下结节，大小不等，最大者 6 cm×3 cm，表面凹陷，触之质稍硬，略有压痛。

辅助检查：血常规（－）；ESR 22 mm/h；CRP 5.6 mg/L；肝肾功能（－）；尿常规（－）。

西医诊断：狼疮性脂膜炎。

中医诊断：蝴蝶斑（蝶疮流注）。

病机：湿热内结，复感热毒，瘀阻经脉。

治法：清热解毒利湿，清营凉血，软坚活血。

处方：白花蛇舌草 20 g，半枝莲 20 g，连翘 20 g，牡丹皮 20 g，熟大黄 10 g，白术 20 g，黄柏 12 g，莪术 15 g，桃仁 10 g，红花 10 g，土茯苓 20 g，炒白芥子 10 g，小茴香 6 g。水煎服，每日 1 剂，连服 6 日，停药 1 日。

2018 年 6 月 24 日二诊：服上方 30 余剂，红斑结节渐消，唯右上臂遗留皮下结节 1 处，无皮肤红斑，触之稍硬，余无明显不适，纳眠可，二便调，苔薄黄，脉沉缓。处方：继服上方，每 2 日服用 1 剂，巩固疗效。

2018 年 12 月 16 日三诊：服上方 30 余剂后，红斑结节完全消失，遂停药。近期颈项四肢均有新起红斑结节，如硬币大，色淡红。纳眠可，二便调，舌质红，苔白腻，脉弦滑。处方：按上方去黄柏、小茴香，加苍术 10 g，龙胆 12 g，荜澄茄 12 g，煎服法同前。患者服药 40 余剂后，结节完全消退，随访半年病情稳定。

【按语】本案患者以皮肤红斑、皮下结节为主诉，初诊血沉增快，只有皮肤损害，而无系统损害，乃因素体湿热内盛，又感风热毒邪，内外相合，热毒燔灼营血，炼血成瘀，治当以清热解毒、凉血利湿为主，辅以活血化瘀、软坚散结。白花蛇舌草清内结之热毒，连翘疏外感之风热，二药合用，清内疏外，迫邪外出；半枝莲、牡丹皮既可清热凉血，又有活血散瘀之功；土茯苓清热解毒利湿，白术培土益气，燥湿运脾，以绝其源；熟大黄、黄柏利中下二焦，以泻其热，兼以活血；因其病势缠绵，结节反复，故以桃仁、红花、莪术活血破血，软坚散结；白芥子与小茴香温中护胃，以为反佐，尤以白芥子功著，张老认为其既能温中散寒以防凉药碍胃，又是涤痰搜刮要药。丹溪曰："痰盛则气愈结。"白芥子利气通络，散结行滞，使气行痰消，痰化而气行。庞安常谓："人身无倒上之痰，天下无逆流之水。故善治痰者，不治痰而治气，气顺则一身津液亦随气而顺矣。"复诊时患者病情反复，苔白腻，脉弦滑，是热毒已减，而湿邪为甚，故去黄柏、小茴香，加用苍术性味雄烈，擅走肌表，引药走表兼以健脾，龙胆清泄肝胆湿热，反佐荜澄茄温中行气。

（姜萍）

第二节　炎性肌病

一、西医学认识

（一）定义

炎性肌病（inflammatory myopathy，IM）是一组异质性的自身免疫性风湿病，其特征为慢性肌无力、肌肉疲劳及骨骼肌单个核细胞的浸润。其主要临床类型包括多发性肌炎（polymyositis，PM）、皮肌炎（dermatomyositis，DM）、坏死性自身免疫性肌病（necrotizing autoimmune myositis，NAM）、散发性包涵体肌炎（inclusion-body myositis，IBM）、结缔组织病相关性免疫性坏死性肌病和罕见类型的炎性肌病。本病在人群发病率为 0.5 ～ 8.4/ 百万人，各种肌病的发病率可随种族、年龄以及性别的不同而发生变化，PM 发病年龄集中在 20 岁以上；DM 发病年龄呈现双高峰，分别为 5 ～ 16 岁和 45 ～ 65 岁，且以女性居多；IBM 发病年龄多为 50 岁以上，多见于男性。

（二）病因及发病机制

炎性肌病的发病机制与病毒感染、遗传因素以及自身免疫因素相关。病原体与人体蛋白结合后机体诱发自身免疫反应，从而产生致病性抗原。目前研究提示 IM 的发生与多种遗传易感基因相关，并存在遗传异质性。其中的 HLA 等位基因，以 HLA– Ⅱ类基因 HLA–DRB1*0301 和与它连锁的等位基因 DQA1*0501 是 IM 的主要遗传风险因子，非 HLA 等位基因，如 TNF–α 的多态性也可与 IM 的发病有关联。IM 受累肌肉中的炎细胞、肌细胞和内皮细胞可分泌大量细胞因子，促进炎细胞的分化活化，调节免疫反应，细胞因子参与特发性炎性肌病是各型肌病的共同机制。白细胞介素是最常见的细胞因子，参与免疫细胞的生成、分化和增殖过程，其中以 IL–1、IL–15、IL–17、IL–18 为关键因子，通过活化炎性细胞，肌纤维受到炎性细胞的浸润，导致肌肉代谢障碍，抑制肌细胞再生，对肌肉组织造成持续性损害，最终导致肌无力等肌肉组织的损害。

（三）临床表现

炎性肌病多为急性或亚急性起病，起病多隐匿，容易侵犯多器官、多系统，临床表现较为复杂。

1. 皮肤表现

皮肌炎可表现出特征性的皮疹，但与肌炎症状通常不平行，成人与儿童均可出现。皮肌炎皮损表现多种多样，其中特异性皮损有 Helitrope 征、Gottron 丘疹 / 征、皮肤异色症、Holster 征、曝光部位红斑和甲周改变；非特异性皮损有黏膜损害、技工手、反向 Gottron 丘疹、恶性红斑、水疱和大疱、溃疡性损害、钙沉着、毛发红糠疹、红皮病、脂膜炎、网状青斑、瘙痒、牙龈红斑和毛细血管扩张、肢端坏死、掌跖部位血管病变、皮下组织水肿、脱发、鞭样红斑、脂肪代谢障碍、黑棘皮病、凹陷性瘢痕等，当与硬皮病同时存在时，可有肢端皮肤硬化和雷诺现象等；最具特异性的皮损是眶周水肿性紫红斑和 Gottron 丘疹 / 征。炎性肌病皮损常见评分方法分为主观评分和客观评分，主观评分包括医师总体评分（PGA）或医师总体量表；客观评分包括

DM 皮损范围和严重指数（CDASI）、DM 皮损严重度指数（CSSI）和皮损评分工具（CAT）。

2. 关节及肌肉病变

炎性肌病患者关节炎症状特点为对称性小关节受累，多为非侵蚀性多发性关节炎，经治疗很快消失，不易复发。炎性肌病肌肉改变一般呈急性或亚急性、对称性近端肢无力，以上肢为主，表现为抬臂困难、穿衣及梳头困难，下肢近端肌受累时，常表现为上下台阶困难，蹲下或站起时困难，步态蹒跚，行走困难；颈屈肌受累时，表现为平卧时抬头困难，坐位或者站位时头常呈后仰；累及喉管和吞咽肌时，表现为声音嘶哑、发声困难，吞咽困难，饮水呛咳，液体从鼻孔流出，并可导致吸入性肺炎和肺不张；病情发展至后期或者急性病程中，可累及呼吸肌，多表现为胸闷、呼吸困难，严重可导致患者不能进行自主呼吸。

3. 系统病变

炎性肌病多涉及多系统损害，受累器官主要为心脏、肺脏、胃肠道以及肾脏。其中以呼吸系统受累最为常见，可在病程中的任何阶段出现，是影响多发性肌炎和皮肌炎病死率的主要因素。

4. 肿瘤

IM 可以作为肿瘤存在的一种外在表现，是肿瘤释放活性因子引起肌纤维和皮肤免疫反应引起的副肿瘤综合征。PM 比 DM 更易合并恶性肿瘤，成人易合并卵巢癌、肺癌、胃癌和淋巴瘤，儿童以血液疾病更为常见。对于年龄 > 45 岁，ESR > 35 mm/h，特征性皮疹重合并坏死性皮损并伴发有吞咽困难的患者应积极进行肿瘤筛查。

（四）诊断

1. 诊断标准

现行临床诊断标准选用特发性炎症肌病（idiopathic inflammatory myositis，IIM）的分型诊断标准。2017 年 EULAR/ACR 联合提出了新的 IIM 分类标准（表 3-2），此标准根据是否进行肌肉活检分别计算可能性评分，以此判断患者罹患肌炎的可能性。一般研究以"拟诊 IIM"作为纳入标准（无肌肉活检 ≥ 5.5，有肌肉活检 ≥ 6.7），特异性要求高的研究则以"确诊 IIM"作为纳入标准（无肌肉活检 ≥ 7.5，有肌肉活检 ≥ 8.7）。诊断 IIM 后，以分类树的方式（图 3-1）将患者分为 PM［IMNM（免疫介导坏死性肌病）］、IBM、DM、ADM（无肌病性 DM）、JDM（青少年型 DM）、非 JDM 的幼年型肌炎等 6 类。

表 3-2　2017EULAR/ACR IIM 分类标准

变量	评分	
	无肌肉活检	有肌肉活检
起病年龄		
疾病相关症状初发年龄 ≥ 18 岁且 < 40 岁	1.3	1.5
疾病相关症状初发年龄 ≥ 40 岁	2.1	2.2
肌无力		
进行性对称性上肢近端肌无力	0.7	0.7
进行性对称性下肢近端肌无力	0.8	0.5
颈屈肌受累较颈伸肌重	1.9	1.6
下肢近端肌无力较远端重	0.9	1.2
皮肤表现		
眶周水肿性紫红斑	3.1	3.2
Gottron 丘疹	2.1	2.7
Gottron 征	3.3	3.7
其他临床表现		
吞咽困难或食管运动功能障碍	0.7	0.6
实验室检查		
抗组氨酰 tRNA 合成酶（Jo-1）抗体阳性	3.9	3.8
血清 CK、LDH、AST 或 ALT 水平一个或多个升高	1.3	1.4
肌肉活检特征		
肌内膜单个核细胞浸润，但局限于肌纤维周围，不侵入肌纤维	—	1.7
肌束膜和 / 或血管周围单个核细胞浸润	—	1.2
束周萎缩	—	1.9
镶边空泡	—	3.1

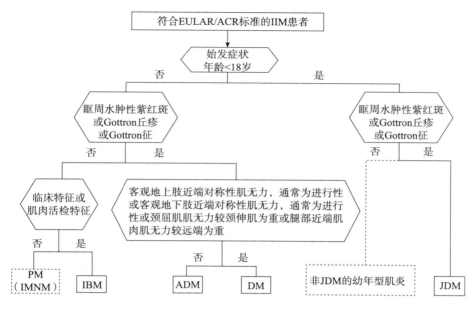

图 3-1 IIM 患者分类树

2. 实验室及其他检查

自身抗体在 IM 的诊断、分型、病情评估、选方用药等方面具有重要意义。与 IM 相关的自身抗体分为两大类，分别为肌炎相关性自身抗体（MAAs）和肌炎特异性自身抗体（MSAs）。此外，随着现代技术的进一步发展，肌酶谱、肌电图、肌肉活检及肌肉 MRI 亦可帮助风湿专科医生诊断疾病。

（五）治疗

针对皮肤局部治疗，避光、防晒是基础，可选择保湿剂和皮肤屏障修复剂以减轻皮肤干燥，口服抗组胺药物能够减轻瘙痒感，外用钙调磷酸酶抑制剂（如他克莫司软膏和吡美莫司乳膏）可以改善皮损。对于一些难治性皮损应用上述治疗无效，还可以使用免疫抑制剂，如甲氨蝶呤、环孢素及沙利度胺。炎性肌病发展至后期损及多器官，可选择糖皮质激素联合应用免疫抑制剂，如甲氨蝶呤、硫唑嘌呤、霉酚酸酯、环孢素、环磷酰胺及免疫球蛋白等，给药方案应在评估疾病进展时进行具体化制定。随着现代医学技术的进步，生物制剂的应用也进入临床，如抗肿瘤坏死因子单抗、抗 B 细胞抗体或补体 C5，但目前仍处于临床研究中，具体疗效仍需要大样本的证据支持。

二、中医学认识

（一）概述

炎性肌病在中医理论中并无明确病名，根据其临床表现，可将其归类于"肌痹""肌痿"和"阴阳毒"等的范畴。

当患者以肌肉酸痛无力为主要表现时，可归属于"肌痹""肉痹"；以肌肉无力、肌肉萎缩为主要表现者，可归属于"肌痿"；以面部、四肢紫红色斑疹为主要表现者可归属于"阴阳毒"。

有关肌痹的论述，最早见于《内经》，《素问·长刺节论》云："病在肌肤，肌肤尽痛，名曰肌痹"，《素问·痹论》曰："风寒湿三气杂至，合而为痹……以至阴遇此者为肌痹。"隋唐时期，《诸病源候论》和《备急千金要方》对肌痹的论述有了进一步完善，将"五体痹"归纳于"六极"范畴，将"肌痹"与"肉极"一起论述，《备急千金要方》中提到"凡肉极者，主脾也，脾应肉，肉与脾合，若脾病则肉变色""至阴遇病为肌痹"。《张氏医通》谓："肌痹者，即着痹湿痹也……四肢痿弱，皮肤麻木不仁，精神昏塞。"

中医对痿证的认识亦源于《内经》，《素问·痿论》中提出："脾气热则胃干而渴，肌肉不仁，发为肉痿。"

"阴阳毒"之名源于《金匮要略·百合狐惑阴阳毒病脉证治》，文中记载道："阳毒之为病，面赤斑斑如锦纹，咽喉痛，唾脓血。五日可治，七日不可治。升麻鳖甲汤主之。阴毒之为病，面目青，身痛如被杖，咽喉痛，五日可治，七日不可治。升麻鳖甲汤去雄黄蜀椒主之。"《诸病源候论·时气阴阳毒候》又云："此谓阴阳二气偏虚，则受于毒。若病身重腰脊痛，烦闷，面赤斑出，咽喉痛，或下利狂走，此为阳毒。若身重背强，短气呕逆，唇青面黑，四肢逆冷，为阴毒。或得病数日，变成毒者；或初得病，便有毒者，皆宜依证急治。失候则杀人。"

（二）病因病机

历代医家将炎性肌病之皮损表现归为"阴阳毒"及"温毒发斑"范畴。根据《金匮要略·百合狐惑阴阳毒病脉证治》中对于"阴阳毒"之论述，阳毒以邪毒炽盛、血脉瘀滞、热毒外发为主，因其斑疹颜色鲜艳，病邪偏表，故称为阳毒。故可将皮肌炎之皮损病机归结为机体感受天地疫疠火毒之气，火毒内盛，侵入血分，迫血妄行而面赤，热灼伤咽喉而咽痛，热盛肉腐而吐脓血。《诸病源候论·时气阴阳毒候》论述道："此谓阴阳二气偏虚，则受于毒"，简单表明了此病之内因外感，与现代医家所认识到的机体免疫功能低下的同时受到了外部环境因素影响所造成的皮损有着异曲同工之妙。至明清时期，医家将"阴阳毒"归于温病范畴，《温病条辨》云"适中人之阳分，则为阳毒……此二证者，即所谓温病是也……受毒有浅深，为病有轻重"，认为其病机多为素体热盛，复加风湿热之邪，或发汗不当，邪入于里，波及气血，正邪交争，以邪实为主要矛盾；或病至后期，风湿之邪化热搏于肌肤或内传营血，气血两燔，火性上炎，从而发为斑疹。

张老认为皮肌炎急性期以皮肤病变为主，应按照阳毒进行辨治。王冰注《素问·五常政大论》言"毒者，皆五行标盛暴烈之气所为也"，其病机为先天禀赋不足或素体阴虚阳盛，感受风热邪毒，侵及气营致气营两燔。血凝于肌肤，发为红斑；累及血分，致瘀血阻滞；甚则热毒内侵脏腑，出现脏腑损害。皮肌炎之皮疹可因阳光暴晒而加重，类似于《外科启玄》中所论述"日晒疮"，过度暴晒损伤肌肤，热毒由表入里，同体内热毒之邪结合，耗损津液，痹阻经络气血而发病。由于患者禀赋各异，对于药物反应多有不同，长期服用药物，药亦化毒内蕴，日久亦会诱发肌炎。

（三）中医治疗临证心得

张老总结多年临床经验，分析指出，炎性肌病皮损之病理基础为热毒，毒是本病的病机关键，治疗上以清热解毒、凉血化瘀为主，兼以祛风通络。

1. 分清标本虚实，分期论治

张老根据"急则治其标，缓则治其本"的原则，在急性期以祛邪为主，在缓解期以扶正祛邪并重或者扶正兼顾祛邪。针对炎性肌病的治疗，张老强调"热毒"及"湿热"在疾病发展中的重要作用，中医药治疗当病证结合，药物选用上以清热解毒为主，辨证加用活血化瘀、顾护胃阴之药物，充分发挥了中药防病治病、增效减毒等多重作用。

炎性肌病急性期皮损表现类似于阳毒，斑疹色泽鲜艳，其基本病机为热毒蕴结于内。所谓热毒，有因风寒、风湿内舍，不得发越，久郁化热所致；或因病久内生火毒湿热，直接燔灼阴血，阻滞气机运行；或日光灼灼、药物酿成热毒，引起内（虚）外（邪）相召。热毒时邪侵袭四肢脉络及肌表，热入营血或有发热；热灼皮表引发斑疹，兼夹风邪亦可引起瘙痒；热毒灼伤肌腠则表现为肌肉灼痛无力；若内损伤及脏腑，则可遍及三焦。故在治疗上注重解毒化湿，辅以清营凉血。缓解期患者皮疹颜色减轻或者残留皮肤色素沉着，四肢肌力较前增加但并未完全恢复。此为热毒之邪尚未完全消退，耗气伤阴，脾胃功能失健，机体受纳水谷精微不足之表现。《灵枢·五癃津液别》云："水谷皆入于口……津液各走其道，故上焦出气，以温肌肉，充皮肤，为津，其流而不行者为液。"此时，在治疗过程中可灵活应用活血化瘀、滋养胃阴药物。

（1）清热解毒：炎性肌病的病理研究发现肌束膜和肌间隙的小血管周围可以见到淋巴细胞、巨噬细胞及浆细胞的浸润，说明本病与系统性红斑狼疮相似，都有免疫性血管炎的病理基础。皮肌炎的皮肤损害多表现为眶周紫红色水肿斑，两颊、颈、胸前及背部暴露部位皮肤充血性斑疹。皮肌炎之发病与阴阳毒邪表现有关。张老指出，有炎即有热，热盛可以化火，火盛可以化毒，要重视皮肌炎热毒瘀阻的病理变化，重用清热凉血解毒之药物，多选用绵马贯众、金银花、连翘、白花蛇舌草、半枝莲等。白花蛇舌草味苦、甘，性寒，具有清热解毒、利湿之功，半枝莲功同白花蛇舌草，二者配伍有协同作用；贯众味苦，性寒，既可清气分之实热，又能解血分之热毒，善治热入营血、温毒发斑；连翘味苦，微寒，功能清热解毒，消痈散结，《雷公炮制药性解》谓其"泻六经之血热，散诸肿之疮疡"；金银花味甘，性寒，功善清热解毒，消痈散节，凉血止痢；紫草味甘，性寒，功能凉血活血，解毒透疹，《雷公炮制药性解》谓其能"解痈肿诸毒"。以上药物合用，功专清热解毒，凉血消痈，针对热毒炽盛、热迫肌肤之病机。

（2）清营凉血：叶天士曾指出"斑疹皆邪气外露之象"。张老指出，凡诸热病，只要是热入营血，即易发生斑疹。皮肌炎进入急性期，皮疹多表现为红、肿、热或干，此时亦可伴低热。热毒煎灼血脉、血络，迫血妄行，血不循经，可致出血或斑疹显露，治疗当选用清热凉血药物，多选用青黛、牡丹皮、赤芍、连翘等。青黛既清热解毒，又善于凉血消斑，对于皮肌炎颜色鲜艳者药效突出；连翘清热解毒兼具清热凉血作用，治疗温毒发斑作用明显；牡丹皮清热解毒，凉血活血，与连翘相配伍，清热化瘀之功更胜一筹，且牡丹皮味苦、辛，性寒，善入血分，清透阴分浮热，可治疗低热；赤芍与牡丹皮功效相似，均可凉血活血，善清营血分实热，又有活血散瘀之功。四药相配伍，善治疗热毒伤阴之皮肌炎皮损。

（3）活血化瘀：《临证指南医案·痹》提到，"初病湿热在经，久则瘀热入络。"张老指出，瘀血贯穿皮肌炎发病之始末。皮肌炎急性期以热毒、血热为主，随着疾病进一步发展，脾虚生湿，湿聚气运失常，瘀滞不通；或因邪毒火热搏结于血分，灼伤脉络，迫血妄行，血溢脉外，留而为瘀。在此期，多选用活血化瘀之品，如红花、赤芍、丹参等。赤芍味苦，性微寒，善清热凉血，活血化瘀；红花味辛，性温，既能活血通经，也能散瘀止痛，《本草汇言》称红花为破血、行血、和血、调血之药也；丹参，味苦，性微寒，功善活血调经，祛瘀止痛，凉血消痈，《本草便读》曰："丹参虽有参名，但补血之力不足，活血之功有余，为调理血分之首药……亦血行风自灭，血行则积自行耳。"三药合用，活血化瘀以消斑。现代研究表明，活血化瘀药物与清热解毒药物合用，不仅促进解毒、消炎，而且可有效降低血液黏稠度，促进血液循环，有助于体内毒素的排泄。

（4）益胃护阴：张老在治疗本病过程中，以清热解毒作为基本治疗方法，常使用大量清热解毒药物。此类药物大多味苦性寒，且风湿疾病多缠绵难愈，长时间使用苦寒药物易损伤胃阴。此时，张老多加用荜澄茄、吴茱萸、小茴香、干姜等温中散寒药物，一为反佐，制约清热解毒药物苦寒之性；二为固护脾胃不受伤害，且可调和药物口味，利于病人长期服用。

2. 注重中西医结合，治疗各取所长

张老在临床中根据患者病情，合理应用激素及免疫抑制剂，充分发挥中西医结合治疗取长补短的优势作用。

炎性肌病急性期患者，病程发展较快且病情较重，抓住疾病初期阶段及时使用激素及免疫抑制剂，及时制止疾病迅速发展，保护重要脏器功能。在此时期，加用清热解毒凉血之品，强化激素作用，并为下一步撤减激素做足准备。

激素类药物类似于中药中的"纯阳"之品，长时间应用易助阳化热伤阴，加重患者阴虚内热之状态，这与本病病理变化过程中气阴不足状态相同。张老通过辨证分析患者病情，使用中西医结合疗法，以充分发挥多靶点、灵活性强的治疗优势。

三、验案举隅

案1 患者王某，女，60岁，2021年3月31日初诊。

主诉：四肢肌肉酸痛半年。

病史：患者于半年前出现双手、双膝关节疼痛，予来氟米特、痹祺胶囊等治疗。3个月前出现全身多处皮肤变红，瘙痒。现双手指间关节及双膝关节疼痛，双肩关节抬举受限，四肢肌肉疼痛、乏力，活动后可缓解。双眼睑肿胀，鼻翼两侧色红，腹部、后背、肋下、臀部可见皮肤色红，瘙痒，偶有心慌、脱发，纳可，眠差、入睡困难，二便调。

查体：双眼睑肿性红斑，腹部、后背、肋下、臀部可见皮肤色红，皮温高，四肢肌肉压痛，肌力V级，Gottron征（＋），双膝关节浮髌试验（－）。

辅助检查：ESR 28 mm/h；RF 15.1 IU/mL；肌酸激酶321 U/L，乳酸脱氢酶366 U/L，α-羟丁酸脱氢酶216 U/L。

西医诊断：皮肌炎。

中医诊断：肌痹。

病机：湿热痹阻，热壅血瘀。

治法：清热解毒，凉血化瘀。

处方：生地黄15 g，金银花20 g，连翘20 g，玄参15 g，黄连10 g，黄芩15 g，丹参15 g，炒僵蚕15 g，片姜黄15 g，川牛膝20 g，炒苍术20 g，黄柏12 g，桔梗15 g，炒枳壳15 g，甘草6 g。

2021年4月8日二诊：患者周身关节疼痛较前缓解，关节活动度未见明显好转。双眼睑肿胀减轻，双眼睑、鼻翼两旁皮肤变软，皮肤发红减轻，仍稍有脱屑，腹部、后背、肋下、臀部皮肤干燥瘙痒伴脱屑。纳可眠差，二便调。处方：上方去片姜黄、僵蚕，加用黄芪18 g，白鲜皮30 g，当归15 g。

西药：加用吗替麦考酚酯0.75 g/d，甲泼尼龙片40 mg/d，口服。

【按语】患者初诊主要表现为关节疼痛及周身皮疹。病机关键为热毒炽盛，耗伤营阴。血热妄行，迫伤络脉，血蕴肌肤、肌表则发斑发疹；血热伤津耗液，津液凝滞为瘀血等热毒产物，经络"不通则痛"，故见关节疼痛。患者现在主要病机为热毒壅盛，治疗上应以清热解毒，凉血化瘀为主，方剂以清营汤加减。清营汤所治为温邪由气分转为营分，热伤营阴而气分之邪尚未尽解，亦即叶天士所讲"入营犹可透热转气"。方中玄参、生地黄清热养阴；连翘、金银花、黄连、黄芩清泻气分热邪，兼解热毒；佐以丹参清热凉血，兼以活血，以防热毒之邪进一步阻滞经脉；片姜黄及僵蚕取升降散之义，片姜黄行气散郁，祛邪伐恶，僵蚕祛风胜湿，清涤热毒，二者相配以升阳中之清阳，宣散头面部红肿皮疹；川牛膝、苍术、黄柏为三妙散，取其清热利湿，引热下行之功；桔梗、枳壳一升一降，调理气机升降以清热化湿，透邪于外。复诊时患者关节肿痛较前减轻，故减用僵蚕、片姜黄；面部皮疹及眼睑肿胀较前减轻，为防止热毒进一步耗损气血，故加用黄芪、当归以益气养血。

案2 患者李某，男，50岁，2021年2月6日初诊。

主诉：颜面部及四肢皮疹1个月。

病史：患者1个月前出现颜面部及四肢皮疹，刻下体温37.5℃，面部、四肢、背部皮疹伴瘙痒，手指肿胀，双膝关节酸痛，活动欠灵活，周身乏力。口干，颞颌关节疼痛，无咳嗽咳痰，纳差，眠可，二便调。

查体：颜面部、颈部、双肘关节及大腿部散在皮疹，四肢肌力Ⅴ级。双手手指肿胀，双膝关节压痛（＋）。

辅助检查：心肌酶谱示天冬氨酸氨基转移酶45 U/L，α-羟丁酸脱氢酶135 U/L；CRP 9.21 mg/L；IgG 15.4 g/L；ANA3、ANA均阴性。双肺CT：双肺间质性肺炎。肌电图：双腓总神经运动传导波幅降低，余未见异常。肌炎谱：抗MDA-5抗体阳性。

西医诊断：MDA-5型皮肌炎，间质性肺炎。

中医诊断：肌痹，肺痹。

病机：湿热痹阻，气阴两虚，瘀阻经脉。

治法：清热解毒，补中益气，活血化瘀。

处方：黄芪30 g，党参20 g，炒白术30 g，炙甘草9 g，当归15 g，陈皮15 g，金银花15 g，连翘12 g，生地黄15 g，赤芍15 g，牡丹皮15 g，玄参12 g，淡竹叶6 g。

2021年2月11日二诊：患者面部、四肢、背部皮疹伴瘙痒减轻，手指肿胀，双膝关节酸痛未见明显缓解，咳嗽，乏力，口干，活动后胸闷气短。

处方：生地黄15 g，金银花20 g，连翘15 g，玄参12 g，淡竹叶20 g，赤芍20 g，牡丹皮20 g，黄连10 g，黄芩15 g，地榆20 g。

【按语】本案西医诊断为皮肌炎并发间质性肺炎，中医属肌痹，肺痹。

患者初诊表现为周身乏力，周身皮疹瘙痒。病机关键为内生湿热，或感受外来湿热之邪，脾胃功能失调，气血生成乏源，从而无以濡养四肢筋脉，造成周身乏力；另兼热毒灼炼津液化为瘀血阻滞肌表，皮痹之人，久病不愈，损伤肺气，肺脏虚损，宣降失司，气痹不行，则发为肺痹，如《素问·四时刺逆从论》曰："少阴有余病皮痹瘾疹；不足病肺痹。"治疗上宜补中益气，清热解毒，活血化瘀。补中益气汤为治疗脾胃气虚、清阳下陷之代表方剂。脾胃之气耗损，血虚则生热，治宜"甘温除热"。方中黄芪补气固表；党参、白术、甘草益气健脾而和中，为防止补益之药太过而导致气滞；加用陈皮以理气防滞；气生于血，配当归以补血，又可补气升阳而不致化燥以耗血；玄参、生地黄清热养阴；连翘、金银花、黄连、淡竹叶清泻气分热邪，解温热毒邪，并可透热于外，使邪热转出气分而解。温毒发斑，发于肌肤，斑疹瘾疹，如锦纹也。凡诸热病，只要是热入营血，即易发生斑疹。热毒久郁机体，易化生瘀血故加用赤芍、牡丹皮清热凉血，活血化瘀，促使机体红斑皮疹逐渐消退。诸药合用，共奏补中益气，清热凉血，活血化瘀之功。

案 3 患者张某，男，40 岁，2021 年 3 月 8 日初诊。

主诉：周身关节皮疹 1 个月伴关节压痛。

病史：患者 1 个月前出现双眼视物模糊，双肘、双膝、双手关节处多发红色皮疹伴压痛，纳差，眠差，二便调，舌质淡，苔薄白，左脉沉细。

查体：双肘、双膝、双手指间关节红色皮疹伴压痛。

辅助检查：ANA 1∶1000；ESR 26 mm/h；CRP 1.7 mg/L。肌炎谱：抗 Jo-1 抗体（+）。

西医诊断：皮肌炎。

中医诊断：肌痹。

病机：热壅血瘀，肝肾阴亏。

治法：清热益气，补益肝肾。

处方：枸杞子 20 g，菊花 9 g，熟地黄 15 g，酒山茱萸 15 g，砂仁 6 g，牡丹皮 12 g，泽泻 20 g，炒白术 20 g，葛根 30 g，防风 9 g，当归 12 g。

西药：他克莫司软膏，外用；强的松 15 mg/d，口服；阿法骨化醇软胶囊 0.5 μg/d，口服。

2021 年 3 月 29 日二诊：患者现双眼从明至暗处时视物模糊，双手近端指间关节远端处多个皮下结节，按之坚硬，推之不移，纳眠可，二便调，舌质淡暗，苔薄微黄，舌边有齿痕，脉弦细。处方：上方加茯苓 20 g，片姜黄 12 g，茺蔚子 15 g。

2021 年 4 月 15 日三诊：患者现持物时双手偶有颤动，双眼视物模糊好转，进食后左侧胁肋下胀痛，纳眠可，二便调。处方：上方加厚朴 15 g，白蒺藜 15 g。强的松减至 12.5 mg/d。

【按语】患者初诊以视物模糊、关节皮疹伴瘙痒为主要症状。炎性肌病患者素体脏腑虚损为发生本病的主要原因。《东垣十书》论述提及"湿热乘其肝脾"，热毒亦可直接攻伐肝肾促使肝肾亏虚。湿热郁积日久累及下焦，肾精耗伤，元阴受损，肝肾同源，精血互化，故表现为双眼视物模糊；邪毒火热搏结于血分，灼伤络脉，迫血妄行血脉外，留而为瘀，故发为皮疹。"泻南方，则肺金不受刑；补北方，则心火自下降"，意即滋补肝肾。方剂以六味地黄丸加减，本方为补阴的代表方剂，方中以熟地黄滋补肝肾，填精益髓；山茱萸温补肝肾；为防止虚火上炎，以泽泻泻肾火，牡丹皮泻肝火；菊花、枸杞子养肝明目；当归、白术补益气血，扶正固本。复诊时，患者双手出现皮下结节，舌边齿痕，乃脾气亏虚，痰瘀郁于骨节肌表，加用茯苓以健脾渗湿，茺蔚子、片姜黄以活血化瘀。三诊时患者进食后左侧胁肋下胀痛，乃中焦气机不畅，运化不利，故加用厚朴、白蒺藜疏散郁结，宣发气机。

（刘英）

第三节　硬皮病

一、西医学认识

（一）定义

硬皮病（scleroderma）取自希腊语"scleros"，又称系统性硬化症（systemic sclerosis，SSc），是一种以影响皮肤和内脏为主的结缔组织病，其特点为血管和免疫功能紊乱引起纤维化，既会对患者的皮肤、关节肌肉造成侵犯，还会累及内脏器官，临床上可以观察到皮肤局限性或弥漫性增厚变硬，并进一步损伤多个器官，累及肺、肾、心脏等，如间质性肺病、肺动脉高压、肺动脉血栓、心功能不全、肾危象及胃肠道症状等。

（二）病因及发病机制

硬皮病作为一类相对罕见的风湿性疾病，其流行病学目前尚不明确。早期研究报道，其患病率为（275～300）/100 万，发病率约为每年 20/100 万。该病常见于女性，发病高峰期在 45～60 岁，青少年及儿童发病率低，老年人预后较差。免疫系统紊乱贯穿该病的全过程，在疾病的发生、发展中起重要作用。近年来，学者们从各个方面对硬皮病进行了研究，旨在探索其具体的发病机制，找到新的治疗靶点，使硬皮病患者的临床治疗有更好的预后。目前，涉及的研究方面主要包括遗传与环境因素、炎症和免疫的影响、血管功能异常等。

（三）临床表现

硬皮病是以增厚硬化的皮肤病变为共同表现的异质性疾病，可见局限性或弥漫性皮肤增厚和（或）纤维化以及内脏器官（包括胃肠道、肺脏、肾脏和心脏等）结构功能异常，并常伴有免疫异常及微血管病变。

1. 雷诺征

发作性的一个或多个指（趾）端阵发性缺血，表现为指（趾）远端颜色白—发绀—红的变化，常常伴有疼痛，持续数分钟至数小时，以上肢多见，也有 40% 左右的患者表现在下肢，寒冷或精神紧张可诱发或加重。

2. 皮肤病变

水肿期：皮肤多为无痛性非凹陷性水肿，有紧绷感，手指常呈腊肠样，伴有晨僵。硬化期：皮肤增厚，变硬如皮革，紧贴于皮下组织，不能提起，呈蜡样光泽。萎缩期：皮肤变薄如羊皮纸样，皮下组织、肌肉萎缩硬化紧贴于骨骼，形成木板状坚硬感，可见毛细血管扩张和皮下组织钙化。

3. 内脏受累

可见消化系统、肺脏、心脏、肾脏、肌肉、骨骼、关节受累等。

4. CREST 综合征

是 SSc 的一个亚型，主要表现为钙质沉积、雷诺现象、食管功能障碍、指（趾）硬化和毛细血管扩张，常伴有抗着丝点抗体（ACA）阳性。本亚型患者内脏受累较少，疾病进展较慢，预后相对较好。

（四）诊断

诊断标准参照 2013 年 ACR/EULAR 系统性硬化症分类标准。

2013 年，ACR 及 EULAR 联合发表了 SSc 分类标准的最新修订版。新的分类标准的敏感性及特异性分别是 0.91 和 0.92，而对于早期的 SSc（病程≤ 3 年），2013 年新的分类标准的敏感性及特异性分别为 0.91 和 0.90。具体诊断标准见表 3-3。

表 3-3　2013 年 ACR/EULAR 系统性硬化症分类标准

条目	亚条目	权重 / 得分
双手手指皮肤增厚并超过掌指关节远端（充分标准）	—	9
手指皮肤硬化（仅计最高分）	手指肿胀	2
	手指硬化	4
指端损伤（PP 远端）	指端溃疡	2
	指端凹陷型瘢痕	3
毛细血管扩张	—	2
甲褶微循环异常	—	2
肺动脉高压和（或）肺间质病变	肺动脉高压	2
	肺间质病变	2
雷诺现象	—	3
SSc 相关自身抗体（最高得 3 分）	抗着丝点抗体	3
	抗 SCL-70 抗体	3
	抗 RNA 聚合酶Ⅲ抗体	3

所有计分≥ 9 分考虑 SSc，如果计分< 9 分则认为 SSc 的诊断是有争议或者不成立的。

（五）治疗

2009 年 EULAR 在 *Ann Rheum Dis*（《风湿病年鉴》）上发表了关于 SSc 的治疗推荐，一共 14 条建议，均针对 SSc 相关的系统损害，包括血管病变

（雷诺现象和溃疡）3条建议、肺动脉高压4条建议、胃肠道病变3条建议、硬皮病肾危象2条建议、间质性肺病1条建议以及皮肤受累1条建议。

1. 雷诺现象

对于SSc相关的雷诺现象，首先推荐二氢吡啶类的钙离子拮抗剂类如硝苯地平。对于严重雷诺现象，还可以考虑应用静脉前列环素类药物。

2. 肺动脉高压

现有口服药物主要有内皮素受体拮抗剂（波生坦、安立生坦）、磷酸二酯酶抑制剂（西地那非）。

3. 消化系统受累

消化系统受累最常见的临床症状为胃食管反流，其治疗可通过简单的抗反射措施，如在睡前几个小时抬高床头，不进食，同时联合抑酸治疗，特别是质子泵抑制剂（PPI），作为消化道受累的一线治疗药物，能使患者得到明确的临床获益。

4. 硬皮病肾危象

一旦硬皮病肾危象诊断成立，应立即给予ACEI类药物治疗，可以阻断约60%患者的进程，但是不推荐作为普通SSc患者常规预防危象的治疗药物。若血压仍控制不佳，可以选择其他降压药物包括钙离子拮抗剂、利尿药、可乐定等。

5. 肺间质病变

口服或静脉使用环磷酰胺仍然是SSc患者合并肺间质病变治疗的首选，吗替麦考酚酯也愈来愈多用于该类患者的一线治疗。此外，也可以考虑应用硫唑嘌呤。

6. 皮肤受累

对于活跃的弥漫性的皮肤病变不合并主要脏器的受累：①随访观察，部分单纯皮肤病变的SSc患者进展较为缓慢甚至可逆；②传统的小剂量的免疫抑制剂（如甲氨蝶呤、霉酚酸酯、环磷酰胺等）；③新的临床研究类治疗，包括生物制剂（TNF-α 拮抗剂、抗CD20单抗）、免疫净化治疗（血浆置换、免疫吸附等）、干细胞治疗等。

7. 肌肉骨骼受累

传统的治疗包括非甾体抗炎药和小剂量的糖皮质激素（ ≤ 10 mg /d），免疫抑制剂首选甲氨蝶呤，活跃的多关节炎也可以考虑使用生物制剂（TNF-α

拮抗剂），肌炎控制不佳的患者可以选择静脉丙种球蛋白。

8. 其他病变

对于心脏受累的患者，若考虑心肌存在炎症则应给予免疫抑制治疗。

二、中医学认识

（一）概述

中医学对硬皮病并无明确记载，结合本病的症状体征，可将其归于中医学"痹证""皮痹"范畴。早在《内经》中已有硬皮病的相关论述，《素问·痹论》记载"风寒湿三气杂至，合而为痹也……以秋遇此者为皮痹……皮痹不已，复感于邪，内舍于肺……肺痹者，烦满喘而呕……诸痹不已，亦益内也……其不痛不仁者，病久入深。荣卫之行涩，经络时疏，故不通；皮肤不营，故为不仁"，在病因、病机等层面对本病做了一个初步探讨。后世医家对皮痹亦做了颇有意义的探讨，如《诸病源侯论》中记载："痹者，风寒湿三气杂至，合而为痹，其状肌肉顽厚"，所谓"逆其气则病，从其气则愈，不与风寒湿气合，故不为痹"，对皮痹的临床表现做了进一步的阐述。《圣济总录·皮痹》更明确指出皮痹的病因是感受风寒湿三气，言"感于三气则为皮痹"，也指出皮痹除皮肤表现外，还可以见到肢体与脏腑的症状，如颈强背痛、四肢缓弱、胸满短气等。《医学入门·痹风》对治疗论述甚详，提出"初起强硬作痛者，宜疏风豁痰；沉重者，宜流湿行气；久病，须分气血虚实、痰瘀多少治之"等治疗原则，以及"补早反令经络郁""戒酒醋"等宜忌；在辨证治疗上也很细腻，分风寒湿热、气虚、血虚、夹瘀血、夹痰浊、肾脂枯竭等进行遣方用药，对临床治疗皮痹有很大的指导意义。

纵观历代典籍，虽然不乏对皮痹的记述，但并没有将其作为一个独立的疾病而进行系统论述。

（二）病因病机

张老认为，本病病因为先天禀赋不足，脾肾亏虚，气血不足，感受风、寒、湿等外邪，或情志内伤，或劳欲损伤，或病久失治、误治，致经络痹阻，气滞血瘀，脏腑功能失调，酿生痰浊，痰瘀互结痹阻经络，导致皮肤、肌肉失荣，甚则损及脏腑而致多脏同病而形成本病。肾阳亏虚不能温煦四末，卫气根于下焦，肾气虚则卫阳不固，复感风寒湿邪，留于肌肤，血脉凝滞而发病。具体病机分析如下：

1. 血瘀痰凝为核心病机

硬皮病患者皮肤局部或广泛硬、厚、肿、黑，蜡样指、面具脸，四肢冰冷，舌暗有瘀斑，脉迟涩等，这些是血瘀痰凝的表现；是硬皮病皮肤肿胀、硬化、雷诺现象、关节活动障碍的基本病机所在。瘀血、痰浊的形成途径有二：一是外邪侵袭、壅遏气机，气滞津凝血滞为痰瘀，为"邪毒内壅，络气阻遏"之理；二是肺脾气虚无力运化、推动血行而致痰、瘀。叶天士在《临证指南医案》中指出："经年宿病，病必在络""久病入络，气血不行。"血不利为水饮，致痰饮形成，痰瘀互结。血瘀痰凝导致肌肤失养，从而肌肤甲错，皮色灰暗、色素沉着，皮肤肿胀、硬化，肌肉萎缩；瘀血痰凝阻于经络而致脏腑功能失调。

2. 病位在肺脾肾三脏，以脾肾为主

张老指出，肺主皮毛，"肺为娇脏"，易受外邪侵袭；外邪侵袭，从皮毛、口鼻而入，致肺失却"熏肤充身泽毛，若雾露之溉"的作用，故皮肤失其柔润，变硬如革，干燥、无汗。《素问》曰："邪客于皮则腠理开，开则邪入客于络脉；络脉满则入舍于腑脏也""复感于邪，内舍于肺"。肺主气、朝百脉，肺气不利则血脉运行不利，是故皮肤僵硬黧黑。脾为后天之本，肺为其输布津液不利，则脾升清运化水液功能受限，健运失司，而致脾虚。脾虚湿盛，复感寒湿，内外合邪，寒凝气滞，痰湿互结，阻于脉络，凝结不化，故皮肤肿胀硬厚；脾虚则气血生化乏源，水谷精微不能滋养肌肤，故肌肉渐渐萎缩，四肢活动困难。肾为先天之本，藏真阴而寓元阳，为五脏阴阳之本：一方面，肾藏精，推动和调节脏腑气化，肾气亏虚则脏腑官窍生理功能不及；另一方面，肾藏精，主骨、生髓，病久"穷必及肾"，故骨质受害，关节强直，活动障碍，肾失摄纳则气短、胸闷、气促，气不化水则浮肿、尿浊、眩晕。故本病虽先于肺，但损及后天之本脾与先天之本肾；病虽在皮毛与肺，但其本在脾肾。

3. 病机总属本虚标实

张老指出，硬皮病的病机特点是本虚标实。本虚为肺脾肾虚，以脾肾亏虚为主，标实为痰凝瘀血痹阻经络。本虚标实体现为两方面：一为外邪所致痰瘀之证，由于正气亏虚（肺脾亏虚），外邪侵袭，阻于肌肤之间，甚则入里，以致营血不和，气血凝滞，经络阻隔，闭塞不通而成，"血不利则为水"，久则痰饮形成，痰瘀互结，痹阻经络，为正虚基础上外邪所致痰瘀之证。二为脏腑功能不及，肺失宣肃，脾失健运，肾之藏精、主水、纳气功能失调则形成痰瘀等病理产物，痰瘀互结痹阻经络而为本病；痰瘀病理产物为实，脏腑亏虚功能不及为虚。总之，硬皮病是本虚标实之证，其本虚为肺脾亏虚，久则肾气虚衰，标实为痰浊瘀血，痰瘀互结痹阻经络而为皮痹。

（三）临证心得

1. 治疗用药特色

（1）清热解毒药的运用：免疫性炎症反应为硬皮病的病变之一。张老从中西医结合的角度，提出"因炎致痹""炎生热毒""因炎致瘀"的学术观点，倡导"热痹"论。张老认为硬皮病属本虚标实，本虚主要为脾肾阳虚，加之外邪侵袭而为病，故硬皮病总体来说以阳虚寒凝为主，但也有一少部分为热邪侵袭，或者久病郁而化热，出现毒热内蕴的表现；故治疗要用清热解毒之法。清热解毒是张鸣鹤教授致力于中西医结合治疗风湿免疫性疾病研究多年而提出的用于治疗风湿性疾病的创新理论，为风湿免疫性疾病的基础疗法之一。其根据临床辨证提出了清热解毒十八法，如清热祛风解毒、清热散寒解毒、清热利湿解毒、清热凉血解毒等；对于本病则应根据病情酌加清热凉血解毒之药，如硬皮病早期皮肤肿胀发红或有毒热内蕴者，可加如贯众15 g，大青叶 20 g，牡丹皮 20 g，赤芍 20 g，清除"邪毒"以抗炎。

（2）活血药的应用：张老认为，血瘀是硬皮病病变的重要病机之一，在硬皮病的疾病进程中起着重要作用。在疾病进程中血瘀一直存在，但瘀象不一定十分明显，故活血药要贯穿疾病治疗的始终。在临床诊疗中，无血瘀征象者或瘀象不明显者，常选用当归、丹参、鸡血藤等养血活血药酌加健脾益气之药，使脾气健运，气血生化有源以治其本；有血瘀征象者，亦可用桃仁、红花、川芎、赤芍等药活血化瘀通络，以求络通痹除；病久瘀象明显者可加用虫类活血药，加大活血化瘀力度，使瘀去坚结得散，如三棱、莪术、水蛭、土鳖虫、穿山甲、虻虫、僵蚕等，此类药物药性峻猛，搜邪祛瘀散结软坚。

（3）温肾阳药的应用：张老认为硬皮病后期多表现为肾阳虚证候，阳虚致瘀已成为该病后期的关键病机，故治疗上应加重温阳之力，尤其是温肾阳散寒凝。张老常用熟附子、制川乌、仙茅、淫羊藿等大补元阳之品，推动血液运行以增强活血化瘀之功。

（4）药随证变，灵活遣方：本病特点为本虚标实，故治疗上以"补""通"为原则。"补"为补益肺脾肾以治其本，包括健脾益气、补脾益肾；"通"为通络，包括祛风除湿通络、活血化瘀通络、温阳散寒通络、清热凉血解毒通络。遣方用药上，"补""通"贯穿疾病治疗的始终，但根据病情、病程的不同，各有所侧重。早期以邪实为主，故早期治疗以"通"为主，治以健脾益气、祛风化湿、活血通络、清热凉血解毒；晚期疾病进展，正气日益虚损，脏腑受损，正虚邪恋，故在"通"的基础上加重"补"的药物，即扶正祛邪，治以益气养血、健脾益肾、温经散寒通络、活血化瘀；经络通畅，气血运行和畅，则皮肤软化，坚结得散。

组方时应注重病证结合，灵活遣方。张老认为，"辨病"是对疾病进行宏观的静态认识，识别机体对特定病因全过程的病理反应；"辨证"是对疾病进行具体的动态观察，注重区别不同情况下，不同患者所产生的具体病理反应。辨病用药，往往更能准确抓住疾病的症结所在。辨证应在辨病的基础上进行，只有辨病明确，才能识证分明。

（5）治疗宜早，疗程宜长：硬皮病可以累及肺、食管、胃、肠道、心、肾等多个脏器，而且随着病情的进展，往往成为疾病的主要矛盾，成为治疗的重点。《内经》云"痹入脏者死"，说明本病至后期往往侵及脏腑，预后不良，病死率高。张老认为，硬皮病及早诊断与正确治疗，是延长患者存活期，使病情趋于缓解和稳定的关键。但皮痹病程绵延，即使外邪暂时减退，亦有禀赋不足、脏腑亏虚、气血俱虚的体质，潜在的病之根源依然存在；当感受外邪，情志刺激，久病失治、误治，条件具备时则痼疾复发。因此，病情控制住后可改汤药为丸剂，以图缓攻，长期治疗，巩固疗效。

2. 辨证论治

（1）局限性硬皮病

1）痰湿阻络证

主症：躯干或四肢有局限性不规则圆形或条带状皮肤变硬，表面为淡红色水肿性斑，汗毛脱落光亮，边缘清楚，或有皮下结节肿块，局部有麻木感，舌质正常，苔白稍腻，脉象沉缓。

病机：素体脾虚湿盛，复感寒湿，内外合邪，寒凝气滞，痰湿互结，阻于脉络，凝结不化。

治法：健脾益气，除痰化湿；佐以温经活血。

处方：党参20 g，白术20 g，茯苓20 g，泽泻20 g，地肤子20 g，桂枝10 g，白芥子10 g，鸡血藤20 g，红花10 g。

加减：局部皮肤肿胀明显者可加猪苓15 g，车前草15 g；皮下有明显结节硬块者可加莪术12 g，桃仁10 g。

2）痰凝血瘀证

主症：躯干、四肢，或前额有局限性圆形或带状皮肤坚硬，皮下组织凹陷萎缩，边界清楚，局部麻木拘紧不适感，舌质正常，苔白，脉沉迟。

病机：局部痰湿凝滞，日久不化，脉络阻塞，气滞血瘀，肌肤失养。

治法：化痰除湿，活血化瘀。

处方：党参20 g，白术20 g，茯苓20 g，桂枝10 g，鬼箭羽15 g，赤芍20 g，桃仁10 g，红花10 g。

加减：如有皮肤肿胀灼热及毒热内蕴者，加贯众15 g，大青叶20 g，牡丹皮20 g。

（2）系统性硬化症

1）风寒湿痹证

主症：四肢远端皮肤肿胀绷紧，畏寒肢冷，皮色苍白，关节肌肉疼痛，屈伸不利，舌淡苔白，脉沉缓。

病机：卫气不固，感受风寒湿邪，客于皮表肢体关节，脉络痹阻，阳气不达。

治法：祛风胜湿，温经散寒，活血通络。

方药：麻黄6 g，桂枝10 g，川芎12 g，川乌6 g，党参20 g，白术15 g，猪苓20 g，茯苓20 g，甘草6 g。

方解：方中麻黄为君药，性温辛散，入肺经，开泄腠理之寒邪；桂枝为臣药，通达营卫，既可助麻黄发汗解表，又可畅行营阴，使表邪去而营卫和；川芎活血行气，祛风止痛；党参甘平，补益脾肺之气；白术主风寒湿痹，补脾，益胃，燥湿，和中；猪苓、茯苓利水，使湿邪从下焦而解；甘草调和诸药。

加减：瘀血重则加鬼箭羽15 g，红花10 g；关节疼痛，肢体麻木不适者，加羌活15 g，独活20 g。

2）气虚血瘀证

主症：颜面、四肢皮肤出现僵硬，捏之不起，皮色暗褐色或皮下结节，汗毛脱失，全身乏力，形体羸瘦，舌质干红，或可见瘀斑，苔少，脉沉细涩。

病机：皮痹日久，气血亏虚，无力鼓动血脉运行，凝成瘀血，阻络经脉。

治法：益气养血，软坚活血，温经散寒。

方药：黄芪 15 g，党参 20 g，熟地 20 g，当归 15 g，莪术 12 g，水蛭 6 g，红花 10 g，川乌 6 g，桂枝 10 g，甘草 6 g。

方解：方中黄芪味甘性温，归肺、脾经，益气固表，利水消肿，党参甘平，补益脾肺之气，气行则血行，二者共为君药；熟地黄滋肾水，利血脉，养阴补血，当归性温，补血活血，使瘀血得解，二者共为臣药；莪术破血行瘀，水蛭破血，逐瘀，通经，二者共用，加强通滞瘀血之力；少佐桂枝化气利水，通达营卫，加强化瘀通络之功。

加减：口干舌燥、食欲减退者加沙参 12 g，玉竹 12 g；关节疼痛者加羌活 12 g。

3）脾肾两虚证

主症：全身皮肤僵硬，皮色暗褐加深，面部皮肤绷紧无表情，蜡样改变，四肢皮下组织萎缩，指端变细变尖，全身疲乏、无力，肢体畏寒，男子阳痿，女子月经短少或闭经，舌体瘦小，或光细如鸟舌，舌苔少或无苔，脉沉细弱无力。

病机：脾虚日久，穷必及肾，中气不足，精微匮乏；肾气亏虚，脾失温煦，肺失治节，肌肤失养。

治法：益气温阳，补肾填精，活血化瘀。

方药：黄芪 15 g，党参 20 g，沙参 12 g，山茱萸 12 g，熟地黄 20 g，菟丝子 20 g，熟附子 6 g，水蛭 6 g，红花 10 g，黄精 15 g，鹿角胶 12 g（烊化），桂枝 10 g，蛤蚧粉 6 g（冲服）。

方解：方中熟地黄滋阴补肾，填精益髓，为君药；山茱萸补养肝肾，并能涩精，取"肝肾同源"之意；桂枝、附子温肾助阳，共为臣药；鹿角胶温阳益肾；蛤蚧粉补肺益肾，纳气平喘，助阳益精；水蛭通络除瘀；黄芪益气固表，利水消肿；党参补益脾肺之气。诸药合用，共奏益气温阳、补肾填精、通络化瘀之功效。

加减：吞咽障碍者加白芍 20 g，以解痉利咽；胸闷气短者加瓜蒌 15 g，补骨脂 12 g，沉香 6 g，以润肺宽胸，引气归元，补肾纳气。

三、验案举隅

案 1 患者郭某某，女，58 岁，2017 年 8 月 19 日初诊。

主诉：全身皮肤硬肿 6 个月。

病史：患者 6 月前出现全身皮肤硬肿，颜面紧绷，双手胀痛，遇冷水手指苍白青紫，畏寒肢冷，周身乏力。2 个月前曾于当地医院诊为"硬皮病"，住院治疗，效不佳。既往史（－）。现症见：四肢不温，双手指节僵硬，四肢关节疼痛，怕风怕凉，双手掌充血，可见雷诺现象，前胸、两臂皮肤僵硬，光亮紧绷，呈暗红色，纳可，眠差，大便稀溏，小便可，舌淡红，苔白厚稍腻，脉沉迟。

辅助检查：ANA 1∶3200（＋），抗核糖核蛋白抗体（＋＋＋），抗 Ro52 抗体（＋＋＋），抗 dsDNA（－），ESR 43 mm/h。

西医诊断：系统性硬化症。

中医诊断：皮痹。

病机：外感寒湿之邪，客于皮表肤体关节，脉络痹阻，阳气不达。

治法：祛风散寒，活血通络。

处方：葛根 20 g，党参 20 g，白术 20 g，羌活 15 g，川芎 12 g，赤芍 20 g，白芍 20 g，楮实子 15 g，黄芪 20 g，制川乌 6 g，桂枝 10 g，炙甘草 10 g。18 剂，水煎服，日 1 剂，连服 6 天，停药 1 天。

2017 年 9 月 20 日二诊：颜面、四肢皮肤较前松软，两手胀痛，前胸皮肤潮红，双手掌充血减轻，舌淡红，苔白稍腻，脉沉缓。处方：上方改制川乌为 10 g，继服 18 剂，服法同前。

2017 年 10 月 28 日三诊：患者自觉症状明显缓解，颜面、四肢、前胸皮肤较前明显松软，双手指遇冷时僵硬，双手掌皮色正常，周身自觉有力，纳一般，眠可，大便稀溏，小便调，经期延后，行经时有腰痛，舌淡，苔薄白，脉沉缓。处方：首诊方加茯苓 20 g，猪苓 20 g，鸡血藤 20 g，熟地黄 20 g。继服 18 剂，服法同前。

2017 年 12 月 3 日四诊：患者颜面四肢皮肤基本正常，双手僵硬较前缓解，体力正常，纳眠可，二便调，舌质淡红，苔薄白，脉沉缓。复查：血常规（－），ESR 13 mm/h。处方：上方继服 10 剂，隔日 1 剂，后可将中药加工成丸剂缓攻以巩固调理，随访患者病情稳定。

【按语】患者素体肥胖，全身皮肤硬肿，为感受寒湿外邪所致，脾虚湿盛，内外合邪，水湿停滞，寒凝气滞，脉络受阻。卫气不固，复感风寒湿邪，客于肌表关节，脉络痹阻，阳气不能外达，故治之以祛风散寒，活血通络。方中葛根升脾胃清阳之气；党参、白术健脾益气化湿；赤、白芍则养血敛阴，其性苦、微寒，有坚阴之效，并且现代医学药理研究认为白芍有解除血管、肌肉痉挛作用，另外，与温经通络之川乌、桂枝配伍，寒热相因，防其热之太过；炙甘草健脾益气补中、调和诸药。纵观整个治疗过程，审证求因，病证结合，取得佳效。

案2　患者林某某，女，47 岁，2019 年 11 月 12 日首诊。

主诉：面部及四肢皮肤僵硬紧绷 8 年余。

病史：患者于 8 年前开始周身怕风怕冷，双手发凉，遇冷变色、苍白，颜面及四肢皮肤僵紧，逐年加重。7 年前出现自觉全身乏力，口鼻发干，吞咽缓慢，胸闷气短，双膝关节疼痛。现症见：形体消瘦，面容呆滞，无表情，颜面、两前臂、两小腿皮肤光亮绷紧，呈棕褐色，前胸、两手背、两前臂、两小腿皮肤僵硬不能捏起，两手部分末端指节萎缩，有凹陷性瘢痕，两手指节僵硬，伸不直，握不住，双手雷诺征（＋），口唇变薄，舌体瘦小，苔薄白，脉沉细。

辅助检查：Hb 86 g/L，RBC 3.86×10⁹/L，ESR 52 mm/h，肝肾功（－），抗着丝点抗体（＋＋），ANA 1∶1600（＋）。CT 检查：双肺间质纤维化。

西医诊断：系统性硬化症。

中医诊断：皮痹。

病机：气血亏虚，日久成瘀，阻络经脉。

治法：补益气血，祛风散寒，活血化瘀。

处方：黄芪 15 g，熟地黄 20 g，当归 15 g，葛根 20 g，水蛭 6 g，红花 10 g，制川乌 6 g，桂枝 10 g，党参 15 g，沙参 12 g，川牛膝 15 g，阿胶 15 g（烊化）。15 剂，水煎服，每日 1 剂，连服 6 日，停药 1 日。

2020 年 1 月 4 日二诊：周身畏寒减轻，两膝疼痛较前缓解，仍感全身乏力，时有胸闷气短，全身皮肤僵紧同前，舌质暗红，苔薄白，脉沉缓。处方：仍按上方，加人参蛤蚧散 6 g（分 2 次冲服）。继服 18 剂，服法同前。

2020 年 2 月 1 日三诊：体力有增进，胸闷气短减轻，两前臂、两小腿皮肤较前松软，全身风冷感已除，两膝疼痛轻微，舌脉同前，雷诺征（－）。复查：Hb 108 g/L，RBC 4.02×10^9/L，ESR 22 mm/h。处方：黄芪 15 g，党参 15 g，熟地黄 20 g，当归 15 g，水蛭 6 g，红花 10 g，厚朴 10 g，沙参 12 g，桂枝 10 g，炙款冬花 10 g，人参蛤蚧散 6 g（分 2 次冲服）。水煎服，18 剂，每日 1 剂，连服 2 日，停药 1 日。

2020 年 6 月 13 日四诊：症状好转，两前臂、两小腿皮肤较前明显松软，两手指节僵硬也有改善，平时活动无不适，仅在上台阶时稍有胸闷气短，舌质暗红，少苔，脉沉缓。处方：上方继服 28 剂，每 2 日服用 1 剂，巩固疗效。

【按语】患者素体气血亏虚，血行迟缓，复又感受风寒，痹阻肌肤血脉，凝滞为患。故治疗时当注意补益气血，祛风散寒。黄芪、党参、熟地黄、当归益气养血；而红花、水蛭可软坚散结，破血逐瘀，活血行血；川乌、桂枝温经散寒，通络祛邪；此外，阿胶用以滋阴，改善皮肤硬化；炙款冬花润肺下气，止咳化痰。后加人参蛤蚧散中人参培补元气，蛤蚧补益肺肾，纳气定喘；茯苓与人参配伍，健脾益肺渗湿；杏仁、桑白皮肃肺化痰；知母、贝母清肺润肺，化痰止咳。

硬皮病合并肺间质纤维化临床颇为常见，这符合中医对皮痹病机演变规律"皮痹不已，复感于邪，内舍于肺"的认识。肺间质纤维化的常见症状即动则胸闷气短，如本案病人。张老在使用活血化瘀药的基础上，配伍沙参、阿胶、炙款冬花、瓜蒌、厚朴以润肺利气；配伍人参蛤蚧散以补肺益肾，纳气定喘，助阳益精，使患者胸闷气短症状得以明显消减。同时，有条件的患者，可适当服用冬虫夏草，效果更佳。

（徐子琦）

第四节 白塞病

一、西医学认识

（一）定义

白塞病又称贝赫切特病、口—眼—生殖器三联征等，是一种慢性全身性血管炎性疾病，主要表现为复发性口腔溃疡、生殖器溃疡、眼炎及皮肤损害，也可累及血管、神经系统、消化道、关节、肺、肾、附睾等器官，大部分患者预后良好，眼、中枢神经系统及大血管受累者预后不佳。本病在中亚、中东和地中海地区发病率较高，又被称为丝绸之路病。男性患者血管、神经系统及眼受累较女性多且病情重。

（二）病因及发病机制

白塞病的发病机制至今尚未完全阐明，多数研究支持白塞病的发生是遗传、免疫和环境共同作用的结果。HLA–B51 是最早发现的与白塞病发病及严重程度密切相关的基因。既往报道 HLA–B51 在不同地区不同种族的白塞病患者中均有较高的携带率，该基因携带者的发病率约为一般人群的 6 倍。但目前对于 HLA–B51 与白塞病的关系也存在部分争议，有学者认为，不能肯定是 HLA–B51 本身还是某个与其紧密连锁的基因造成了白塞病的易感性。相对而言，外环境如微生物感染、特殊环境暴露等在具有遗传易感性的个体中可能是重要的促发因素。在这些因素的综合作用下引起机体的免疫失调状态，导致免疫病理变化，白塞病的主要病理表现为以中性粒细胞浸润为主的血管壁的炎症和血管内的血栓形成。

（三）临床表现

几乎所有患者均有复发性、痛性口腔溃疡，多数患者为首发症状。溃疡可以发生在口腔的任何部位，可为单发，也可成批出现，圆形或椭圆形，边

缘清晰，深浅不一，底部有黄色覆盖物，周围为一边缘清晰的红晕，大约
1～2周后自行消退而不留瘢痕。约75%的患者出现生殖器溃疡，病变和
口腔溃疡基本相似，但出现次数少。约50%的患者有眼炎，双眼各组织均
可累及，表现为视物模糊、视力减退、眼球充血、疼痛、畏光流泪、异物
感、头痛等，致盲率可达25%，是本病致残的主要原因。皮损发生率高，可
达80%～98%，表现多种多样，有结节性红斑、脓疱疹、丘疹、痤疮样皮疹
等。特别有诊断价值的皮肤特征是结节性红斑和对微小创伤（针刺）后的炎
性反应。中枢神经系统受累较多见，可伴有头痛、癫痫、无菌性脑膜炎、视
盘水肿、偏瘫、失语、截瘫、感觉障碍、精神异常等。消化道损害又称肠白
塞病，发病率为10%～50%。从口腔到肛门的全消化道均可受累，溃疡可为
单发或多发，严重者可有溃疡穿孔，甚至可因大出血等并发症而死亡。本病
的基本损害为血管炎，全身大小血管均可受累，约10%～20%患者合并大
中血管炎，是致残致死的主要原因。半数左右的患者有关节症状，表现为局
限性、非对称性关节炎。

（四）诊断

2013年国际白塞病评分诊断标准总分值≥4分，可诊断白塞病。注意每
项评分指标均需除外疾病。（表3-4）

表3-4　2013年国际白塞病评分诊断标准

症状和（或）体征	分值（分）
眼部损害	2
生殖器溃疡	2
口腔溃疡	2
皮肤损害	1
神经系统受累	1
血管病变	1
针刺试验阳性	1

（五）治疗

本病目前尚无公认的有效根治方法。多种药物均可能有效，但停药后易

复发。治疗的目的在于控制现有症状，防治重要脏器损害，减缓疾病进展。治疗上依据临床表现不同而采取不同的方案。

全身药物治疗包括非甾体抗炎药、秋水仙碱、沙利度胺、氨苯砜、糖皮质激素、免疫抑制剂（如硫唑嘌呤、甲氨蝶呤、环磷酰胺、环孢素 A、柳氮磺吡啶）以及生物制剂。口腔溃疡可局部用糖皮质激素膏、冰硼散、锡类散等，生殖器溃疡用 1：5000 高锰酸钾清洗后加用抗生素软膏，眼部损害需眼科医生协助治疗。

急性活动期应卧床休息。发作间歇期应注意预防复发，如控制口、咽部感染，避免进食刺激性食物，伴感染者可行相应治疗。本病一般呈慢性，缓解与复发可持续数周或数年，甚至长达数十年。在病程中可发生失明、腔静脉阻塞及瘫痪等。本病由于中枢神经系统、心血管系统、胃肠道受累而偶有致死。

二、中医学认识

（一）概述

白塞病临床症状类似于中医之"狐惑病"，其病名首见于《金匮要略·百合狐惑阴阳毒病脉证治》，谓："狐惑之为病，状如伤寒，默默欲眠，目不得闭，卧起不安，蚀于喉为惑，蚀于阴为狐，不欲饮食，恶闻食臭，其面目乍赤、乍黑、乍白。蚀于上部则声喝。甘草泻心汤主之。"《金匮释义》曰："狐惑病者，亦是湿热蕴毒之病。"隋代巢元方《诸病源候论》中明确指出："此皆由湿毒气所为也""初得状如伤寒，或因伤寒变成斯病。"

（二）病因病机

中医学认为本病与先天不足、饮食不节、嗜食辛辣刺激之品、劳逸失调、外感湿热、情绪躁动等因素有关。基本病机是湿热、热毒、血瘀、体虚，热毒是其病机关键。张老认为白塞病为外感湿热、产后郁热、情志不遂、饮食不节、嗜食辛辣刺激之品、个体体质弱等，致使脏腑功能紊乱，滋生湿热浊瘀，着于各肌窍或蕴结于关节而发为此病。病位在肝、脾、肾，重点在脾胃。湿热贯穿本病的始终，根据三焦理论，上中下三焦皆有湿热的临床症状，但以中焦湿热症状最为突出。脾胃是生湿之源，中焦湿热熏蒸，上行引导肝火上炎，侵犯上焦脏腑、经络、腠理、皮肤，出现眼部虹膜炎，口腔、食管溃疡，上肢关节疼痛，上焦皮肤红斑等临床表现；湿热下注侵犯下焦脏腑、经络、腠理、皮肤，出现下焦的红斑、溃疡、关节疼痛等表现。

（三）临证心得

1. 临床用药特色

（1）清热解毒，贯穿始终：张老认为白塞病是由于脏腑功能失调，致湿浊内生，蕴热化毒，伏藏于内，或外感湿热，湿热浊毒流注，火毒循经窜络，着于诸窍或蕴结关节、脏腑而发病。其主要病机在于"湿热毒瘀虚"，而毒邪（包括时毒、热毒、火毒、湿毒、浊毒、瘀毒）贯穿疾病的始终。毒邪致病在古医籍中最早见于张仲景《金匮要略·百合狐惑阴阳毒病脉证治》，指出"蚀于喉为惑，蚀于阴为狐"，认为狐惑是一种温毒病。张老借助现代免疫学、病理学来审视白塞病，认为其基本病变为血管炎，本着"因炎致痹""炎生热毒""因炎致瘀"的观点，白塞病属于"热痹"的范畴。热毒为白塞病病机之关键，故清热解毒应贯穿始终。常用清热解毒药有黄芩、黄连、黄柏、金银花、连翘、白花蛇舌草、贯众、大青叶、板蓝根、半枝莲、夏枯草、青黛、青蒿、土茯苓、射干。

（2）活血祛湿，邪去正复：张老认为湿毒血瘀对白塞病的发病亦起主要作用。湿与热合，内蕴成毒，流注经络，着而成瘀；湿热毒滞，气机不畅，血滞为瘀；瘀血内阻，津液不布，湿热毒更甚，久之气血耗伤，正虚邪更甚，邪甚正更虚，以此形成恶性循环。故张老在治疗白塞病之初多用苦寒重剂，重在祛邪，邪去正安，脏腑功能方可恢复正常。湿祛热清毒邪方散，热毒散从而杜绝瘀血之源流；活血通络，经脉疏通，气血畅行，湿热毒邪无所依附，两相结合，相得益彰。常用清热祛湿活血药有黄芩、黄连、黄柏、苦参、龙胆、白术、栀子、地肤子、薏苡仁、泽泻、降香、虎杖、王不留行、莪术、桃仁、红花。

（3）通腑泄浊，邪有出路：岳美中指出，"狐惑病是温热性病，治疗不得法，邪毒无从发泄，自寻出路，转为重症。"张老治疗白塞病注重予邪以出路，火毒攻于上者，用酒大黄一则清泻内伏之热毒，通肠腑，泻浊毒，二则引热下行，取釜底抽薪之意，兼可活血化瘀，消湿热毒于无形；湿热著于下焦者，用栀子以清热利湿，使"湿去热孤"，邪热从小便而解。

（4）辨病用药，重用甘草：张老诊治疾病主张辨病与辨证相结合，在辨病的基础上，辨证用药，以提高临床疗效。白塞病的基本病理变化是血管炎，其对糖皮质激素反应良好，但长期应用激素，不良反应很大。现代药理研究，雷公藤、甘草具有糖皮质激素的治疗作用，而没有依赖性，也无免疫抑制剂的不良反应。故张老治疗白塞病，重用甘草 30 g，生、炙甘草各半，生甘草清热解毒，炙甘草健脾祛湿，同时又可缓和雷公藤的毒性及诸药之苦寒。二者对于控制和稳定病情，顺利撤减激素，都具有重要意义。

（5）寒温并用，顾护正气：白塞病病机之关键在于"湿热毒"，毒邪缠绵难祛，非大苦大寒之品不能根除。过用苦寒，难免伤脾败胃，既不利于药物吸收，又不利于正气恢复。故张老在遣方用药时多伍以温热之品，既可佐制诸药之苦寒，也可健脾和胃，促进运化，同时又可温通血脉，使血畅毒散。常用药物有荜澄茄、高良姜、吴茱萸、白芥子、当归。

（6）巩固治疗，预防复发：张老认为白塞病的治疗不是难在控制症状，而是难在预防复发。其病情呈反复发作与缓解的交替过程，热毒蕴结日久，必然耗伤气阴，治疗后病情虽趋于稳定，但仍有正气亏虚，余毒未尽之势，故疾病缓解期仍需继服中药，以巩固疗效，待症状、体征、化验指标皆正常后，改汤剂为隔日服或服用丸散剂。缓解期以扶正为主，清热解毒为辅，常用药有黄芪、石斛、生地黄、麦冬、玄参、白芍、五味子、党参、白术、甘草、金银花、连翘、栀子、夏枯草。

2. 自拟基本方

张老认为本病病机以湿热毒邪蕴结为主，故其治则应以清热解毒利湿为主。利湿解毒之品，既能克制湿毒，又可截断其向热毒转化的病势。湿邪易与热邪黏滞胶结，湿去则热易清。若只清热则湿不退，只祛湿则热愈炽，只有湿热两清，分消其势，才能湿去热清。从而杜绝生瘀、化毒之源，又除湿热耗气伤阴之弊，邪去正自安。常用方如甘草泻心汤等。

自拟方一：黄芩 15 g，黄连 10 g，黄柏 12 g，熟大黄 10 g，生甘草 15 g，炙甘草 15 g，半夏 9 g，干姜 6 g，荜澄茄 12 g，小茴香 10 g。

方中黄连为苦寒之品，清解中焦湿热力强；黄芩，味苦性寒，清利上焦湿热。黄连、黄芩清热与燥湿并举，达到湿去而热孤、热去湿亦化的目的。黄柏苦寒沉降，直折下焦湿热毒邪，能泻火解毒，清热燥湿。大黄清热解毒，活血化瘀，通腑泄热，使邪有出路。方中用熟大黄而不用生大黄意在不求峻泻而取其缓泻之功。祛邪而不伤正，如此三焦湿热尽从大便而去。大黄之活血，能防纯用苦寒冰伏之虞，正如周学海在《读医随笔》中所说："热病用凉药，须佐以活血之品，始不致有冰伏之虞。"方中生甘草和炙甘草亦有不能忽视的独特作用。《金匮要略》中甘草泻心汤以炙甘草为主药，重用至四两，现代研究认为甘草有类似糖皮质激素样作用而无激素不良反应。张老的经验是生甘草与炙甘草并用，用生甘草加强清热解毒作用，用炙甘草取其补中益气作用，脾气健运则湿无所依。二者常重用 20～30 g，可起到类糖皮质激素样作用，对控制和稳定病情，顺利撤减激素具有积极的治疗意义。方中干姜、荜澄茄均味辛性热，以辛助辛，辛甚气烈，取其辛通开气之意，合辛温降逆散结之半夏，配苦寒之芩连，辛温苦诸药并用，辛开苦降，以复气机升降之常，既防苦寒之品凝滞气机，又能使中焦结聚之湿热得以外透内彻。另外，方中诸多苦寒药易败胃滑肠，干姜、荜澄茄能温中和胃，可反佐苦寒之性，恐其药力不足，又加入小茴香温中暖胃，调和口味，适于长期服用。

若以结节性红斑为代表的皮肤改变的白塞病，其病机是湿热熏蒸肌肤，扰动血脉。除上述治法外，应凉血活血散结，以清瘟败毒饮合桃红四物汤加减。

自拟方二：金银花 20 g，连翘 20 g，牡丹皮 20 g，板蓝根 20 g，熟大黄 10 g，两头尖 12 g，桃仁 12 g，红花 10 g，丹参 20 g，吴茱萸 5 g，干姜 6 g，生甘草 10～15 g，赤芍 20 g，王不留行 15 g，川芎 12 g。

方中重用生甘草，与金银花、连翘、板蓝根配伍，共奏清热解毒之效。熟大黄入血分，清泻中焦之热而活血；牡丹皮、赤芍凉血活血散结；桃仁、红花、丹参、王不留行、川芎等活血化瘀；吴茱萸、干姜反佐，防苦寒伤胃；两头尖，为多背银莲花的根茎，辛热，功能祛风湿，消痈肿，《本草原始》载："主治风湿邪气，痈肿，金疮，四肢拘挛，骨节疼痛。"大活络丹及化症回生丹中均使用两头尖，张老取其活血散结之效，常治疗痹证中的骨性关节炎和结节性红斑，若结节灼热红肿，加生地榆、茜草凉血；结节缠绵难消，加三棱、莪术破血逐瘀。

在临床应用中，还应根据具体情况灵活加减：湿热易伤阴耗液，如患者兼有阴虚表现，可加沙参、麦冬、天冬等滋阴药；热象较甚，可依据患者服药后的反应逐渐递加龙胆、苦参、栀子、水牛角等清热解毒药，以控制热势而不致苦寒太过；脾气虚弱，水液运化失司，易内生湿邪，蕴而化热，湿热之邪又易损脾耗气，故可仿泻心汤意，酌加健脾益气之品，如党参、白术，以杜生湿之源；另可加土鳖虫、红花等活血化瘀药，即可阻断瘀毒的形成或消除已成瘀滞，又可搜剔络邪、畅利气机，使邪无藏伏，祛邪务尽。

三、验案举隅

案 1 患者王某，男，28 岁，2016 年 7 月 11 日初诊。

主诉：反复右眼结膜红肿、口腔溃疡 8 年，双下肢结节性红斑 4 个月，加重伴双眼结膜红肿 1 周。

病史：患者 8 年前无明显原因出现右眼结膜红肿，反复口腔溃疡，发作时口内灼痛，自服黄连上清丸，滴眼药水（具体不详），效不佳。后仍反复发作，一直未予系统诊治。4 个月前因受凉感冒后发热，体温最高达 39.5℃，随后出现双下肢结节性红斑，就诊于当地医院，诊断为"结节性红斑"，给予强的松、硫酸羟氯喹、尼美舒利治疗，症状反复。1 周前患者出现双眼结膜红肿不适。现双眼结膜红肿，视物不清，时感痒痛，左眼不适感明显；口腔内可见绿豆大小黄色溃疡面两处，疼痛明显；双肘关节、双膝关节时有疼痛，双下肢散在枣核大小结节性红斑，质硬色红，皮温高，疼痛明显，时有瘙痒，舌暗红，苔黄厚腻，脉弦滑数。

查体：双眼结膜红肿，口腔内可见绿豆大小黄色溃疡面两处，双下肢散在枣核大小结节性红斑，质硬色红，皮温高。

辅助检查：CRP 23.2 mg/L，ESR 31 mm/h，WBC 10.7×10^9/L，ANA（ – ），ENA（ – ）。

西医诊断：白塞病。

中医诊断：狐惑病。

病机：湿热内蕴。

治法：清热利湿，泻火解毒。

处方：半枝莲 30 g，金银花 20 g，连翘 20 g，黄芩 15 g，黄连 10 g，黄柏 12 g，熟大黄 10 g，桃仁 10 g，红花 10 g，夏枯草 20 g，野菊花 10 g，荜澄茄 12 g，甘草 15 g。水煎服，日 1 剂，服 6 天停 1 天。

西药：醋酸泼尼松片 5 mg/d，口服；碳酸钙，每日 1 片，口服。

2016 年 8 月 12 日二诊：口腔溃疡已愈合，双眼结膜充血，双肘关节、双膝关节偶有疼痛，双下肢仍有结节红斑，舌暗红，苔白，脉弦。处方：上方去半枝莲，加龙胆 12 g，石斛 10 g。服法同上。

2016 年 9 月 14 日三诊：口腔溃疡消失，眼炎消除，双下肢散在结节红斑，双肘关节疼痛，口渴欲饮，乏力，舌暗红苔白，脉弦细。复查：ESR、CRP、血常规均正常。处方：上方去夏枯草、野菊花、龙胆、石斛、黄柏，加牡丹皮 20 g，生地榆 20 g，莪术 15 g，山慈菇 12 g。服法同上。

2016 年 10 月 11 日四诊：口腔溃疡无新起，双下肢结节红斑大部分消退，无新起，口中异味，大便干，时心烦，舌红苔白，脉弦细。醋酸泼尼松片已停用。处方：上方去牡丹皮、生地榆、山慈菇，加赤芍 20 g。服法同上。

2017 年 1 月 27 日五诊：病情稳定，口腔溃疡无反复，结节红斑已消退吸收，遗留局部色素沉着，多汗，舌暗红，苔白，脉弦。处方：上方加黄柏 12 g。隔日服用 1 剂。

【按语】张老认为本病的主要病机在于"湿热毒瘀虚"，而毒邪贯穿疾病的始终。本病多由脏腑功能失调，致湿热蕴毒，伏藏于内，或外感湿毒之邪，湿热浊毒流注，火毒循经上攻所致。本着"因炎致痹""炎生热毒""因炎致瘀"的观点，热毒为本病的关键。因此，清热解毒应为贯穿疾病始终的治疗原则。临床常用金银花、板蓝根、黄芩、黄连等药物清解阳明气分热毒，连翘、半枝莲、牡丹皮、生地榆、夏枯草等清除血分热毒。清热解毒药大多性味苦寒，易导致泄泻，从而使邪气有所出，迅速清除热毒。若热毒症状不甚减轻，可加用大黄，多用熟大黄或酒大黄，量宜轻，缓泻而不峻泻，应中病即止。苦寒药多易损伤脾胃，故需要顾护胃气，多用荜澄茄、砂仁、吴茱萸等温热之品，既可制约诸药之苦寒，又可健运脾胃。重用甘草有其特殊的意义。甘草，味甘，性平。现代医学研究发现，甘草有抗溃疡、抑制胃酸分泌、缓解胃肠平滑肌痉挛及镇痛作用，同时有抗炎、抗过敏、类似肾上腺皮质激素样作用。甘草的适当应用，可以减少激素的用量，而又不会增加激素的不良反应。张老在治疗本病时多生、炙甘草同用，用量一般在 20 ～ 30 g，即生甘草 10 ～ 15 g，炙甘草 10 ～ 15 g。生甘草善于清热解毒，炙甘草善于益气扶正。

案 2 患者李某，男，31 岁，2013 年 8 月 24 日初诊。

主诉：反复关节疼痛、口腔溃疡 5 年余。

病史：患者 5 年前因关节疼痛、口腔溃疡于北京某医院诊断为白塞病，近 2 年曾口服白芍总苷胶囊、沙利度胺、甲氨蝶呤等药物，效果不显。2013年 3 月于北京某中医医院采用中药治疗，疗效欠佳，为求进一步诊疗，特前来就诊。现症见：周身大小关节偶有游走性疼痛，一般于晚上 12 时至次日凌晨 3 时发作，1 周左右可自行恢复，口腔溃疡反复发作，用眼稍过度便有干涩酸胀感，生殖器偶有溃疡，双手掌有散在红斑，疼痛发作时伴有体温升高，约为 37.5～38℃，口渴，食后胃部胀满，伴有呃逆、嗳气，纳眠差，大便先干后稀，肛周瘙痒，小便可，舌红，苔黄厚、舌根剥落，脉沉缓。

查体：口腔溃疡，生殖器溃疡，双手掌散在红斑。

西医诊断：白塞病。

中医诊断：狐惑病。

病机：热毒炽盛，湿热内蕴。

治法：清热解毒祛湿。

处方：金银花 20 g，大血藤 20 g，雷公藤 10 g，黄芩 15 g，黄连 10 g，黄柏 12 g，熟大黄 10 g，羌活 15 g，独活 20 g，红花 10 g，荜澄茄 12 g，甘草 15 g，吴茱萸 5 g。日 1 剂，水煎服，连服 6 日，再停 1 日。

2013 年 9 月 28 日二诊：患者口腔溃疡轻起，两肩、髋部疼痛，背部轻痛，四肢肌痛，苔白，脉沉细。处方：续上方去红花，加川牛膝 15 g。24 剂，每日 1 剂，水煎服。

尔后每月均来复诊，病情稳定，在上方基础上稍加改动。

2014 年 4 月 12 日复诊：实验室检查示血常规、尿常规、肝功能均正常。偶有口腔溃疡，四肢大关节轻痛，眠差，舌光滑少苔，脉沉细。处方：雷公藤 10 g，黄芩 12 g，黄连 10 g，黄柏 12 g，熟大黄 10 g，沙参 15 g，麦冬 10 g，羌活 15 g，川芎 12 g，栀子 10 g，荜澄茄 12 g，甘草 12 g。24 剂，每日 1 剂，水煎服。

尔后每月均来复诊，病情稳定，在上方基础上稍加改动。

2015 年 2 月 14 日复诊：患者口腔溃疡轻起，关节偶有轻痛，双手掌略有红斑，舌红，苔少，脉沉缓。处方：雷公藤 10 g，黄芩 15 g，黄连 10 g，黄柏 12 g，熟大黄 10 g，沙参 15 g，麦冬 10 g，玄参 12 g，赤芍 20 g，红花 10 g，荜澄茄 12 g，甘草 15 g。24 剂，每日 1 剂，水煎服。

【按语】方中聚黄芩、黄连、黄柏、酒大黄等苦寒清热药于一剂，上下俱清，直折火毒，诸症可除。张老认为白塞病的基本病变为血管炎，本着

"因炎致痹""炎生热毒""因炎致瘀"的观点，指出白塞病属于"热痹"范畴，提出清热解毒法应贯穿白塞病治疗的始终。其临床多运用金银花、大血藤清热解毒；黄连、黄芩、黄柏清热燥湿，清三焦火毒；酒大黄通腑泻浊，使热毒之邪有所出。因血管炎为白塞病的基本病理变化，其对糖皮质激素反映良好，但长期应用激素，不良反应很大。现代药理研究表明，雷公藤、甘草有糖皮质激素的治疗作用，但没有依赖性，也无免疫抑制剂的不良反应。故用甘草、雷公藤以清热解毒，祛风除湿，对控制和稳定病情，以及顺利撤减激素都有重要意义。诊治白塞病时张老注重祛邪外出。火毒攻上者用酒大黄，一则清泻内伏之热毒，通肠腑，泻浊毒；一则引热下行，取釜底抽薪之意，兼可活血化瘀，消湿毒于无形。湿热著于下焦者，用栀子以清热利湿，使"湿去热孤"，邪从小便而解。

案3 患者张某，女，18岁，2001年2月18日初诊。

主诉：反复口腔溃疡5年余。

病史：患者反复出现口腔溃疡5年余，有时会阴部亦起溃疡，无眼炎及关节疼痛史。皮肤无红斑、结节等皮损出现。针刺反应阳性。1998年底因急性阑尾炎曾行阑尾切除手术，术后不久即反复腹痛，时有呕吐腹泻，经期加重。纤维结肠镜检查发现回盲部有较大溃疡，直径0.5～1cm。曾经中西药治疗效果不佳。现仍口服强的松5mg/d。舌质暗红，苔白，脉沉细。

查体：形体消瘦，口颊及舌体均有多处溃疡。心肺无异常。腹壁平软，肝脾未触及，脐周及下腹部均有压痛，无反跳痛。

实验室检查：Hb 110 g/L，RBC 3.84×10^{12}/L，WBC 6.0×10^9/L，ESR 16 mm/h。ANA、ENA、抗dsDNA均为阴性。

西医诊断：白塞病。

中医诊断：狐惑病。

病机：素体亏虚，湿热内蕴。

治法：清热除湿，益气养阴，缓急止痛。

处方：黄芪20 g，半夏10 g，白芍20 g，贝母12 g，土茯苓20 g，黄柏12 g，白及10 g，熟大黄10 g，吴茱萸6 g，干姜6 g，延胡索15 g，生甘草15 g。水煎服。每日1剂，连服6日，休息1日。

2001年3月6日二诊：口腔溃疡减少，腹痛明显减轻，但药后大便溏泻，每日3～4次。处方：上方去熟大黄，加黄连10 g，小茴香10 g继服。

煎服法同前。

2001 年 4 月 1 日三诊：症状继续好转，口腔溃疡均已愈合。腹痛隐隐，但不经常发作，大便已正常。处方：嘱停服强的松，继续按上方隔天服用 1 剂，巩固疗效。

2 个月后复查，症状完全消失，肠镜检查回盲部溃疡均已愈合。

【按语】《金匮要略》论述的狐惑病多数学者认为就是现在的白塞病，可惜书中没有提供治疗肠白塞病的治疗经验，但文中所列举的几个治疗方剂都给我们提供了重要的治疗思路。甘草泻心汤、雄黄散，这些方药都用清热泻火解毒药，张老认为这应该是治疗所有白塞病的重要治则。另外，肠白塞病突出要解决的问题，一是腹痛，二是肠道溃疡。前者治标，后者治本。故选用芍药甘草汤缓急止痛；白及有止血、祛瘀生新的作用，促使溃疡愈合；贝母具有散结除热、解毒排脓、生肌敛疮的作用，有望促使肠道溃疡愈合；方中重用甘草，生甘草具有泻火解毒、益精补气的作用，且甘草有类似肾上腺皮质激素的作用，而没有激素的不良反应，所以长期较大剂量使用具有免疫调节的作用。

（于子涵）

第五节　银屑病关节炎

一、西医学认识

（一）定义

银屑病关节炎（psoriatic arthritis，PsA）是一种与银屑病相关的炎性关节病，具有银屑病皮疹并有关节和周围软组织疼痛、肿、压痛、僵硬和运动障碍，部分患者可有骶髂关节炎和（或）脊柱炎，病程迁延、易复发，晚期可关节强直，导致残疾。银屑病患者不一定并发关节炎，其关节病变的轻重与皮肤病变的活动性亦不尽一致。

（二）病因及发病机制

银屑病关节炎的发生与遗传、免疫因素密切相关，感染、创伤、精神压力、内分泌及药物等内外环境因素可诱发或加重本病。银屑病关节炎在一级亲属中发病风险较高，遗传规律为多基因遗传。其免疫机制较为复杂，涉及多种免疫细胞及促炎因子的共同作用。

（三）临床表现

银屑病关节炎的临床表现可分为皮肤表现、指（趾）甲表现、关节表现。存在银屑病为本病鉴别要点，其皮肤病变严重性和关节炎程度无直接关系。关节表现累及一个或多个关节，以指关节、跖趾关节等手足小关节为主，远端指间关节最易受累，常不对称，关节出现僵硬、肿胀、压痛和功能障碍。皮肤表现主要为圆形或不规则形的丘疹或斑块，表面有丰富的银白色鳞屑，去除鳞屑后为发亮的薄膜，除去薄膜后可见点状出血（Auspitz 征）。皮肤银屑病变好发于头皮及四肢伸侧，尤其肘、膝部位，呈散在或泛发分布，应特别注意隐藏部位如头皮、会阴、臀、脐等处的皮损。指（趾）甲多发性凹陷，即顶针样凹陷，为本病的特征性变化，其他可有指甲脱离、变色、增厚、粗糙、横嵴和甲下过度角化等表现，重者可有甲剥离，有时形成钥匙甲。指（趾）甲病变，是提示银屑病可能发展为银屑病关节炎的重要临床表现。本病尚可出现累及眼、心、肺、胃肠的系统性损害，跟腱等部位发生附着点炎，少数有发热、体重减轻和贫血等。

（四）诊断

关于银屑病关节炎的诊断标准，目前尚未统一，国际上多参考 Moll 和 Wright 的 PsA 分类标准：①至少有 1 个关节炎并持续 3 个月以上；②至少有银屑病皮损和（或）1 个指（趾）甲上有 20 个以上顶针样凹陷的小坑或甲剥离；③血清 IgM 型 RF 性（滴度 < 1∶80）。根据《中国关节病型银屑病诊疗共识（2020）》，银屑病伴有炎性关节炎表现即可诊断。因部分患者银屑病出现在关节炎后，此类患者的诊断较困难，应注意临床和影像学线索，如银屑病家族史、寻找隐蔽部位的银屑病变、注意受累关节部位、有无脊柱关节病等来做出诊断并排除其他疾病，主要注意将本病与类风湿关节炎、强直性脊

柱炎、骨关节炎等进行鉴别。

（五）治疗

银屑病关节炎应该早诊断、早治疗，以控制症状体征，防止结构性损伤，提高患者生活质量。应兼顾治疗关节炎和银屑病皮损，制定的治疗方案应因人而异。非甾体抗炎药（NSAIDs）适用于轻、中度活动性关节炎者，具有抗炎、止痛、退热和消肿作用，但对皮损和关节破坏无效。改变病情抗风湿药（DMARDs）如甲氨蝶呤、柳氮磺吡啶、来氟米特、环孢素等是传统改变病情抗风湿药，防止病情恶化及延缓关节组织的破坏，临床实践显示其对外周型 PsA 治疗有效，对中轴型无明显效果。生物制剂是治疗银屑病关节炎的有效手段，能够改善关节炎的预后，极大提高患者的生活质量。目前我国批准用于银屑病治疗的生物制剂包括 TNF-α 抑制剂如依那西普、英夫利西单抗、阿达木单抗，IL-12/23 抑制剂如乌司奴单抗，IL-17A 抑制剂如司库奇尤单抗（secukinumab）、依奇珠单抗（ixekizumab）等。糖皮质激素仅用于病情严重、一般药物治疗不能控制时，但因不良反应大，突然停用可诱发严重的银屑病，且停用后易复发，故一般不选用，也不长期使用。对已出现关节畸形伴功能障碍的患者考虑外科手术治疗，如关节成形术等。

二、中医学认识

（一）概述

中医学对银屑病关节炎尚未确定和规范病名，中医称银屑病为"白疕"或"蛇虱"，而关节炎则属于"痹证"的范畴，因此张老认为，可以把银屑病关节炎命名为"疕痹"或"银屑痹"。在我国古代医著中，缺乏有关银屑病的系统论述，只有少数症状的描述，如《医宗金鉴》谓"白疕之形如疹疥，色白而痒多不快"，《外科证治全书》曰："白疕，一名疕风，皮肤燥痒，起如疹疥而色白，搔之屑起，渐至肢体枯燥折裂，血出痛楚。"

（二）病因病机

银屑病关节炎在发病过程中银屑病与关节炎相互纠缠，绝大多数都是银屑病先发或与关节炎同时发病，即关节炎是在银屑病的基础上继发的。因此，探求病因就应以银屑病的病机为基础。《医宗金鉴》谓："白疕……固由风邪客于皮肤，亦由血燥难荣外。"北京中医医院皮肤科所著《中医皮肤病学》认为："本病多因情志内伤，气机壅滞，郁久化火，心火亢盛，毒热扰于营血；或因饮食失节，过食腥发动风的食物，脾胃失和气机不畅，郁久化热，复受风热毒邪而发病。病久或反复发作，阴血被耗，气血失和，化燥生风或经脉阴滞，气血凝结，肌肤失养而致。"据此，张老认为"风热毒瘀"乃银屑病发病之根本病机。患者或因情志内伤，或因饮食失节，或因脾胃失和而内有蕴热，复因感受风热毒邪，内外攻注，血热挟风而溢于肌肤，则出现红斑鳞屑性皮损。风热毒邪攻注关节，经络气血凝滞不通而出现关节疼痛，甚则强直畸形而为病。

（三）临证心得

因为在银屑病关节炎中银屑病和关节炎之间的重要关系，其分型论治也宜从银屑病的基础上出发。

1. 银屑病的分型论治

银屑病一般可以分为寻常型、红皮症型和脓疱型三型。三型中以寻常型占绝大多数。张老认为，寻常型亦有稳定期与进行期的区别，其病因病机和辨证论治也应分别对待。红皮症型比较少见，一般都由于误治，或使用药物过敏以及使用强烈刺激性药物诱发。脓疱型很少见，部分病例亦可由寻常型转化而成。

（1）寻常型（进行期）

主症：银屑病的皮损为银白色鳞屑型皮损，剥去鳞屑后可见筛状出血，基底部皮色鲜红，全身任何部位均可出现皮损，皮损的形态多种多样，可有钱币状、水滴状、轮状、斑片状或地图状等不同表现，有明显瘙痒，病情反复，不断有新的皮损出现，舌质红，苔黄，脉弦滑数。

病因病机：素体禀赋不足，阴血亏虚，腠理空疏，感受风热毒邪，热壅血络则发红，阴虚血燥，难荣于外，风热侵扰肌肤而发疹。

治法：清热凉血，祛风活血。

方药：白疕1号方。白花蛇舌草20 g，连翘20 g，半枝莲20 g，紫草15 g，土鳖虫10 g，红花10 g，蝉蜕10 g，槐米20 g，蜂房12 g，干姜6 g，甘草6 g。

方解：方中白花蛇舌草、半枝莲、紫草清热凉血为君药；蝉蜕、槐米、蜂房祛风除癣为臣药；土鳖虫、红花活血化瘀为佐药；干姜、甘草温中和胃为使药。诸药合用，共奏清热活血、祛风除疹之功效。

（2）寻常型（稳定期）

主症：鳞屑型皮疹同寻常型进行期，但鳞屑增多且厚，基底浸润轻微，基底皮色淡红或不红，病程一般比较长久，无明显反复，很少有新的皮疹出现，舌质淡，苔白，脉弦。

病因病机：素体禀赋不足，阴血亏虚，腠理空疏，感受风热燥邪，阴虚血燥，难荣于外，风热侵扰肌肤而发疹。

治法：清热养阴，祛风活血。

方药：白疕2号方。半枝莲20 g，连翘20 g，生地黄30 g，蜂房12 g，槐米20 g，蝉蜕10 g，蛇蜕6 g，土鳖虫10 g，红花10 g，干姜6 g，甘草6 g。

方解：方中半枝莲、连翘、生地黄清热养阴为君药；蜂房、槐米、蛇蜕祛风除癣为臣药；土鳖虫、红花活血化瘀为佐药；干姜、甘草温中和胃为使药。诸药合用，共奏清热养阴、祛风活血除疹之功效。

（3）红皮症型

主症：全身皮肤焮红灼热，表皮增厚，常伴有不同程度的低热，甚或高热。皮肤瘙痒较轻，有少量脱屑，也可大量脱屑形成剥脱性皮炎状。心烦不宁，尿黄或赤，舌红少苔，脉弦数。

病因病机：病者素体禀赋不足，阴血亏虚，腠理空疏，内有蕴热。复感风热毒邪，内外攻注，热毒炽盛，侵扰营血，蒸灼肌肤而发病。

治法：清热解毒，清营凉血，祛风活血。

方药：败毒饮加减。连翘20 g，牡丹皮20 g，白花蛇舌草20 g，半枝莲20 g，青黛10 g（包煎），水牛角20 g，生地20 g，蝉蜕10 g，赤芍20 g，红花10 g，白蒺藜15 g，干姜6 g，甘草6 g。

加减：如有高热可加生石膏30～60 g，羚羊角粉0.6 g（冲服）。

方解：方中使用白花蛇舌草、半枝莲、连翘、牡丹皮、青黛清热解毒，清营凉血为君药；水牛角、生地黄滋阴凉血为臣药；蝉蜕、白蒺藜祛风止痒；赤芍、红花凉血活血为佐药；干姜、甘草温中和胃为使药。诸药合用，共奏清热凉血、祛风除疹之功效。

（4）脓疱型

主症：鳞屑型皮损与寻常型雷同，但中间混杂有脓疱，脓疱较为密集，可融合成片，脓疱多集中于手掌及脚掌，但也可以泛发全身，皮疹瘙痒且有烧灼感，部分病人可有低热、纳呆、便溏等症状，舌质淡，苔白厚或腻，脉滑数。

病因病机：素体禀赋不足，内有蕴热，腠理空疏，复感风湿毒邪，内外相合，侵扰肌肤而发疹。

治法：清热解毒，祛风化湿。

方药：白疕 3 号方。苍术 10 g，白术 20 g，田基黄 20 g，龙胆 12 g，黄柏 12 g，土茯苓 20 g，熟大黄 10 g，蝉蜕 10 g，地肤子 20 g，槐米 20 g，白芥子 10 g，甘草 6 g。

方解：方中以田基黄、黄柏、龙胆、熟大黄清热解毒兼清湿热为君药，苍术、白术、土茯苓健脾燥湿为臣药，蝉蜕、地肤子、槐米祛风燥湿为佐药，白芥子、甘草温中和胃为使药。诸药合用，共奏清热燥湿、散风除疹之功效。

2. 银屑病的外用药物

由张老配制的外用药物有 1 号癣药和 2 号癣药两种，均有较好的辅助治疗作用。

（1）1 号癣药

配制方法：新鲜猪胆汁适量，加等量蜂蜜，再混入防腐剂（尼泊金乙酯溶液），令其浓度达到 0.1% 即可。

适应证：适用于银屑病之红疹，鳞屑较厚，皮疹基底浸润较轻者。

（2）2 号癣药

配制方法：斑蝥 2 g，生半夏 6 g，紫荆皮 9 g，加入 75% 乙醇或 50° 白酒 200 mL，浸泡 7 天，过滤后外用。

适应证：适用于银屑病之皮疹，鳞屑较厚层层叠起，脱屑较多者，但须注意勿使癣药侵蚀正常皮肤。

三、验案举隅

案 1　患者，男，34 岁，2003 年 4 月 20 日初入院。

主诉：银屑病 6 年，皮疹加重伴发热近 1 周。

病史：患者患有银屑病已 6 年，皮损局限于四肢伸侧而呈小片状分布，虽经中西药治疗但效果不显，半年前经常出现低热，体温不超过 37.6℃，同时两踝关节肿痛影响活动。于 2003 年 4 月初在当地住院治疗，使用地塞米松 15 mg/d 加头孢类抗生素静脉滴注，2 周后病情突然加重，皮疹迅速蔓延全身，且融合成片，表面有厚鳞屑覆盖，持续发热，体温 38℃～39℃，两踝关节肿痛剧烈，四肢肌肉酸痛，卧床不起，不能行动。遂于 2003 年 4 月 20 日转来山东省中医院住院治疗。

查体：体温 38.2℃，全身皮肤除颜面以外，满布云母状鳞屑性皮疹，揭去鳞屑可见筛状出血，两手指甲增厚呈灰白色，两手拇指指间关节、两膝踝关节肿胀，无积液，两膝屈曲固定，左膝伸 105°，右膝伸 90°，呈仰卧强迫体位，不能翻身。

辅助检查：Hb 120 g/L，WBC $10.4×10^9$/L，ESR 101 mm/h，ASO 560 IU/mL，RF 22 IU/mL，CRP 108 mg/L，ALT 46 U/L，AST 38 U/L。

西医诊断：银屑病关节炎。

中医诊断：疕痹。

病机：素体禀赋不足，内有蕴热，复感风热毒邪，内外合邪，侵淫肌肤关节。

治法：清热解毒，清气凉营，祛风胜湿。

处方：金银花 20 g，连翘 20 g，柴胡 20 g，生石膏 30 g，石斛 12 g，牡丹皮 20 g，水牛角粉 20 g（包煎），羌活 15 g，蝉蜕 10 g，地肤子 20 g，土茯苓 20 g。水煎服，羚羊角粉 0.6 g，冲服，每日 1 剂。

给予清开灵注射液 50 mL 加入 5% GS 250 mL 静脉滴入，每日 1 次。口服醋酸泼尼松 15 mg/d；塞米昔布 0.2 g，每日 2 次；碳酸钙 D_3，每日 1 片。

住院 1 周后体温基本正常，偶有低热，体温不超过 37.3℃。全身皮疹、关节肿痛如前，停用清开灵注射液，中药改为以清热解毒、祛风胜湿、疏风除癣、活血化瘀为治法，处方如下：金银花 20 g，大血藤 20 g，虎杖 20 g，羌活 15 g，独活 20 g，猪苓 20 g，土茯苓 20 g，蝉蜕 10 g，地肤子 20 g，土鳖虫 10 g，红花 10 g，荜澄茄 12 g。水煎服，服法同前。同时外用 2 号癣药。

住院 1 个月后体温正常，全身皮疹可见大片鳞屑脱落，显露出暗红色皮疹，两膝踝关节肿痛明显减轻，两膝可以稍稍屈伸活动，复查血常规正常，ESR 58 mm/h，ASO 168 IU/mL，RF < 20 IU/mL，CRP 43.8 mg/L，肝功能正常。中药按 1 周后处方去猪苓、土茯苓，加蛇床子 12 g，蛇蜕 9 g。水煎服，

服法同前。西药醋酸泼尼松已减至 5 mg/d。

住院 2 个月后病情明显好转，全身皮疹大部分消退，关节疼痛轻微，但两膝仍屈曲不能伸展，乃予关节牵拉矫形术，矫形完全成功，西药完全停用，中药按原方连服 3 天停药 1 天。

2003 年 7 月 12 日出院，出院时全身皮疹基本消退，仅于背部及两小腿伸侧面残留小片状鳞屑性皮疹，两膝踝关节疼痛轻微，已能在室内缓步走动。出院前复查 ESR 32 mm/h，ASO 89 IU/mL，RF < 20 IU/mL，CRP 0.69 mg/L。中药处方调整如下：金银花 20 g，大血藤 20 g，半枝莲 20 g，连翘 20 g，羌活 15 g，独活 15 g，川牛膝 15 g，蝉蜕 10 g，蛇蜕 6 g，地肤子 20 g，鬼箭羽 15 g，红花 10 g。水煎服，嘱 2 天服用 1 剂巩固疗效。

案 2　患者，女，40 岁，2009 年 2 月 24 日初诊。

主诉：全身瘙痒并鳞屑性皮疹 8 年，关节痛 1 年，加重 2 个月。

病史：患者于七八年前不明原因全身瘙痒并出现鳞屑性皮疹，每年冬季症状轻，夏季较重。近 1 年来又有腰痛、四肢关节痛，逐渐加重，阴雨天尤甚。2 个月前，两膝踝关节肿痛，难以行走，伴有低热、心烦、失眠，舌质正常，苔白，脉弦。

查体：T 37.4℃，BP 160/110 mmHg，体型肥胖，行动困难，须有两人扶持才能缓步走动。头皮、躯干、四肢均见大片斑片状丘疹，表面覆盖银白色鳞屑，剥去鳞屑可见有筛状出血。两手部分指甲变厚呈灰白色，右手部分远端指间关节呈梭形肿，右膝及两踝关节明显肿胀，无积液，按之疼痛明显。

辅助检查：血常规正常，ESR 58 mm/h，ASO 126 IU/mL，RF（－），CRP 36.4 mg/L，肝功能正常。

既往史：既往有高血压病史，血压在（140～170）/（90～120）mmHg 范围内波动。

西医诊断：银屑病关节炎。

中医诊断：疕痹。

病机：素体阴虚内热，复感风湿热毒，熏灼皮表，侵扰骨节。

治法：清热解毒，祛风胜湿，活血养阴。

处方：金银花 20 g，大血藤 20 g，生地黄 30 g，羌活 15 g，独活 20 g，蝉蜕 10 g，地肤子 20 g，川牛膝 15 g，鬼箭羽 15 g，红花 10 g，土茯苓 20 g，荜澄茄 12 g。水煎服，每日 1 剂，连服 6 天，停药 1 天。同时外用 1 号癣药。

2009 年 4 月 2 日二诊：自觉关节疼痛减轻，全身皮疹明显消减，头皮皮疹已大部分消退，舌脉同前。中药按原方去土茯苓，加槐米 20 g，蛇蜕 6 g，服法同前。

2009 年 5 月 16 日三诊：右膝及两踝关节消肿，疼痛明显减轻，能自己单独走动，上下楼无须扶持，全身皮疹明显减少，且鳞屑较前浅薄，基底皮色鲜红，无新发皮疹，苔白厚稍腻，脉象弦滑。病情有由阴虚血燥趋向湿热之势，中药处方调整如下：金银花 20 g，大血藤 20 g，黄柏 12 g，土茯苓 20 g，羌活 15 g，川牛膝 15 g，蝉蜕 10 g，地肤子 20 g，槐米 20 g，蛇蜕 6 g，鬼箭羽 15 g，红花 10 g。水煎服，服法同前。

2009 年 8 月 11 日四诊：全身皮疹大部分消退，仅两肘伸侧以及左小腿伸侧残留小片状鳞屑性皮疹，基底不红；关节痛亦轻微，活动自动，舌苔厚白，脉弦。复查：ESR 28 mm/h，ASO 46 IU/L，RF（-），CRP 0.6 mg/L。中药按 5 月 16 日处方去黄柏，加白鲜皮 15 g，2 天服用 1 剂，巩固疗效。

案 3 患者，男，34 岁，2004 年 5 月 29 日初诊。

主诉：头面、四肢鳞屑性皮损 13 年，四肢关节疼痛 1 年余，加重伴低热 1 个月。

病史：患者 13 年前无明显诱因出现头皮及四肢鳞屑性皮损，有瘙痒感，无季节性影响。自去年 4 月症状明显加重，皮损逐渐遍及颜面、手脚和躯干，同时出现四肢大小关节疼痛，双手足、双膝肿胀，不能单独走动。曾在当地医院及青岛医院住院，均诊断为银屑病关节炎。口服强的松、雷公藤多苷、双氯芬酸钠、柳氮磺吡啶，并静脉注射 MTX 等治疗，症状日益加重不见好转。近 1 个月经常出现低热，体温 37.1℃～ 37.8℃，现仍服用强的松 20 mg/d，雷公藤多苷 600 mg/d。

查体：激素面容，头面、手脚、躯干、四肢皮肤均密布鳞屑性皮损，几乎看不到正常皮肤，躯干、四肢诸多皮损覆盖痂皮呈蛎壳样层叠，皮损基底呈鲜红色。两手指节、手背、脚踝明显肿胀，两手不能固握，两臂不能抬举。两膝粗大，髌上滑囊积液有明显波动感，右膝尤为明显，且有明显压痛。两手指甲呈石灰样变，有口臭味，舌质红，苔白厚。

辅助检查：2004 年 5 月 28 日查 Hb 108 g/L，RBC 3.46×10^9/L，WBC 12.4×10^9/L，ESR 128 mm/h，ASO 200 IU/mL，ALT 45 IU/mL。X 线检查：双侧骶髂关节间隙狭窄模糊。

西医诊断：银屑病关节炎。

中医诊断：白疕，湿热痹。

病机：风湿热毒，熏灼皮肤，侵扰关节。

治法：清热解毒，祛风除湿。

处方：金银花 20 g，大血藤 20 g，板蓝根 20 g，田基黄 20 g，羌活 15 g，独活 30 g，猫爪草 20 g，猪苓 20 g，泽泻 20 g，车前草 20 g，川芎 12 g，川牛膝 20 g，防己 15 g，荜澄茄 12 g，吴茱萸 6 g。水煎服，每日 1 剂，连服 6 天，停药 1 天。

西药：继续服用强的松 15 mg/d，加服钙剂，余均停用。

医嘱：禁食辣椒、羊肉、香菜、香椿芽等，忌酒、忌甜食。

2004 年 8 月 1 日二诊：体温正常，全身关节疼痛明显减轻，两膝髌上囊积液完全消退，已能缓步走动，无须扶持。全身皮损无好转，双手及双踝关节仍肿痛明显，且口唇舌体出现黏膜溃疡糜烂，舌红，苔白厚，脉弦滑而数。处方：四黄汤加味方。黄芩 15 g，黄连 10 g，黄柏 12 g，熟大黄 20 g，独活 30 g，羌活 15 g，猫爪草 20 g，猪苓 20 g，川牛膝 20 g，荜澄茄 12 g。水煎服，服法同前。

2004 年 10 月 30 日三诊：口腔溃疡及糜烂症状消失，关节疼痛续有好转，但皮损加重，基底鲜红，干裂渗液，躯干及两手掌部分皮损化脓，尤以两手掌出现密集小脓疱，苔脉同前。处方：疕痹 1 号方加减。金银花 20 g，连翘 20 g，白术 20 g，黄柏 12 g，龙胆 12 g，熟大黄 10 g，露蜂房 12 g，地肤子 20 g，槐米 20 g，羌活 15 g，蝉蜕 10 g，鬼箭羽 15 g，红花 10 g，荜澄茄 12 g，水煎服，雄黄粉 0.5 g，冲服，服法同前。

2005 年 2 月 26 日四诊：全身皮损明显好转，厚层痂皮大部分脱落，躯干脓疱疹均已消失，仅两手掌仍残存散在粟粒状小脓疱疹，关节疼痛局限于两指关节及踝关节，两臂能抬举，能缓步室内走动，但不能下蹲。舌红，苔少，脉弦。处方：按 10 月 30 日处方去龙胆、雄黄粉，加独活 15 g，川牛膝 15 g，服用方法同前。强的松改为 10 mg/d。

2005 年 10 月 29 日五诊：全身皮损续有好转，颜面，两手及前臂皮损明显消减，显露大片润滑正常皮肤，脓疱疹全部消失，活动时两膝踝关节仍痛，两手指节有肿痛、僵硬握固不住，舌红，苔厚白，脉弦。处方：按 2 月 26 日加减方，煎服方法改为每日 1 剂，连服 3 天，停药 1 天。强的松减为

7.5 mg/d。

2006年3月4日六诊：全身皮损继续好转，颜面、躯干、四肢皮损大部分消退，皮损基底色淡，但两手背皮损鳞屑仍较顽厚，两手指节肿痛减轻，勉强能握，两踝关节活动时稍痛，生活基本能够自理。舌红，苔厚白，脉弦。处方：仍按疕痹1号方调整。金银花20g，连翘20g，牡丹皮20g，半枝莲20g，蜂房12g，蝉蜕10g，地肤子20g，槐米20g，鬼箭羽15g，羌活15g，独活15g，红花10g，荜澄茄12g。水煎服，2天服用1剂。

2006年6月2日七诊：全身皮损基本消退，仅于耳后及两手背残存少许小片鳞屑样皮疹，关节基本不痛，两手指节仍感僵硬但能握拳，行动自如，舌红，苔白，脉弦。强的松已完全停用，仍按3月4日方继续服用，每周2剂以巩固疗效。

案4 患者，男，34岁，2011年5月19日初诊。

主诉：头皮、四肢鳞屑性皮疹2年，关节痛1年，加重4个月。

病史：患者头皮、四肢出现鳞屑性皮疹2年，关节痛1年，一直服用中成药治疗，效果不显。近4个月来症状加重，出现发热，皮疹布满全身，四肢大小关节均痛，两手指关节、两膝踝关节肿胀不能行动，半个月前在省某医院住院使用泼尼松30mg/d，以及塞来昔布胶囊、维D钙咀嚼片、银屑病颗粒冲剂治疗，因出现肝功异常，自动出院即来山东省中医院门诊求治。

查体：体温38.2℃，颜面潮红，头皮、前额、躯干、四肢满布鳞屑性皮疹，基底部皮色鲜红，两脚掌均有脓疱性皮疹，不能单独走动，心律不齐有早搏，肝脾无肿大，口有臭味，舌尖红，苔黄厚腻，脉滑数结代。两手指甲增厚，呈灰白色，部分远端指间关节肿胀变形，两膝踝关节肿胀，右膝有积液。

辅助检查：WBC 12.46×10⁹/L，ESR 72 mm/h，ASO 286 IU/mL，RF < 20 IU/mL，CRP 118 mg/L，ALT 99 U/L，AST 45 U/L。

西医诊断：银屑病关节炎。

中医诊断：疕痹。

病机：素有蕴热，复感湿热毒邪，攻注关节皮表。

治法：清热解毒，清营凉血，祛风除湿。

处方：金银花20g，连翘20g，牡丹皮20g，水牛角粉20g（包煎），黄柏12g，田基黄20g，羌活15g，独活20g，苦参15g，猪苓20g，泽泻30g，荜澄茄30g。水煎服，每日1剂，连服6天，停药1天。

西药：泼尼松改为 10 mg/d，同时继服塞来西布胶囊、维 D 钙咀嚼片。

2011 年 6 月 8 日二诊：体温基本正常，偶有低热，但体温不超过 37.5℃，关节疼痛有所减轻，但走路仍需人扶持，全身皮疹同前。舌边尖有糜烂面，苔白厚腻，脉缓滑。中药改以清热解毒、祛风化湿、消肿除癣为治法。处方如下：金银花 20 g，大血藤 20 g，白术 20 g，黄柏 12 g，苦参 15 g，龙胆 12 g，羌活 15 g，独活 20 g，猪苓 20 g，泽泻 30 g，蝉蜕 10 g，蛇床子 12 g，地肤子 20 g，荜澄茄 12 g，水煎服，服法同前。泼尼松减为 5 mg/d，同时继服塞来西布胶囊、维 D 钙咀嚼片。

2011 年 7 月 30 日三诊：体温正常，关节肿痛明显减轻，右膝消肿无积液，已能在室内缓步走动，无须扶持，两脚掌脓疱性皮疹已消退，但全身皮疹依旧，皮疹基底部皮色鲜红，舌苔白厚，脉缓滑。中药改以清热解毒、清营凉血、疏风除癣、活血化瘀为治法。处方如下：白花蛇舌草 20 g，半枝莲 20 g，连翘 20 g，牡丹皮 20 g，青黛 10 g（包煎），羌活 15 g，土鳖虫 10 g，红花 10 g，地肤子 20 g，蝉蜕 10 g，荜澄茄 12 g。水煎服，服法同前。西药激素停用，只服塞来西布胶囊，每日 2 粒。

2011 年 10 月 14 日四诊：全身皮疹明显好转，躯干皮疹大部分消退，无新起皮损；两腕及两手部分远指关节肿痛，两膝踝关节疼痛，步态不稳，舌脉同上。复查血常规未见异常，ESR 54 mm/h，ASO 138 IU/mL，RF（−），CRP 36.4 mg/L，肝功能正常。仍按 7 月 30 日处方加雷公藤 10 g，继续服用，服法同前，塞来西布胶囊继服。

2011 年 12 月 6 日五诊：病情续有好转，躯干皮疹已全部消退，头皮、四肢皮疹亦有消减，腕指关节痛止，两膝踝关节痛，关节活动较前灵活，步态平稳，苔白，脉弦。中药处方改为清热凉血、祛风胜湿、活血通络为主。处方如下：白花蛇舌草 20 g，半枝莲 20 g，连翘 20 g，牡丹皮 20 g，雷公藤 10 g，羌活 15 g，独活 15 g，蝉蜕 10 g，地肤子 20 g，川牛膝 15 g，土鳖虫 10 g，红花 10 g，荜澄茄 12 g。水煎服，服法同前，西药完全停用。

2012 年 2 月 20 日六诊：全身皮疹已大部分消退，仅前额发际、两臂肘及两小腿仍残留少许片状鳞屑性皮疹，两膝踝关节轻痛，活动自如，舌苔淡黄，脉弦。嘱按 12 月 6 日处方每 2 天服用 1 剂，巩固疗效。

案 5 患者，男，38 岁，2013 年 4 月 13 日初诊。

主诉：银屑病 3 年余，四肢关节痛半年，加重 1 周。

病史：患者银屑病史 3 年余，四肢关节痛半年，过去一直服用中成药治疗，病情尚稳定。20 天前开始服用私人医生配制药粉（药名不详），半个月后症状突然加重，银屑病皮疹泛发全身，皮色鲜红有烧灼感，奇痒难忍，伴有低热，体温不超过 37.8℃。两手部分远指关节肿痛，两膝轻痛。舌暗红，苔薄黄，脉滑数。

查体：T 37.3℃，面色潮红，躯干、四肢皮肤均见鲜红色皮疹，皮肤顽厚，表面稍有细鳞屑覆盖，几乎见不到正常皮肤，两手部分远指关节屈曲变形。

辅助检查：WBC 10.45×10^9/L，PLT 386×10^9/L，ESR 78 mm/h，ASO 216 IU/mL，RF < 20 IU/mL，CRP 106 mg/L，ALT 45 U/L，AST 34 U/L。

西医诊断：银屑病关节炎红皮症。

中医诊断：疕痹。

病机：素体阴虚血燥，复感风热毒邪，热入营血，侵扰皮表骨节。

治法：清热解毒，清营凉血，祛风胜湿。

处方：白花蛇舌草 20 g，半枝莲 20 g，牡丹皮 20 g，水牛角粉 20 g（包煎），生地榆 20 g，灯盏花 15 g，蝉蜕 10 g，地肤子 20 g，生地黄 20 g，荜澄茄 12 g。水煎服，羚羊角粉 0.6 g，雄黄粉 0.5 g，冲服，每日 1 剂，连服 6 天，停药 1 天。

2013 年 5 月 12 日二诊：体温正常，全身皮疹同前，无烧灼感，轻痒，两手指节肿痛减轻，舌尖红，苔黄厚，脉缓滑。中药处方调整如下：白花蛇舌草 20 g，半枝莲 20 g，连翘 20 g，牡丹皮 20 g，生地榆 20 g，灯盏花 15 g，羌活 15 g，鬼箭羽 15 g，红花 10 g，蝉蜕 10 g，地肤子 20 g，荜澄茄 12 g。水煎服，服法同前。

2013 年 7 月 6 日三诊：症状明显好转，全身斑疹部分消退，可见正常皮肤，皮疹颜色变为浅红色，稍有脱屑，无痒感，关节痛亦轻微，舌质正常，苔厚白，脉缓滑。复查血常规正常，ESR 36 mm/h，ASO 108 IU/mL，RF（–），CRP 10.06 mg/L，肝功能正常。按 5 月 12 日处方继续服用，服法同前。

2013 年 9 月 13 日四诊：全身皮疹大部分已消退，仅前胸后背残留部分小片状浅红色皮疹，两手指发胀，仅在握拳时稍有痛感。效不更方，嘱按原方每 2 天服用 1 剂，巩固疗效。

【按语】《外科证治全书》指出："白疕，皮肤燥痒，起如疹疥而色白，搔之屑起，渐至肢体枯燥折裂，出血痛楚，十指间皮厚而莫能搔痒，因岁金太过，至秋深燥金用事，易得此证，多患于血虚体瘦之人，生血润肤饮主之，能用生猪脂搽之。"银屑病固然多由阴虚血燥所致，但应警惕病机时有转化，如案3、案4，病初均为寻常型银屑病，以后又转化成为脓疱型，尤其案4中，既有脓疱型皮疹，又有发热、口有臭味、舌苔厚腻、脉滑数等一派湿热壅盛之象，故药用二妙丸合龙胆泻肝汤加减，大力清解湿热，方中选用金银花、大血藤、连翘清热解毒；白术、黄柏、熟大黄、龙胆、猪苓、泽泻清热除湿；蝉蜕、地肤子、蛇床子疏风除癣；荜澄茄反佐以防苦寒伤胃。待湿热消减以后仍以清热凉营、祛风胜湿、活血化瘀善后，疗效显著。

肾上腺皮质激素对本病确有一定疗效，但不宜大剂量使用。案1在大量使用地塞米松静脉滴注后病情突然加重，似乎与用药不当有关。从中医理论分析，激素具有温肾助阳的作用，银屑病的病机主要是血热血燥，大量的温热药势必会使其不堪重负而加重病情，应引以为鉴。在处理本病时不仅要慎用温热药物，即使在饮食中也应忌食辣椒、羊肉、狗肉等燥热食品以及香菜、香椿芽等发物。

银屑病红皮症大部分是由于治疗不当、使用刺激性外用药或过敏性药物所致，这与案5在服用私人配制的药粉后突然病情加重，泛发全身形成红皮症的病情完全相符。此类病人病势比较凶险，容易产生诸多并发症，应迅速控制病情防止传变。此乃感受风热毒邪，透发皮表所致。药用白花蛇舌草、连翘、雄黄清热解毒；半枝莲、羚羊角、生地榆、水牛角、灯盏花、生地黄、牡丹皮清营凉血；蝉蜕、地肤子疏风胜湿；荜澄茄反佐以防寒凉碍胃。病情迅速得到有效控制，热退身凉，皮疹不再继续发展，然后酌减清热解毒凉血药味，稍加活血化瘀之鬼箭羽、红花，使皮疹日趋消减而达到临床痊愈。

案3中患者初诊时经常低热，两手及脚踝肿胀，两膝髌上滑囊明显积液，皮损基底部颜色鲜红，舌苔白厚，脉弦滑而数，湿热壅盛之象明显。从整体来说，治疗白疕和湿热痹二者之间并无矛盾之处，但用药策略各有侧重。就该患者初诊的病情而论，白疕当属重症，因为皮损遍及全身达到体无完肤的程度，实属少见。然而患者除了皮肤瘙痒之外并无其他不适。但湿热痹的临床症状由于关节肿胀剧烈疼痛，活动障碍，痛苦难忍，生活不能自理。因此，治疗当侧重于湿热痹，药用金银花、大血藤、板蓝根、猫爪草清利湿热；猪苓、泽泻、防己、车前草健脾利湿；羌活、独活、川芎、川牛膝祛风胜湿；荜澄茄反佐以防清利湿热药苦寒伤胃。8 月 1 日复诊时湿热痹症状大减，病情稍稍缓和，但由于湿热熏蒸灼伤口舌，出现溃疡糜烂，有碍饮食，故改用四黄汤化解三焦湿热。10 月 30 日复诊时湿热痹虽趋缓解，但白疕症状又有加重，且皮肤皲裂渗液，脓疱疹密集，说明湿热壅盛，热盛化毒。因此，治疗重点又转向白疕，药用金银花、连翘、牡丹皮、赤芍、生地榆、熟大黄清热解毒，清营凉血以泻血热，使用熟大黄意在增强清热解毒而不在泻下；蝉蜕、槐米、露蜂房祛风除疹；羌活、地肤子祛风除湿；荜澄茄、吴茱萸、干姜反佐以温中健胃。诸药合用，使皮疹得到明显改善。

案 3 和案 5 两例都曾使用过雄黄粉冲服。这只是在特殊情况下使用的范例，该药只限于银屑病皮疹特重，中医辨证热毒炽盛时使用。该药味苦、辛温有毒，主含硫化砷（As_2S_2），其含砷量约为 75%。本品遇热易分解，变成有剧毒的三氧化二砷，故须慎重使用，临床多入丸散服用，口服用量为 0.15 ～ 0.3 g/d，该病例使用 0.5 g/d，但只限于服用 4 周，且每周停药 1 天，并未发现不良反应。《毒药本草》记载其功能主治："解毒杀虫，燥湿祛痰，外用治痈肿、疥癣，内服治虫积腹痛。"该药用于重症白疕意在以毒攻毒，颇有效验，但不宜久服。

（李仓廪）

第六节　其他风湿病的皮肤病变

风湿病常累及多个系统和器官，是一种主要侵犯全身结缔组织和血管的自身免疫性疾病。皮肤作为富含结缔组织和血管的系统，经常成为被侵犯的重要靶器官之一。不同的风湿病既有相同的皮肤损害，又有各自不同的特征性损害。

一、红斑

（一）西医学认识

红斑呈局限性皮肤颜色改变，是由于毛细血管扩张或充血引起，压之褪色。红斑种类很多，在风湿类疾病中表现形式多种多样。

（1）系统性红斑狼疮的面部蝶形红斑是风湿科医生最熟悉的红斑。水肿性红斑是 SLE 早期表现。除面颊、鼻部外，红斑还可以见于前额、下颌、耳、颈部及四肢，四肢也可出现萎缩性红斑。

（2）环形红斑可见于亚急性皮肤型狼疮，好发于光线暴露部位。环形红斑也是风湿热常见的皮肤改变，好发于上腹部及四肢近端，是病情活动的表现，常常提示可能伴有心脏受累。

（3）眶周紫红色斑常见于皮肌炎，对皮肌炎的早期诊断具有重要意义。皮肌炎还常常出现四肢关节伸面的紫红色斑和面部弥漫性、颈前 V 字区及颈部、躯干上方紫红色斑，伴瘙痒，日晒后可加重。

（4）多形性红斑多见于 SLE、恶性淋巴瘤等系统性疾病，表现为水肿的红斑中心水疱，好发于手足、前臂、小腿及面部。

（5）皮肤破碎性血管炎可出现持久性隆起性红斑，好发于四肢的伸面，表现为多个结节或斑块。

（6）轮状红斑也称边缘性红斑，是风湿热的特征性皮肤表现。

（二）中医学认识

1. 病因病机

红斑狼疮、皮肌炎等都有红斑，而且都发生在面部和躯干，其主要病机是感受热毒，入侵营分和血分。上海中医药大学吴圣农教授认为本病是先天禀赋不足，肝肾亏虚而致内生阳毒邪气，气血阴阳之机失常，故肾阴亏虚为本病之本，邪毒亢盛为本病之标。《赵炳南临床经验集》中指出："本病发生多由先天禀赋不足，或因七情内伤、劳累过度……致阴阳气血失于平衡，气血运行不畅，气滞血瘀，经络阻隔为本病的内因。另外，多数患者与暴晒于强烈日光有关……所以外受热毒是本病的条件，热毒入里，燔灼阴血，瘀阻经络，伤于脏腑，蚀于筋骨，可以发病""热伤血络，血热外溢，凝滞于肌肤，则见皮肤红斑，热毒凝滞，阻隔经络，则关节肿痛，热毒内攻犯脏则五脏六腑均可受累""在治疗上以益气阴，调气血，活血化瘀通络治其本，清热解毒，补益肝肾，养心安神治其标。"

2. 临证心得

颜面红斑要区别红斑的颜色，越是鲜红，说明感受热毒越是深重，而且是热入营分血分，因此选用的药物应该是既有清热解毒作用，又具有清营凉血作用的药物。常用药物有白花蛇舌草、半枝莲、连翘、牡丹皮、灯盏花、凌霄花、青黛、生地榆、侧柏叶、雄黄等。如红斑颜色比较紫黯，往往兼有瘀血，应该加入一些活血化瘀药，如丹参、赤芍、紫草、苏木、红花、血竭等。

对于热毒炽盛，皮损严重，经久不愈者，张老常在辨证论治的基础上加入雄黄粉 0.15 ～ 0.3 g，冲服。雄黄主要成分是硫化砷，《金匮要略》指出，"阳毒之为病，面赤斑斑如锦纹……升麻鳖甲汤主之。升麻二两，当归一两，雄黄半两（研），蜀椒一两，鳖甲手指大一片（炙），甘草二两"，张老认为雄黄一药，是古人大胆的用药策略。《中药学》指出：雄黄，性温味辛，有毒，入心、肝、胃经，具有解毒、杀虫、燥湿祛痰的功效，可用于治疗痈肿疔疮，湿疹疥癣，蛇虫咬伤。《神农本草经疏》云："雄黄性热有毒，外用亦见其所长，内服难免其无害，凡在服饵，中病乃已，毋尽剂也。"应用时须注意有无中毒表现，且服用时间不宜过长。

青黛也是张老治疗红斑常用的药物之一。青黛功能清热解毒，凉血消肿，善治热毒发斑，《雷公炮制药性解》谓其"味苦甘，性寒，功能除郁火，解热毒……疗伤寒赤斑，面黄鼻赤"。张老认为皮疹顽固，大量清热解毒、凉血活血、祛风除湿药不能根治者，一味青黛常有奇效。《中药学》指出青黛，性寒味咸，归肝经，具有清热解毒、凉血消斑、泻火定惊的功效，用于温毒发斑，血热吐衄，火毒疮疡等病证；常用量 1 ～ 3 g。

二、风团

（一）西医学认识

风团为真皮浅层水肿引起的暂时性、局限性、隆起性的一过性损害，色淡红或苍白，大小不等，形态不一，周围有红晕，边缘不规则，消退后不留痕迹，常伴有剧烈瘙痒。如荨麻疹是一种常见的反复发作的皮肤黏膜过敏性疾病，食物、药物、感染、吸入物、物理因素甚至精神因素等均与荨麻疹的发病密切相关。据统计，15%～25%的人一生中至少发生过一次。其发病机制为肥大细胞活化释放组胺和其他炎症介质引起血管扩张及血管通透性增加，导致真皮水肿。风团也可见于多形红斑、变应性皮肤血管炎等病。

（二）中医学认识

风团属中医学"瘾疹""鬼风疙瘩""风疹块""赤白游风"等范畴。

1. 病因病机

本症主要是风邪所为，此处的"风邪"既包括外感之风邪，也包括内生之风邪。外风致病，常挟寒热，风寒或风热外袭，阻滞经脉，经气不宣而发病。内风致病，源于脏腑气血失调，"诸风掉眩，皆属于肝"是病机十九条对肝脏病因病机的高度概括。肝为风脏，而风在荨麻疹的发生发展中起重要作用。同时，气血失和是荨麻疹发生的基本病机，肝脏在调和气血中又发挥着重要的作用，因为肝主调畅气机、调畅情志，又肝藏血，主疏泄。历代医家对情志导致荨麻疹亦有论及，例如《医学入门》中有"赤白游风属肝火"的记载。

2. 临证心得

本症一般多属于风邪所致，但要区别风团的颜色，风团色红者属于风热，应该使用发散风热的药物，如蝉蜕、升麻、浮萍、牛蒡子、桑叶、菊花等；风团色白者属于风寒，应该使用发散风寒的药物，如荆芥、防风、羌活、刺蒺藜、白芷、麻黄、桂枝、徐长卿、乌梢蛇等。

三、脓疱

（一）西医学认识

脓疱指皮肤上的一个局限性的隆起，内含有脓液。因脓液的颜色不同，而呈黄色或黄绿色。脓液是机体组织炎症过程中形成的浓稠或稀薄的渗出物，其中包含变性、坏死的白细胞，可含有或不含有细菌、坏死组织碎片和渗出的组织液。

掌跖脓疱病的脓疱是无菌的，内含有大量的嗜酸性粒细胞和中性粒细胞。在脓疱下真皮乳头处有嗜酸性粒细胞、淋巴细胞和肥大细胞浸润。在真皮网状层还有表达增加的肥大细胞。这些炎性细胞构成了病症部位的微环境，参与了免疫应答反应。同时，在角质层的最下部缺乏顶端汗管结构，中性粒细胞在顶端汗管内的向上迁移表明其成为炎症反应的靶向。

脓疱型银屑病皮损是在寻常型银屑病或正常皮肤上迅速出现针尖至粟粒大潜在无菌性小脓疱，淡黄色或黄白色，密集分布，常融合成片状脓湖，或可迅速发展至全身。患者有沟纹舌，指（趾）甲肥厚、浑浊。病程数月或更久，可反复周期性发作。

（二）中医学认识

1. 病因病机

本病多因湿热久蕴，兼感毒邪，热毒搏结，内燔营血，毒热炽盛，郁久成脓，发于肌肤；毒热易消灼阴液，久则阴虚血热或阴虚血瘀。

2. 临证心得

脓疱型银屑病可归属中医学"白疕"范畴，实证以湿热痹阻、瘀血阻络为主，虚证以肝肾不足、血虚风燥为主。本病或为湿热之邪侵袭人体；或素体内热感受湿邪，遇而化为湿热；或素体脾虚，湿邪内生，郁久化热，与外感之邪相搏引发疾病；或寒邪凝滞与湿相合郁久化热。湿热之邪或阻滞肝胆二经，或流注肌肤，或闭塞血脉导致血瘀，引起关节红肿疼痛，肌肤脓疱，若热盛肉腐则引起毛囊化脓。张老治疗本病以清热解毒、健脾化湿为法，所用方药中以白术、黄柏、田基黄、熟大黄、龙胆、拳参、地肤子为主，并以四妙勇安汤加减清热解毒，活血止痛。

四、皮下结节

（一）西医学认识

皮下结节是可触及的局限性圆形、椭圆形或不规则形的实质性皮肤损害。结节的形成可以是炎症性或非炎症性，可累及表皮、真皮或皮下组织，大小不一，小至粟粒，大如樱桃或呈莲藕状，互相融合可成为肿块。

皮下结节可见于复发性多软骨炎，95%以上病变发生在耳廓上，呈紫红色如豆粒大、高出皮面的结节，有灼热疼痛感。皮下结节可以有结节性红斑或结节性脂膜炎两种。结节性红斑是一种由于真皮脉管和脂膜炎症引起的一般位于小腿胫前部的红色或紫红色炎性结节性皮肤病。结节性脂膜炎则可见于头面、躯干、四肢，均可复发，春秋好发，典型结节常呈对称性成批出现，略高于皮面，中等偏硬，多不发生溃疡，消失后不留瘢痕。结节性脂膜炎是一种原发性脂肪小叶的非化脓性炎症，现在常称之为组织细胞吞噬性脂膜炎，好发于女性，任何年龄均可发病，以 30 ～ 60 岁多见。其组织病理学特征是：早期为脂肪细胞变性、坏死和炎细胞浸润，伴不同程度的血管炎改变；继之出现以吞噬脂肪颗粒为特点的脂质肉芽肿反应，可有泡沫细胞、噬脂巨细胞、成纤维细胞和血管增生等；最后皮下脂肪萎缩纤维化和钙盐沉着。

（二）中医学认识

1. 病因病机

结节主要是火热、痰凝、血瘀引起脾虚湿盛、脂质堆积、络脉不通所致。感受风邪，化生火热，或感受热毒，灼伤津液，导致血行不畅，瘀阻经络；或七情内伤，气滞不行，血脉不畅，气郁化火，灼津为痰，痰瘀互结，痹阻脉络；或湿热内蕴，阻滞经脉，气血不行，湿热浸淫，致血瘀痹阻经络而成。

2. 临证心得

张老认为本病的发病机制为湿热熏蒸肌肤，扰动血脉之气血运行不畅，湿浊痹阻经脉，导致络阻血瘀。病位在气血、肌肤。治疗上应将清热祛湿、活血化瘀、解毒散结作为基本方法。在急性期以祛邪为主，缓解期扶正祛邪并重或扶正兼祛邪。

皮下结节属于复发性多软骨炎者，95% 以上病变发生在耳廓上，呈紫红色如豆粒大、高出皮面的结节，有灼热疼痛感，多属于感受风湿毒邪，瘀积经络所致，治宜清热解毒，祛风胜湿，软坚活血。常用药物有金银花、连翘、蒲公英、大血藤、羌活、川芎、三棱、莪术、桃仁、红花、土鳖虫、急性子等。

结节性红斑，中医辨证多属于热毒丹核，病由风热毒邪侵入经络营血，血络凝滞所致，治宜清热解毒，清营凉血，软坚活血。常用药物有白花蛇舌草、半枝莲、连翘、牡丹皮、山慈菇、三棱、莪术、黄药子、桃仁、红花、漏芦、王不留行、青黛等。

结节性脂膜炎属于《中国医学大辞典》中所述的"湿毒流注"，其主要病机是素体脾虚湿盛，脂质堆积，聚湿生痰，复感热毒，内外合邪，痹阻经络，痰湿热毒瘀血相互凝结。治疗应以健脾化湿，祛痰散结，活血化瘀为主，常用药物有金钱草、龙胆、苍术、白术、黄柏、苦参、天竺黄、半夏、土茯苓、白芥子、胆南星、三棱、莪术、水蛭、桃仁、红花等。

痛风结节的临床表现往往是红肿热痛都很突出，发病部位多局限于两大拇趾，或足踝周围。其主要病机是湿热与浊毒兼夹为患，脾虚湿盛极易化生痰浊，痰湿浊毒痹阻经络，凝聚而成。其治则应是清热解毒，祛痰化湿，软坚散结，活血化瘀。常用药物有苍术、白术、金银花、虎杖、大血藤、板蓝根、独活、田基黄、熟大黄、苦参、水蛭、土鳖虫、三棱、莪术、桃仁、红花等。

五、皮肤溃疡

（一）西医学认识

皮肤缺损或者破坏达到真皮层或者真皮以下者称皮肤溃疡，一般是由外伤、微生物感染、肿瘤、循环障碍、神经功能障碍、免疫功能异常或先天皮肤缺损等引起的局限性皮肤组织缺损。皮肤溃疡可见于白塞病（BD），皮肤血管炎、类风湿血管炎等疾病。

白塞病虽以口腔溃疡为主要临床表现，但外阴和肛门周围皮肤也常出现溃疡，以复发性口腔溃疡、生殖器溃疡、眼炎及皮肤损害为特征，可以累及多种组织和器官。BD具有明显的地域分布特征和家族遗传倾向，与HLA-B51等位基因一起随着一些游牧民族或土耳其部落沿着丝绸之路的迁移而在亚洲和欧洲的人群中流行。研究发现，感染在BD起病中有重要作用，且链球菌、葡萄球菌、单纯疱疹病毒等病原微生物的感染在BD的发病中有促进作用。在BD致病过程中T细胞起重要作用，包括γδT细胞、细胞毒性T细胞、Th1细胞、调节性T细胞、Th17细胞等。大多数患者预后良好，但有少部分患者会因虹膜睫状体炎出现失明等后遗症。

（二）中医学认识

1. 病因病机

中医学认为本病与先天不足、饮食不节、嗜食辛辣刺激之品、劳逸失调、外感湿热、情绪躁动等因素有关。张老认为白塞病的病因为外感湿热、产后郁热、情志不遂、饮食不节、嗜食辛辣刺激之品、个体体质弱等，致使脏腑功能紊乱，滋生湿热浊瘀着于各肌窍或蕴结于关节而发为此病。基本病机是湿热、热毒、血瘀、体虚，热毒是其病机关键。本病病位在肝、脾、肾，重点在脾胃。湿热贯穿本病的始终，上中下三焦皆有湿热的临床症状，但以中焦湿热症状最为突出。脾胃是生湿之源，中焦湿热熏蒸，上行引导肝火上炎，侵犯上焦脏腑经络腠理皮肤，出现眼部虹膜炎，口腔、食管溃疡，上肢关节疼痛，皮肤红斑等临床表现；湿热下注侵犯下焦脏腑腠理皮肤，出现外阴溃疡、下肢红斑、关节疼痛等表现。

2. 临证心得

从《金匮要略》所用的方剂以甘草泻心汤为主方，又用苦参汤作为洗药，用雄黄熏蒸，以及赤小豆当归散等，说明清利湿热是治疗本病的主要方法。常用的药物有黄芩、黄连、黄柏、熟大黄、田基黄、龙胆、苦参、栀子、连翘、土茯苓等，同时应重用甘草。

六、紫癜

（一）西医学认识

涉及小血管的血管炎都可以出现紫癜，常见的有过敏性紫癜、过敏性血管炎、肉芽肿性多血管炎、显微镜下多血管炎、变应性肉芽肿性血管炎、冷球蛋白血症等。系统性红斑狼疮、类风湿血管炎、干燥综合征等也可见紫癜的表现，可以是高丙种球蛋白血症或冷球蛋白血症引起，也可以是血小板减少而导致。紫癜的病理表现为坏死性血管炎，临床可表现为紫癜或紫癜性丘疹，色鲜红或暗红，压之不褪色，长期使用糖皮质激素也可出现类固醇性紫癜。

过敏性紫癜发病年龄多为 3～14 岁，尤以学龄儿童多见，男性多于女性，春季发病较多。迄今为止，该病的病因未完全阐明，可能涉及感染、遗传、药物、疫苗及某些食物诱发等因素。发病机制以体液免疫异常为主，T淋巴细胞功能改变、细胞因子和炎症介质的参与在发病中起重要作用。此外，细胞免疫、大量炎性因子及凝血系统异常等亦有相关性。皮肤紫癜是过敏性紫癜最常见的症状（3/4 以上患者的首发症状），多为对称分布于重力或压力依赖区的紫癜（瘀点、瘀斑），成人及青少年多发生于下肢，也可泛发于全身，严重者可出现水疱、糜烂、溃疡，幼儿常见臀部受累，因其他原因不能行走的患者则常见于面部、躯干和上肢。

（二）中医学认识

1. 病因病机

中医病名亦称"紫斑"，以血液溢于皮肤、黏膜之下，出现瘀点、瘀斑，压之不褪色为其临床特征，是常见的出血性疾病之一，常伴鼻衄、齿衄，甚则呕血、便血、尿血。本病属血证范畴，中医古籍中所记载的"葡萄疫""肌衄""斑毒"等病证，与本病有相似之处。

《类证治裁》指出："肌衄，血出肤孔，属卫气不固，血乘阳分。脉洪，当归六黄汤。脉弱，保元汤。"《诸病源候论》曰："斑毒之病，是热毒入胃，而胃主肌肉，其热挟毒，蕴积于胃，毒气蒸发于肌肉，状如蚊蚤所啮，赤斑起，周匝遍体。"结合以上论述，其主要病机是病者素体阳气偏盛，内有蕴热，兼以外感风热毒邪，热煿营血，迫血妄行，外溢肌肤所致。

2. 临证心得

张老认为，风湿性疾病引起的紫癜，病机以热毒迫血妄行为主，所以治疗应以清热解毒、清营凉血、散风止血为主要法则。常用药物有白花蛇舌草、半枝莲、连翘、牡丹皮、茜草、生地榆、水牛角、蝉蜕、地肤子、白茅根、三七粉等。以上药物中止血药并不多，所以本症治疗重点并不在于止血，而是清热凉血，散风止血。

如合并有紫癜性肾炎，可选用大蓟、小蓟、山茱萸、覆盆子、金樱子、桑螵蛸、莲须、芡实等凉血止血，补肾固涩，以控制血尿、蛋白尿。

七、皮肤苍白、发绀

（一）西医学认识

皮肤苍白、发绀可见于雷诺病或系统性硬化、系统性红斑狼疮等多种风湿病的早期，多由于寒冷或情绪波动以及其他因素引起的肢端动脉发生痉挛，导致皮肤依次出现苍白、发绀、潮红的颜色改变，可因温暖而恢复正常。指甲皱襞毛细血管袢扩张或消失是区别硬皮病和原发性雷诺病的重要指征。

（二）中医学认识

1. 病因病机

本症的主要病因病机是病者素体阳气虚衰，复感寒邪，寒凝血瘀，血行迟缓，难以达到四肢末端。

2. 临证心得

本症治宜益气温阳，活血通脉。常用药物有黄芪、党参、附子、肉桂、葛根、地枫皮、桂枝、白芍、赤芍、苏木、红花、血竭等。张老认为血行缓慢除了由于气虚，无力推动血脉运行引起，同时还由血管痉挛，脉闭不通所致，所以既要补气活血通脉，还要解痉通脉，故常用葛根、白芍以起到解除痉挛的作用。

八、皮肤糜烂

（一）西医学认识

由于表皮破损显露出湿烂面，称为糜烂。水疱、脓疱、大疱破后易出现糜烂，丘疹、水肿性斑浸渍后的表皮被抓、磨、擦或者其他损伤，也可出现糜烂。糜烂表面愈后一般不留瘢痕。

皮肤糜烂可见于银屑病关节炎，尤其是银屑病皮损属于脓疱型者。

（二）中医学认识

1. 病因病机

素体湿热内蕴是本病主要病因。脾主湿而恶湿，若饮食失节，脾失健运，生湿化热；心烦不宁，五志化火伏于营血，使血热偏盛，热盛生风。复感受风热侵袭，或洗浴涉水，湿邪外客，或其他外邪侵扰，引动内风，湿热淫郁肌肤，发于腠理，聚于肌肤而发病。

2. 临证心得

张老认为本症治疗上宜以清热解毒、祛风燥湿为主，常用药物有苍术、白术、黄柏、龙胆、田基黄、苦参、熟大黄、土茯苓、地肤子、白鲜皮、白芥子等。

九、验案举隅

案1 患者张某，女，25岁，2014年8月21日初诊。

主诉：肩臂部浅红色硬结、疼痛12年。

病史：患者12年前无明显诱因出现肩臂部浅红色硬结，疼痛，于当地服中药，效果不明显，近半个月未用任何药物。现症见：左臂、后背、肩部、手背浅红色硬结节，严重时延及小腿，足部肿胀，继而发热，体温在38.5℃以下，曾于外院行皮肤活检诊断为脂膜炎，纳眠可，二便调，苔厚黄，脉缓滑。

查体：左上臂可触及条索状皮下结节，约6 cm×3 cm，四肢、背部可触及多处大小不等硬结，局部色紫红。

辅助检查：单核细胞百分比12.4%，ESR 86 mm/h，RF 22 IU/mL。

西医诊断：结节性脂膜炎。

中医诊断：瓜藤缠。

病机：热毒瘀结。

治法：清热凉血，软坚活血。

处方：白花蛇舌草20 g，半枝莲20 g，连翘20 g，牡丹皮20 g，熟大黄10 g，白术20 g，黄柏12 g，莪术15 g，桃仁10 g，红花10 g，土茯苓20 g，白芥子10 g。水煎服，24剂，每日1剂，早、晚餐后1小时温服，连服6日，停1日。

2014年10月18日复诊：停药20余天，近期复有发热，体温在38.5℃以下，腰背、四肢均有新起结节红斑，如葡萄大。纳眠可，二便调，苔白，脉弦滑。处方：上方去黄柏，加苍术10 g，龙胆12 g，荜澄茄12 g。水煎服，30剂。

患者30剂尽服后，结节完全消退，随访半年未有新起。

【按语】患者首诊出现发热，皮肤结节、红斑、疼痛，血沉较快，符合西医"炎症"特点，而清热解毒中药的抗炎作用已被公认。清热解毒药无论单味还是复方，对炎症反应均有不同程度的抑制作用。方中白花蛇舌草益气养阴，解毒散结而不伤正；连翘于外疏散风热，于内清热解毒，迫邪外出；半枝莲、牡丹皮清热凉血；土茯苓解毒利湿，以资其功；白术补中，以杜其源；熟大黄、黄柏利中下二焦，以泻其热，兼以活血；因其病势缠绵，结节反复，故以桃仁、红花、莪术活血软坚；白芥子与小茴香共为反佐，而尤以白芥子功著，张老认为其性辛温，既能温中散寒以防凉药碍胃，起反佐之用，又是涤痰搜刮要药。丹溪曰："痰盛则气愈结。"白芥子利气通络，散结行滞，使气行痰消，痰化而气行。诚如戴原礼所云："人身无倒上之痰，天下无逆流之水。故善治痰者，不治痰而治气，气顺则一身津液亦随气而顺矣。"

二诊病情反复，故去黄柏、小茴香，加用苍术性味雄烈，擅走肌表，引药走表兼以健脾，龙胆清泄肝胆湿热，荜澄茄反佐，温中行气。

案2 患者李某，女，32岁，2012年9月22日初诊。

主诉：双下肢结节性红斑、多关节游走性疼痛3个月，加重半个月。

病史：3个月前出现双下肢结节性红斑，局部疼痛，伴有发热，多关节游走性疼痛，在当地化验ESR 30～40 mm/h，RF（±），ASO（-），服用地塞米松片由每日8片逐渐减量至每日1片，症状有改善后停服2个月。半个月前症状加重。现症见：四肢关节游走性疼痛，以右膝、踝痛著，双膝下多个结节红斑，如核桃大小，色红，触痛，舌淡红，苔薄白，脉细数。

查体：双下肢多个红斑结节，如核桃大小，皮色红，触痛明显，膝踝关节无肿胀及压痛。

辅助检查：ESR 45 mm/h，RF（±）。

西医诊断：结节性红斑。

中医诊断：梅核火丹。

病机：湿热邪毒蕴郁肌肤、关节，阻闭经络气血。

治法：清热解毒，凉血活血，软坚散结。

处方：半枝莲30 g，金银花20 g，连翘20 g，牡丹皮20 g，夏枯草20 g，紫草20 g，桃仁10 g，赤芍20 g，红花10 g，莪术12 g，羌活15 g，川芎12 g，王不留行15 g，急性子15 g。15剂，水煎服，日1剂。

2012年10月9日二诊：结节性红斑消退，夜间低热37.3℃，肩、膝、拇指关节仍疼痛不减，呈游走性痛，舌红，苔黄腻，脉沉弦。处方：上方去夏枯草、急性子，加威灵仙20 g，牛膝20 g。

2012年10月23日三诊：结节性红斑消退后未再新起，体温正常，关节疼痛已经不明显，活动时关节仍感到不适，舌红，苔薄白，脉沉弦。处方：半枝莲30 g，金银花20 g，羌活15 g，赤芍20 g，红花10 g，王不留行15 g，蒲公英20 g，土茯苓30 g，虎杖20 g，独活20 g，薏苡仁20 g，川牛膝20 g，青风藤 20 g。上方 15 剂，水煎服，日 1 剂。

2012 年 11 月 12 日四诊：结节性红斑未再新起，周身关节均不疼痛，左膝外侧按之轻度压痛，舌淡红，苔薄白，脉沉弦。处方：上方去薏苡仁、青风藤、土茯苓，加牡丹皮 20 g，莪术 12 g。水煎服，隔日 1 剂，巩固疗效。嘱平时勿过劳，少食用辛热食品。

近期未再复发。

【按语】本案临床诊断为结节性红斑，属于中医学痹病——热痹、梅核火丹，治以清热解毒，凉血活血散结。

结节性红斑属于中医学的"梅核火丹""热痹"等范畴。结节多对称分布于下肢，色红、压痛，伴发热，四肢关节痛，舌红，脉细数。此乃湿热下注于肌腠脉络，营血循行受阻，以致热瘀血凝，热盛则结节色红，气血涩滞，不通则痛，血脉运行不畅，瘀血凝聚肌肤形成结节。

"热者寒之""坚者软之"，治疗以清热解毒祛邪为主，活血凉血，软坚散结辅之。清热凉血散结之法贯穿治疗的始终。清热解毒药选择走血分、有活血凉血功效的连翘、半枝莲、大血藤、金银花、虎杖与赤芍、牡丹皮、红花、王不留行、急性子、莪术、夏枯草相伍，凉血活血，散结消瘀；薏苡仁健脾利湿。临床屡用屡效。15 剂药后结节性红斑消退，手指关节、肩、膝仍疼痛，故中药去软坚消积散结的夏枯草、急性子，加威灵仙、川牛膝祛风通络，舒筋除痹，改善关节疼痛。

案 3　患者王某，女，32 岁，2011 年 9 月 22 日初诊。

主诉：双下肢紫癜 3 年，双上肢硬斑 2 个月。

病史：3 年前无明显诱因出现双下肢紫癜，一直未予诊治，近 1 年来出现双下肢无力，伴双膝关节疼痛，尤以双大腿肌肉为显。2 个月前无明显诱因出现双上肢硬斑，边界清楚，以前臂为多。1 个月前在外院以"多发性肌炎、局限性硬皮病、过敏性紫癜"收住院，给予强的松（60 mg/d）、甘草酸二铵注射液、甲氨蝶呤等治疗后症状有所改善，现服强的松 60 mg/d。现症见：纳眠可，活动后心慌气短，轻度脱发，月经正常，舌淡红，苔薄白，脉弦细。

查体：激素面容，双小腿弥漫性红色斑疹，腰及双上肢斑疹呈散在分布，双前臂、右肩、后背均见蜡样斑，双下肢肌力约Ⅳ级，双手雷诺征（±），两小腿广泛点状出血性紫癜。

辅助检查：ESR 100 ～ 115 mm/h，RF 1∶360（＋），血常规正常，ALT 59 U/L，LDH 248 U/L，HBDH 302 U/L，CK 157 U/L，尿常规正常。

西医诊断：过敏性紫癜，局限性硬皮病，皮肌炎。

中医诊断：肌衄，阳毒发斑，皮痹。

病机：热毒攻注血脉，血热妄行。

治法：清热凉血，健脾益气，活血止血。

处方：生地黄汤合四君子汤加减。黄芪 30 g，党参 20 g，金银花 20 g，连翘 20 g，赤芍 20 g，牡丹皮 20 g，白术 24 g，云苓 20 g，白茅根 20 g，茜草 20 g，炒地榆 20 g，生地黄 20 g。20 剂，水煎服，日 1 剂。

西药：强的松，40 mg/d，口服。

2011 年 11 月 3 日二诊：下肢皮肤紫癜消失，肌力较前改善，仍下蹲后起立困难，上台阶费力，胸闷，舌淡红，苔薄白，脉细数。效不更方，继服上方。强的松改为 30 mg/d。

2012 年 2 月 23 日三诊：肢体局限性硬皮损害已变软，仅留皮肤浅褐色色素沉着，下肢紫癜尽褪，4 个月未再新起。舌体淡胖，苔薄白，脉沉细涩。处方：四君子汤合桃红四物汤加减。黄芪 30 g，党参 20 g，白术 24 g，茯苓 20 g，当归 15 g，桃仁 12 g，赤芍 20 g，红花 10 g，苏木 10 g，王不留行 15 g，茜草 20 g，白茅根 20 g。20 剂，水煎服，日 1 剂。强的松减至 15 mg/d。

2012 年 7 月 6 日四诊：服药期间症状完全缓解，强的松减量至 10 mg/d 已 2 个月。因经常前额疼，停中药 20 余天。近 7 天左膝又有疼痛，不肿。月经量少，恶心。左膝浮髌征（＋）。舌淡红，苔薄白，脉沉细。处方：上方去茜草、茅根，加独活 30 g，猪苓 20 g，川牛膝 20 g。20 剂，水煎服，日 1 剂。强的松改为 5 mg/d。

随诊症状未再复发。

【按语】该案患者过敏性紫癜、皮肌炎、局限性硬皮病三者同病，临床实属罕见。中医诊断为肌衄、肌痹和皮痹，病情复杂。中西医结合治疗，中医以清热化湿、健脾益气、活血止血为治疗原则，方选四君子汤合桃红四物汤，获临床显著好转效果。

本案病变部位集中于皮肤、肌肉，性质为炎症及衄血。炎症为皮肤、肌肉的变态免疫反应性炎症。张老以清热解毒法作为自身免疫性疾病的基础治疗方法。热毒致炎，热毒攻注血脉，血热妄行，离经之血便是瘀血。治疗以清热解毒、凉血活血为第一原则，清热解毒药以甘寒、走血分者为佳。金银花、连翘、牡丹皮、生地榆、赤芍、生地黄、白茅根清热凉血；桃仁、红花、苏木、赤芍、茜草、王不留行活血止血。

脾主肌肉，主统血，湿性趋下，故紫癜以下肢伸侧，尤其是足阳明胃经所过之处为甚者更需从脾论治。故健脾化湿、益气统血亦为该病重要治法，选用黄芪、党参、白术、茯苓等药物。

患者病虽有三，但治疗上整体辨证，合而为一，标本兼顾，统一施治，创异病同治之范例。患者逐渐摆脱大量激素依赖，霍然向愈。

案4 患者魏某，女，25岁，2005年5月30日初诊。

主诉：双下肢红斑结节反复发作10年，加重1年。

病史：患者10年前双下肢出现水肿，且经常出现小点状斑丘疹，色红，有痒感，抓破后流脓水，以后反复起红斑结节，如樱桃或山楂大，可自行破溃，久不愈合，在当地诊为结节性红斑，使用强的松、羟氯喹、甲氨蝶呤等治疗，效果不显。近1年症状明显加重，不仅两小腿红斑结节增多，且前臂及股部深处亦出现巨大肿块，如核桃或鸡蛋大小，无痛痒感，亦不破溃，现仍日服强的松15 mg。平素易感冒，有慢性咽炎、扁桃腺炎病史。月经正常，经量偏少，舌质红，苔白，脉弦数。

查体：青年女性，颜面潮红，两小腿可见散在红斑结节，部分皮损破溃结痂，部分愈合后形成瘢痕。两手掌充血，雷诺征（＋），两臂及腹部深处可摸到数枚皮下圆形肿块如核桃大小，表面光滑，可移动，无触痛，皮色正常。

辅助检查：Hb 118 g/L，RBC 4.20×10^{12}/L，WBC 4.1×10^9/L，ESR 32 mm/h，肝肾功正常，尿常规（－），ANA 1∶100（±），抗ENA各项均（－），抗dsDNA（－）。病理检查：皮下结节组织检查诊断为结节性脂膜炎。

西医诊断：结节性脂膜炎。

中医诊断：瓜藤缠、葡萄疫。

病机：湿聚痰凝，热灼皮表。

治法：清化湿热，消痰散结，活血化瘀。

处方：三妙丸加味。夏枯草20 g，金银花20 g，连翘20 g，牡丹皮20 g，苍术12 g，黄柏12 g，薏苡仁20 g，土茯苓20 g，浙贝母12 g，莪术12 g，白芥子12 g，干姜6 g，甘草6 g。水煎服，日1剂，连服6日，停药1日。

西药：强的松 10 mg/d，口服。

医嘱：嘱低脂肪饮食，忌甜食，忌酒。

2005 年 8 月 2 日二诊：部分结节性红斑已见消散，但仍有新起红斑结节，结节较小如樱桃大，未破溃。舌红，苔白厚，脉滑。处方：三土汤加味。夏枯草 20 g，连翘 20 g，牡丹皮 20 g，土茯苓 20 g，土贝母 10 g，白芥子 12 g，土大黄 10 g，苦参 20 g，白术 20 g，山慈菇 15 g，莪术 12 g，鬼箭羽 20 g，干姜 6 g。水煎服，服法同前。强的松改为 7.5 mg/d。

2005 年 11 月 29 日三诊：大部皮损明显消减，无新起红斑结节，破损皮肤结痂，部分已脱落愈合，遗留色素沉着，两臂及腹部皮下肿块明显缩小，舌尖红，苔白，脉弦。处方：按二诊处方去苦参，加桃仁 10 g，红花 10 g。日 1 剂，连服 3 日，停药 1 日。

2006 年 2 月 25 日四诊：皮损全部愈合良好，痂皮脱落，无新起红斑结节，两臂及腹部皮下肿块已完全消散，舌质正常，苔白厚，脉弦。处方：仍按三诊方继服，每 2 日服用 1 剂。强的松完全停用。

2006 年 4 月 28 日五诊：病情稳定，无特殊不适，无新起红斑结节。舌脉同前。处方：夏枯草 120 g，连翘 120 g，牡丹皮 120 g，鬼箭羽 100 g，白术 120 g，土茯苓 120 g，桃仁 100 g，红花 100 g，山慈菇 100 g，莪术 120 g，浙贝母 100 g，白芥子 120 g。上药前 4 味水煎 2 遍取汁浓缩，余药研细，加入药汁，制成水丸，如绿豆粒大，每服 6 克，日服 2 次。

【按语】结节性脂膜炎与结节性红斑很易混淆，必须加以鉴别。结节性红斑一般多局限在两小腿，多发时亦可见于腹部或上肢，皮损一般不会破溃，更不会遗留瘢痕。结节性红斑的结节一般都比较小，而脂膜炎的结节则可大可小，有的大如鹅蛋；结节性红斑的结节贴近表皮，而脂膜炎的结节可以在皮下深层。结节性红斑的病理改变主要是血管炎，脂膜炎的病理改变则是脂肪组织炎症和坏死。

胖人多痰多湿，肥胖的实质就是脂肪的堆积。因此，对脂膜炎的辨证应为内湿蕴积，聚而生痰，痰核流注。湿与热合，湿热熏蒸，灼伤皮表出现红斑结节。陈士铎《辨证录》有云："人有遍身生块而痛者，此虽是痛风，然因湿气不入脏腑，而外走经络皮肤以生此块，乃湿痰结成者也。"前人的辨证思路是值得借鉴的。因此，张老对该病的治法就定为清化湿热，化痰散结，活血化瘀。方选三妙丸加味方，其中苍术、黄柏、薏苡仁、土茯苓燥湿化湿，金银花、连翘、牡丹皮清热解毒，浙贝母、白芥子化痰散结，夏枯草、莪术软坚活血，干姜反佐，甘草和中。后改用三土汤加味方，意在加强化瘀散结之力，其中土大黄、土贝母、山慈菇、莪术、夏枯草均有软坚散结之功效，白芥子为涤痰要药，朱丹溪云："痰在胁下及皮里膜外，非此（白芥子）不能达，古方控涎丹用白芥子正此义也。"

（李大可）

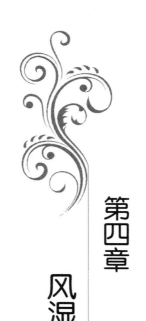

第四章

风湿病关节病变

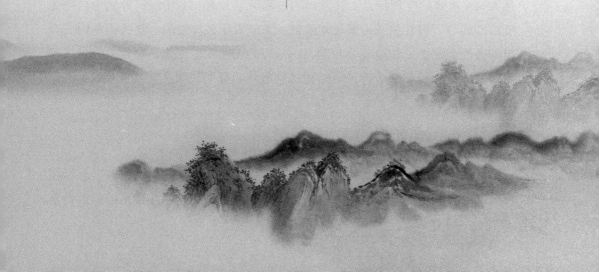

第一节　类风湿关节炎

一、西医学认识

（一）定义

类风湿关节炎（rheumatoid arthritis，RA）是以慢性、进行性、侵蚀性关节炎为主要临床表现的自身免疫性疾病，多见于中年女性，我国的患病率约为 0.2% ～ 4%。关节滑膜的慢性炎症、增生形成血管翳，侵犯关节软骨、软骨下骨、韧带和肌腱等，造成关节软骨、骨和关节破坏，最终导致关节畸形和功能丧失。

（二）病因及发病机制

RA 目前病因不明，可能是具有遗传倾向的个体由于接触特定的环境或微生物感染后而引起的免疫性炎症反应，导致持续的滑膜炎症和关节软骨以及邻近骨骼的破坏。在 RA 患者滑膜内可以检测到 EB 病毒 DNA 的表达。而其他环境因素还包括酒精摄入和吸烟等。女性在 50 岁以前患 RA 的可能性是男性的 3 倍。目前认为雌激素能抑制细胞免疫，但能刺激体液免疫，孕激素能刺激 Th1 型向 Th2 型转化。慢性滑膜炎症、血管翳形成、关节软骨骨质破坏为 RA 重要的病理特点。其发病的过程可以分为三个阶段，分别为自身免疫启动环节、慢性关节滑膜炎症阶段、关节骨质破坏阶段。炎症细胞因子介导的慢性炎症诱导细胞成分和滑膜内基因的表达发生变化，导致滑膜过度增殖以及软骨、骨和韧带等关节结构遭到破坏。抑制滑膜炎症反应是 RA 治疗的关键。

（三）临床表现

晨僵作为关节炎症的特异性表现，至少持续 30 ～ 45 分钟。由于患者在每天的某个时段不能活动，形象地比喻为"胶着现象"。RA 常见的早期受累关节是掌指（MCP）关节、近端指间（PIP）关节和腕关节。RA患者手部受累的典型代表为"天鹅颈"畸形和"纽扣花"畸形。RA的踝关节受累通常较轻，但严重进展型也可见骨破坏。膝关节为RA常受累关节之一，通过查体很容易发现膝关节的滑膜炎症与增生。RA肩部病变不仅累及肩关节的滑膜，而且累及锁骨远端的1/3、滑膜囊、肩袖以及颈部和胸壁的多组肌肉。肘关节屈伸受限是早期的临床表现之一。RA颈椎受累引起椎体排列错乱或半脱位，进而导致颈椎活动不稳定。RA脏器受累以肺部病变最为常见。

（四）诊断

RA的诊断参照2010年ACR/EULAR的RA分类标准和评分标准：至少1个关节肿痛，并有滑膜炎证据（即临床或超声，或MRI）；同时排除了其他疾病引起的关节炎，并有典型的常规放射学RA骨破坏的改变，可诊断为RA。如没有上述常规放射学RA骨破坏的改变出现则进入下表（表4-1）进行评分，总得分在6分以上也可诊断为RA。

表4-1　RA分类标准和评分系统

分类	具体分类标准		得分（分）
	受累关节数（个）	受累关节情况	—
受累关节	1	中大关节	0
	2～10	中大关节	1
	1～3	小关节	2
	4～10	小关节	3
	＞10	至少1个为小关节	5
血清学	RF或抗CCP抗体均阴性		0
	RF或抗CCP抗体至少1项低滴度阳性		2
	RF或抗CCP抗体至少1项高滴度阳性（＞正常上限3倍）		3
滑膜炎持续时间	＜6周		0
	＞6周		1
急性时相反应物	CRP或ESR均正常		0
	CRP或ESR增高		1

（五）治疗

非甾体抗炎药是在 RA 中最常使用且非常有效的辅助治疗药物，双氯芬酸、醋氯芬酸、布洛芬、阿司匹林、塞来昔布等均为临床常用药，起镇痛和抗炎作用。RA 治疗中使用激素最常见的情况是每日服用小剂量激素作为辅助治疗，可以快速改善 RA 的症状，改善关节活动功能，小剂量激素（≤ 7.5 mg/d，早晨顿服）的益处已被证实。常用的抗风湿慢作用药有：甲氨蝶呤、来氟米特、柳氮磺吡啶、羟氯喹、艾拉莫德。较少应用的抗风湿慢作用药有：米诺环素、多西环素、金制剂、青霉胺、硫唑嘌呤、环孢素、他克莫司等。在启动和维持类风湿性滑膜炎的炎症和增殖过程中，肿瘤坏死因子 –α（TNF–α）起关键性作用。TNF–α 抑制剂（阿达木单抗、依那西普和英夫利昔单抗）是最有效的改善疾病症状和体征、改善关节功能、延缓 RA 影像学进展的一类药物。雷公藤多苷、白芍总苷等植物提取药具有一定的免疫抑制和（或）免疫调节作用。

二、中医学认识

（一）概述

类风湿关节炎属于中医"历节病""历节风""白虎历节""痹病""痹热"范围。早在《内经》中就有"其热者，阳气多，阴气少，阳遭阴，故为痹热"的记载。至汉代，张仲景在《金匮要略·中风历节病脉证并治》中指出："病历节不可屈伸，疼痛，乌头汤主之""诸肢节疼痛，身体魁羸，脚肿如脱，头眩短气，温温欲吐，桂枝芍药知母汤主之。"仲景有湿痹、风湿、历节之区别。《诸病源候论》载："历节风之状，短气自汗出，历节疼痛不可忍，屈伸不得是也。"唐代孙思邈首次提出了"热毒流于四肢，历节肿痛"这一病理机制，并以犀角汤施治。明代王肯堂对四肢关节痛描述的更为详细，指出"两手十指，一指疼了一指疼，疼后又肿，骨头里痛。膝痛，左膝痛了右膝痛……昼轻夜重，痛时觉热"，这与类风湿关节炎活动期的关节表现极为相似。类风湿关节炎活动期失治、误治，常可致关节变形、肢体废用。对此，《千金要方》记载："夫历节风着人，久不治者，令人骨节蹉跌。"清代《张氏医通》亦言日久不愈，可致"肢节如槌"状，可见前人认识之深刻。焦树德教授首次提出并确立了"尪痹"病名，现临床中我们多以"尪痹"命名类风湿关节炎。

（二）病因病机

《素问·痹论》云："风寒湿三气杂至，合而为痹。其风气胜者为行痹，寒气胜者为痛痹，湿气胜者为着痹也。"这是痹病最经典的论述，是中医内科痹病辨证分型的理论支持和依据。《儒门事亲》认为"痹病以湿热为源，风寒为兼，三气合而为痹"，强调湿热之邪为痹病之根源，进一步完善了痹病的病因学理论。随着对痹病外因认识的不断加深，发病之内因亦有大量论述。《素问·痹论》提出素体虚弱，正气不足，腠理不密，卫外不固是引起痹证的内在因素。《中藏经》亦云："痹者，风寒暑湿之气，中于脏腑之为也。"《类证治裁·痹症》云："营卫先虚，腠理不密，风寒湿乘虚内袭，正气为邪所阻，不能宣行，因而留滞，气血凝涩，久而成痹。"《医林绳墨·痹》曰："痹由气血虚弱，荣卫不能和通，致令三气乘于腠理之间。"从以上经典论述中，我们不难看出尪痹发病是正虚、外邪共同作用的结果。先天禀赋不足、饮食劳倦、情志内伤导致气血不足、肝肾亏虚而卫外不固，风、寒、湿、热之邪乘虚而入，内外合邪，机体气血运行不畅，痹阻经络、骨节，致肢体关节疼痛，内而脏腑。在尪痹的发病过程中，先天禀赋体质不同，病邪可以出现从化，如《顾松园医镜》云："邪郁病久，风变为火，寒变为热。"在发病过程中气血运行不畅可以出现痰浊、瘀血，其作为病理产物进一步阻滞气血运行，互为因果，病情缠绵难愈。

《素问·四时刺逆从论》云"厥阴有余病阴痹，不足病生热痹"，首次提出了"热痹"之名，并提出热痹形成的机制："其热者，阳气多，阴气少，病气胜，阳遭阴，故为痹热"，为后世热痹的辨证治疗提供了理论依据。张老认为辨清寒热是类风湿关节炎治疗的关键。临床中绝大多数急性期 RA 患者肿痛关节处皮温增高，抚之多热，CRP、ESR、RF 等多项免疫炎性指标居高，滑膜炎症为 RA 主要病理基础。因此，"炎"是类风湿关节炎发病的关键所在，由此张老提出了"因炎致痹、因炎致痛、炎生热毒、因炎致瘀"的 RA 发病新观点。风湿热毒，直中肌肤，或风寒湿邪郁化热毒，或失治、误治助火生毒，热毒炽盛，痹阻关节，流于血脉，发为热痹。张老认为，活动期 RA 当以热痹论治，清热解毒、利湿消肿作为类风湿关节炎的基础治疗方法。

（三）临证心得

1. 治疗用药特色

张老认为，本病的治疗急性活动期应重用清热解毒、利湿消肿，急则治其标；在处方用药上注意顾护脾胃之气，加用小茴香、荜澄茄等药物反佐。

（1）清热解毒：患者素体脏腑积热，或阴虚血热，或阳气偏盛，外感风寒湿热毒，而致湿热毒蕴结，导致湿邪痹阻经络，流注骨节，攻注脏腑。其病位在骨节、筋脉，其次在经络、血脉，病性属热，以湿为本，兼热毒、痰瘀。其基本病机为湿热毒痹阻经络、筋脉、骨节。类风湿关节炎活动期主要以清热解毒立法，热重于湿者，清热解毒；湿重于热者，清热利湿解毒；湿热伤阴者，清热与滋阴并用；邪毒内伏者，益气托毒，搜风祛湿。金银花甘寒清芳，性偏宣散，清热解毒之药力雄厚，善治温病血热，内除脏腑之热毒，外治痈肿疮毒、斑疹疥癣，并无败胃伤正等不良反应。大血藤除了具有清热解毒作用外，还具有活血化瘀、祛风止痛功能。虎杖除了具有清热解毒作用以外，还兼有清利湿热、散瘀止痛功能，与金银花及大血藤配伍不仅能加强清热解毒作用，更有助于增强消肿止痛的功能。板蓝根具有凉血清肺之功能，与金银花、大血藤、虎杖一起配伍，不仅极大地发挥清热解毒作用，更有助于增强消肿散瘀的功能。大血藤、虎杖、板蓝根均为大苦大寒之品，容易碍胃滞肠，导致泄泻。因此，用药的同时必须配伍大剂温中和胃或温里补阳药，如高良姜、吴茱萸、小茴香、干姜、肉桂等，以确保用药稳妥。

（2）利湿消肿：湿为阴邪，其性黏腻、重着，湿与热合，可出现《温病条辨》所谓的"湿聚热蒸，蕴于经络，寒战热炽，骨骺烦痛，舌色灰滞，面目萎黄，病名湿痹，宣痹汤主之"的症状。湿与热合，相互滋生。因湿生热者，多为饮食不节，脾胃受损，湿邪内生，郁而化热。因热生湿者，脏腑积热蕴毒，热毒炽盛，脏腑气机失于宣畅，水液不得宣通，聚滞而为水湿也。因此，热毒重可生湿，湿邪盛能化热，湿热毒交织于一体，痹阻经络，流注骨节，着于筋脉，攻注脏腑形成风湿病反复发作、难以根治的主要内在原因。在内湿的治疗上，可用猪苓、泽泻、茯苓等药物利水渗湿，根据患者的体质形成个体化治疗方案，辨证选用芳香化湿、健脾祛湿等药物。

"无湿不成痹"，内湿又易招致外湿侵入，形成内外合邪，里外湿恋。素体湿盛者，外感湿邪易引动内在之湿，内有湿邪又易招致外来之湿邪，正如张景岳所说"未有表湿不连脏，里湿不连腑者"，内外相引，同气相求，是湿痹病顽恶，缠绵难愈，易复发的原因。所以在祛除内湿的同时，一定要祛除外湿，应用羌活、独活等祛风除湿药物。

2. 自拟基本方

张老强调类风湿关节炎的病因病机多为腠理空疏，感受风湿热毒，攻注骨节；或素体阳气偏盛，感受风寒湿邪，郁久从阳化热。患者多偏重于湿热浸淫，因此在辨证用药上需要使用重剂清热解毒和健脾利湿之品，而且需要叠加用药以求其协同作用。如清热解毒药往往是金银花、虎杖、大血藤、板蓝根诸多药味同时使用，健脾利水药物如猪苓、泽泻、车前草、茯苓皮等一起叠加使用。病程日久多痰多瘀，需配合化痰祛瘀的治疗方法。

自拟方：金银花 20 g，大血藤 20 g，虎杖 20 g，猪苓 20 g，猫眼草 15 g，泽泻 20 g，羌活 15 g，独活 20 g，川牛膝 15 g，川芎 12 g，桂枝 10 g。

金银花药性平和，广泛适用于诸多热毒病症，且与其他清热解毒药合并应用，能协同增效；大血藤、虎杖性味苦寒，对于此类顽症，非此大剂联合应用，难以克其毒、制其邪，故以此为君药。猫眼草、泽泻、猪苓清热除湿为臣药。羌活、独活、川芎、川牛膝祛风胜湿、通经活络为佐药。桂枝为使药，温经散寒防苦寒凉遏之弊。

患者急性期四肢大小关节灼热肿痛，以两腕、手足小关节为重，或低热，关节屈伸受限，触压痛明显，痛处有搏动感或跳痛感，尿黄或赤，大便干结，舌红少苔，脉弦紧。热重于湿型重用金银花、大血藤、虎杖等清热解毒之品。如主症为关节肿痛，肿甚痛缓，以两腕、指、膝、踝关节为重，关节或滑囊积液，或有腱鞘囊肿，四肢肌肉沉重、酸胀、疼痛，舌质淡红，苔白厚或腻，脉沉缓或濡，则为湿热交困，攻注关节肌腠，证属脾虚湿盛，重用猪苓、泽泻、车前草、薏苡仁以健脾利湿。如主症为两腕、指关节肿痛，两肘疼痛不能伸直，两腕强直，屈曲受限，两手指节变形，两肘、指节周围出现皮下结节，舌暗红，苔白，脉缓滑，为病程日久，湿热蕴结，脉络痹阻，湿变为痰，证属痰瘀互结，加用莪术、红花、川牛膝软坚、活血、通络，白芥子温化痰湿。如主症为四肢大小关节疼痛，两腕、两手指关节肿胀、灼热，触压痛明显，四肢有风冷感，或有大便溏泄，舌质淡，苔白，脉沉缓，为病程日久，湿热蕴结，攻注关节，风寒外束，证属寒热错杂，加用桂枝温经散寒。

三、验案举隅

案 1 患者张某，女，49 岁，2019 年 4 月 5 日初诊。

主诉：四肢关节肿胀疼痛 3 个月，加重 1 周。

病史：患者 3 个月前出现四肢关节肿胀疼痛，加重 1 周，在外院就诊予口服止痛药，疼痛减轻，但仍有关节肿、晨僵。现症见：对称性关节肿痛，以双腕、膝、踝关节为甚，晨僵，阴雨天症状加重，乏力，舌质红，苔黄腻，脉沉数。

查体：双腕轻度肿胀，右手掌指关节肿胀，左膝关节疼痛。

辅助检查：ESR 45 mm/h，RF 41 IU/mL。

西医诊断：类风湿关节炎。

中医诊断：尪痹。

病机：湿热内蕴。

治法：清热解毒，利湿通络。

处方：雷公藤 12 g（先煎），金银花 20 g，大血藤 20 g，羌活 12 g，独活 15 g，猫爪草 20 g，川芎 12 g，细辛 6 g，薏苡仁 30 g，牛膝 20 g，漏芦 12 g，土茯苓 30 g，荜澄茄 6 g。水煎服，日 1 剂。

2019 年 4 月 12 日二诊：症状略有减轻，晨僵时间有所缩短，仍双腕关节肿痛，右手掌指关节肿胀，左膝关节疼痛，仍需时服止痛药物，舌质红，苔薄黄，脉沉而细数。ESR 40 mm/h，RF 40 IU/mL。予以雷公藤加量，去牛膝、川芎，加车前草利湿，细辛加量至 10 g 止痛，并加用板蓝根加强清热解毒力度，处方如下：雷公藤 15 g（先煎），金银花 20 g，大血藤 20 g，板蓝根 20 g，羌活 15 g，独活 20 g，薏苡仁 20 g，猪苓 20 g，土茯苓 30 g，车前草 20 g，猫爪草 20 g，细辛 10 g，荜澄茄 6 g。水煎服，日 1 剂。

2019 年 4 月 19 日三诊：双腕、手指以及膝关节仍有疼痛，但肿胀略有减轻，纳差，舌质红，苔黄，脉滑。仍需服用止痛药物，处方：雷公藤 15 g（先煎），金银花 20 g，大血藤 20 g，板蓝根 20 g，羌活 15 g，独活 20 g，薏苡仁 20 g，猪苓 20 g，土茯苓 30 g，车前草 20 g，猫爪草 20 g，细辛 10 g，荜澄茄 6 g，白芷 10 g，威灵仙 15 g，香附 9 g，砂仁 9 g。水煎服，日 1 剂。

2019 年 4 月 26 日四诊：患者双手关节疼痛减轻，基本不用服用止痛药物，晨僵时间明显缩短，活动较前灵活，双腕关节、右手掌指关节肿胀减轻，左膝关节疼痛减轻，舌质红，苔薄白，脉弦。ESR 22 mm/h，RF 20 IU/mL；效不更方，坚持服药，并渐改为隔日 1 剂。

此后多次随诊，诸关节疼痛均减轻，诸关节未见肿胀。

【按语】《类证治裁》言"着痹，留有定处，身重酸痛，天阴即发"，关节疼痛，固定不移，下肢有肿。对于湿痹，湿性重浊，易于趋下，黏腻难去，是导致类风湿关节炎关节肿胀变形、缠绵难愈的根本所在。诸多关节炎出现的重着感或晨僵皆与湿邪这一特点有着莫大的关系。《素问·至真要大论》云："诸痉项强，皆属于湿。"湿邪阻碍经络、筋脉、骨节之气机，入注经络后则病者感酸沉重着，筋骨疼痛，腰痛不能转侧，湿邪阻碍阳气，阳气郁而不能伸展。故治疗时必须重视湿邪的祛除。

在临床上，张老认为，治疗湿邪应该注意以下问题：首先，治水湿之法，可利可化，通利为常法，温化为非常之法，皆因温化为燥，燥虽能胜湿，亦能助风化热，对于寒湿兼夹者可以应用，若有热有风者，皆不可应用温燥药。其次，利湿不能伤阴，湿性属阴，利湿太过难免伤阴。阴虚则内风动，内热生，不利于风湿病的治疗。因此，湿不能不利，阴不可不护，所以在临床上不到万不得已不用攻逐水饮之剂。且在利湿的同时加用护阴之品，代表方为猪苓散，使得水利而阴不伤，趋其利，避其弊。对由湿化水的治疗，还应以脾肾为本，辨证施治。最后，利湿不可过于活血通络，防止加重渗出、肿胀，造成关节活动障碍。

案 2 患者张某某，女，38 岁，2019 年 6 月 12 日初诊。

主诉：关节疼痛，伴晨僵 7 年。

病史：患者全身大小关节疼痛 7 年，右肘、双膝、双腕、双踝以及手指关节疼痛明显，伴晨僵，阴雨天症状加重。自服止痛药，效不佳。现症见：右肘、双膝、双腕、双踝以及手指关节疼痛明显，伴晨僵，受凉、阴雨天症状加重，常咽痛，舌淡红，苔薄白腻，脉弦稍滑。

查体：右肘、双腕、左膝肿胀，双手近指关节轻度梭形肿。

辅助检查：ESR 75 mm/h，RF 86.6 IU/mL，ASO 311.4 IU/mL，血常规（－）。

西医诊断：类风湿关节炎。

中医诊断：尪痹。

病机：湿热痹阻。

治法：清热利湿，解毒通络。

处方：金银花 20 g，黄柏 12 g，猫眼草 15 g，蜂房 10 g，薏苡仁 20 g，川牛膝 20 g，茯苓 30 g，白术 24 g，猪苓 20 g，泽泻 20 g，雷公藤 15 g（先煎），青风藤 20 g，车前草 20 g，荜澄茄 10 g，木防己 10 g，透骨草 20 g。24 剂，水煎服，日 1 剂，每服 6 天，停服 1 天。

医嘱：避风寒，适劳逸，节饮食，畅情志。

2019 年 7 月 10 日二诊：服用前方后，左膝肿胀减轻，腰、肘、膝、踝及双手部分指节仍疼，偶有泛酸，咽痛，声哑，舌淡，边有齿痕，苔黄厚，脉弦细。处方：上方去透骨草，加板蓝根 20 g，萆薢 20 g。24 剂，水煎服，日 1 剂，每服 6 天，停服 1 天。调护同前。继服来氟米特片，10 mg，每日 1 次。

2019 年 8 月 7 日三诊：左膝肿胀减轻，腰、肘、膝、踝及双手部分指节仍疼，时有胃脘不适、烧心，时咽痛，声哑，舌红，苔白，脉弦细。治疗上仍以清热利湿、祛瘀通络为原则。处方：金银花 20 g，大血藤 20 g，猫眼草 15 g，蜂房 10 g，薏苡仁 20 g，川牛膝 20 g，茯苓 30 g，白术 24 g，猪苓 20 g，泽泻 20 g，雷公藤 15 g（先煎），青风藤 20 g，猫爪草 20 g，荜澄茄 10 g，木防己 10 g，板蓝根 20 g。24 剂，水煎服，日 1 剂，每服 6 天，停服 1 天。调护同前。

2019 年 9 月 11 日四诊：左膝肿胀基本消退，关节基本不痛，阴雨天左膝灼热感，晨僵不明显，时咽痛，声哑，舌淡红，苔白，脉沉细。前方去猫爪草，加威灵仙 20 g，穿山龙 30 g。24 剂，水煎服，日 1 剂，每服 6 天，停服 1 天。调护同前。继服来氟米特片，10 mg，每日 1 次。

【按语】该患者为类风湿关节炎，患者全身大小关节疼痛，阴雨天症状加重，怕风冷，晨僵，右肘、双腕、左膝肿胀，双手近指关节轻度梭形肿，ESR 75 mm/h，属于类风湿关节炎活动期。中医处方原则应审证求因，辨证论治。虽然几乎所有类风湿关节炎患者均表现关节怕风冷，但是，临床经验告诉我们不能按寒痹治疗，所有活动期类风湿关节炎均为热痹，当以清热解毒为主治疗。现代风湿病的含义已经不仅仅是建立在症状学基础上的概念。借助于免疫学、病理学去审视风湿病，所有痹证都离不开一个"炎"字。类风湿关节炎的病理基础为免疫炎性反应。"有炎即有热""热与毒相伴""因炎致痛""炎消则痛止"。《素问·阴阳应象大论》指出："治病必求于本。"类风湿关节炎的主要特征是关节滑膜的持续性变态反应性炎症。只有在根本上抑制滑膜的炎性病变，才能挽救和保留关节的正常功能。故治疗原则是清热解毒，消炎治本。此正所谓"亢则害，承乃制，制则生化"。现代药理研究表明，清热解毒药能调节免疫功能，抗炎杀毒，减少或消灭抗原，减少渗出，抑制抗体产生，具有多环节抑制其滑膜炎症反应功能。总之，对于类风湿关节炎活动期的治疗原则，应以清热解毒为主。在此基础上辅以祛风除湿、活血通络之品。患者关节疼痛，且肿胀，有积液，是湿盛邪瘀的表现。治疗上祛湿利湿有助于积液的消减，但这只能治标不能治本。该水湿停聚于关节的主因是"因炎致肿"，这种关节炎性肿必须在清热解毒的基础上利水消肿，故治疗以清热解毒利湿为主，方用四妙丸合五苓散加减治疗。痹证是慢性顽疾，非长程大剂不能遏其源、除其根。而固护脾胃是用药的基本保障，清热解毒药大多苦寒败胃，故配伍温中和胃的药物。

案3 患者李某，女，30岁，2019年10月22日初诊。

主诉：全身多关节游走性疼痛1年。

病史：患者因1年前生产后受凉，出现全身多关节的游走性疼痛，现双手指关节肿胀疼痛，双手腕弯曲时疼痛，双膝关节下蹲尚可，其他关节轻痛。

查体：双腕、双肘、双膝关节肿胀，压痛（+）。

辅助检查：RF（+），ASO（+），ESR 48 mm/h。

西医诊断：类风湿关节炎。

中医诊断：尪痹。

病机：风湿热毒痹阻。

治法：清热解毒，祛风除湿。

处方：金银花20 g，大血藤20 g，雷公藤10 g，虎杖20 g，羌活15 g，独活20 g，川断15 g，川牛膝15 g，鬼箭羽15 g，红花10 g，制川乌6 g，桂枝10 g。18剂，水煎服，日1剂。

2019年11月19日二诊：手、腕等多关节已经不痛，腰背部疼痛感明显，其他关节仅在阴雨天或受凉时有轻微的不适感。舌淡红，苔白，脉弦细。处方如下：葛根20 g，金银花20 g，大血藤20 g，虎杖20 g，羌活15 g，独活20 g，川芎12 g，川断15 g，川牛膝15 g，鬼箭羽15 g，红花10 g，荜澄茄12 g。24剂，水煎服，日1剂。

2019年12月20日三诊：腰背部轻痛，两手发酸，两肩作痛，其余关节已不痛，复查 ESR 21 mm/h，舌淡红，苔黄，脉弦细。按 11 月 19 日方去川断，加白芍 20 g，白术 20 g。24 剂，水煎服，日 1 剂。嘱咐患者坚持服药直至痊愈。

【按语】 风湿痹病多为慢性病，本患者因产后阴血亏虚，外加感受风寒湿邪而致病。中焦脾胃湿热，热迫津蒸，腠理开泄，汗出当风，感受寒湿之邪而化热，表现为关节部位的红肿热痛。中医诊断为尪痹。《素问·四时刺逆从论》指出："厥阴有余病阴痹，不足病生热痹。"所谓痹热，是以关节出现肿胀、疼痛，灼热，屈伸不利，伴有发热临床表现的痹病。所以张老在治疗上以清热解毒为治疗一切风湿类疾病的首要原则，并且遵循"不通则痛""不荣则痛""炎热灼痛"的原则，重用金银花、连翘等清热而不败胃类药物。因患者素体阴血亏虚、肝肾不足，所以在治疗上注重补肝肾、强筋骨，同时也体现在病情稳定时，治病求本。

案 4 患者董某某，女，49 岁，2018 年 7 月 12 日初诊。

主诉：四肢关节疼痛 1 年，加重 1 个月。

病史：患者 1 年前劳累后出现四肢关节疼痛，以双手近指关节、掌指关节以及右膝关节为主，逐渐加重，未系统治疗。近 1 个月来累及左髋关节、颈项和腰部，遇冷诸症加重，右肩关节疼痛明显，怕风冷，阴雨天加重，纳可，入眠困难，舌暗红，苔薄白，脉弦细。

查体：双手部分近指关节、掌指关节呈梭形肿胀，右足背外侧肿胀。

辅助检查：RF（+），ASO 149 IU/L，CRP、血常规、免疫球蛋白均正常。右膝关节 X 线片示右胫骨外生骨疣。

西医诊断：类风湿关节炎。

中医诊断：尪痹。

病机：湿热瘀毒痹阻。

治法：清热解毒，利湿通络，活血化瘀。

处方：通痹汤加减。金银花 20 g，黄柏 12 g，羌活 15 g，独活 20 g，川芎 12 g，川牛膝 20 g，猫眼草 15 g，土茯苓 20 g，大血藤 20 g，雷公藤 10 g，威灵仙 15 g，细辛 10 g，赤芍 20 g，吴茱萸 6 g，王不留行 15 g。12 剂，水煎服，日 1 剂。

2018 年 8 月 2 日二诊：双手关节肿胀减轻，仍以右侧为主，晨僵时间缩短，右肩关节疼痛，右膝关节肿胀，难以下蹲，怕风冷，阴雨天加重，眠欠佳，胸闷，胸前区疼痛，舌红，苔白，脉弦细。方药：上方加桂枝 12 g。

2018 年 9 月 13 日三诊：右膝关节轻度肿胀，久行后疼痛连及右侧小腿，腰、右肩关节、足部有进风感，右足拇趾压痛，右手部分手指轻度肿胀，舌红苔黄，脉弦细。方药：初诊方加薏苡仁 20 g，桂枝 10 g。

2018 年 9 月 29 日四诊：症状明显减轻，双手晨僵轻微，右膝关节轻度肿胀，腰部及右肩关节酸痛不适，颈项及肩关节处怕冷，舌淡红，苔薄白，脉沉。方药：初诊方加沙参 15 g。

2018 年 11 月 3 日五诊：停药后每于早晚出现右手关节胀痛。现右膝关节、右踝关节肿胀疼痛，久行劳累后加重，怕凉，腰、颈、肩时有不适感，偶有胸闷，双下肢木乱感，舌红，苔少，脉沉缓。方药：金银花 20 g，黄柏 12 g，羌活 15 g，独活 20 g，川芎 12 g，川牛膝 20 g，猫眼草 15 g，土茯苓 20 g，大血藤 20 g，雷公藤 10 g，半夏 9 g，苏木 10 g，红花 10 g，桂枝 12 g，荜澄茄 12 g。

2018 年 12 月 20 日六诊：停药 1 个月。右膝关节、右踝关节轻度肿胀，行走时疼痛，双手发胀，右肩关节、颈项、右肘、腰部怕冷，疼痛，夜间双下肢木乱感，咽痛，晨起为甚，舌红，苔薄白，脉缓滑。方药：金银花 20 g，黄柏 12 g，羌活 15 g，独活 20 g，川芎 12 g，川牛膝 20 g，猫眼草 15 g，土茯苓 20 g，大血藤 20 g，雷公藤 10 g，板蓝根 20 g，土鳖虫 10 g，红花 10 g，吴茱萸 6 g，王不留行 15 g，荜澄茄 12 g，白芥子 12 g。

2019 年 1 月 7 日七诊：症状减轻。手指疼痛减轻，仍感发胀，右侧颈肩疼痛，苔黄，脉沉缓。方药：上方加葛根 20 g。

2019 年 1 月 18 日八诊：晨起手指发胀，右肘偶有疼痛，双膝劳累后疼痛，时有腰痛，纳可，大便调，舌红，苔薄白，脉沉缓。方药：上方减葛根、土鳖虫、红花，加赤芍 20 g，川断 20 g。

【按语】张老在临床处方时多以通痹汤加减治疗，多数患者能收到较好的疗效。因此通痹汤就成了他治疗类风湿关节炎的常用方，用专业的说法就是辨病方，即活动期的类风湿关节炎就用该方治疗。中医辨病专方专药是针对疾病的基本规律而使用的，这和现代医学针对病用药的思路有相似性。如岳美中在《岳美中医学文集》谈专方中举例："再如鹤膝风，膝关节红肿疼痛，步履维艰，投以《验方新编》四神煎恒效。药用生黄芪 240 g，川牛膝 90 g，远志肉 90 g，石斛 120 g，先煎四味，用水 10 碗，煎至 2 碗，再加入金银花 30 g，煎至 1 碗，顿服。历年来余与人用此方治此病，每随治随效。他如疟疾用常山剂、达原饮，胸痹用瓜蒌薤白剂，肺痈用千金苇茎汤，胃痛用小建中汤，均有良效。凡此都说明专方治专病，疗效确切。"

（张艳艳）

第二节　强直性脊柱炎

一、西医学认识

（一）定义

强直性脊柱炎（ankylosing spondylitis，AS）是一种慢性、非特异性、炎症性疾病，主要累及中轴骨、骶髂关节及外周关节，并伴有关节外表现。临床主要表现为颈、背、腰、髋、臀等部位疼痛、僵硬，活动后减轻，严重者可致脊柱强直和畸形，影响日常生活。本病多见于 13～40 岁的青壮年，8 岁以前及 40 岁以后发病者极少见，男性患者明显多于女性患者。

脊柱关节炎（spondyloarthritis，SpA）是包含多种关节炎的一组疾病，包括 AS、未分化 SpA、反应性关节炎、银屑病关节炎、幼年 SpA，以及与炎性肠病（包括克罗恩病和溃疡性结肠炎）相关的关节炎。AS 是 SpA 的原型。2009 年国际脊柱关节炎评估协会（Assessment of Spondylo Arthritis International Society，ASAS）将 SpA 分为两类：①主要累及脊柱和骶髂关节者称为中轴型 SpA（axSpA），包括 X 线片可见骶髂关节炎改变的 AS，以及 X 线片未见骶髂关节炎改变的 axSpA（非放射学 axSpA，nr-axSpA）；②主要累及外周关节者称为外周型 SpA，多表现为外周关节炎、外周附着点炎及指（趾）炎。

（二）病因及发病机制

AS 的病因病机尚不明确，多数研究表明其发病与遗传、免疫异常、感染因素相关。现已证实主要组织相容复合物（MHC）单倍型 HLA–B27 与

AS 的易感性密切相关，并有明显的家族聚集倾向。临床上，多数 AS 患者都有泌尿系统及肠道感染病史，提示感染可能是 AS 的诱发因素。

（三）临床表现

1. 全身及骨骼关节症状

全身表现轻微，部分患者可见疲劳、体重下降、低热等症状。AS 最常见腰背痛，发生率高达 80%。24%～75% 的 AS 患者在病初或病程中累及外周关节，病变多为非对称性，常只累及少数关节或单关节。38%～66% 的患者可出现髋关节受累，表现为髋部疼痛、活动受限、屈曲挛缩及关节强直。儿童期发病者则更易见。

2. 眼部及神经症状

25%～35% 发热患者会出现急性前葡萄膜炎或虹膜睫状体炎，这是 AS 最常见的关节外表现。典型表现为急性、单侧发作，也可双侧交替发作，出现眼部疼痛、红肿、畏光、流泪等症状，容易复发。神经系统后遗症包括压迫性脊神经炎、坐骨神经痛、椎骨骨折、半脱位以及马尾综合征等，而自发性寰枢椎前半脱位是 AS 较常见的临床表现，可伴或不伴脊髓压迫症状。

3. 脏器受累

AS 患者可累及多器官。心脏受累既可无症状，又可出现严重症状，如主动脉瓣关闭不全、房室传导阻滞、心肌肥厚等，甚至可引起充血性心力衰竭。肺受累是 AS 后期的少见表现，以慢性进行性肺上叶纤维化多见，表现为咳嗽、呼吸困难、胸廓活动度降低，常见于病程超过 20 年的患者。AS 亦可并发肾病，如 IgA 升高、肾功能异常、镜下血尿、蛋白尿甚至淀粉样变性。

（四）诊断

临床较常用的诊断标准包括 1984 年修订的纽约强直性脊柱炎诊断标准和 2009 年 ASAS 推荐的 axSpA 分类标准。

1. 1984 年修订的纽约 AS 诊断标准

（1）临床标准：①下背痛和僵硬至少持续 3 个月，症状可随活动改善，但休息不减轻；②腰椎前后和侧屈活动受限；③与同年龄和性别的正常值相比，胸廓扩展范围受限。

（2）放射学标准：双侧骶髂关节炎 ≥ Ⅱ 级，或单侧骶髂关节炎 Ⅲ～Ⅳ

级。确诊 AS 需满足放射学标准加至少 1 项临床标准。

因为 1984 年修订的纽约 AS 诊断标准强调放射学改变，使得部分早期患者不能满足诊断标准而出现诊断和治疗延误。随着对 AS 和 SpA 的研究进展及核磁共振等影像学技术在临床的广泛使用，ASAS 在 2009 年发布了中轴型 SpA 的分类标准。

2. 2009 年 ASAS 推荐的中轴型 SpA 的分类标准

起病年龄 < 45 岁和腰背痛 ≥ 3 个月的患者，符合下述中 1 种标准：①影像学提示骶髂关节炎加上 ≥ 1 个下述的 SpA 特征；② HLA-B27 阳性加上 ≥ 2 个下述的其他 SpA 特征。

其中影像学提示骶髂关节炎指的是：MRI 提示骶髂关节活动性（急性）炎症，高度提示与 SpA 相关的骶髂关节炎或明确的骶髂关节炎影像学改变（根据 1984 年修订的纽约 AS 诊断标准）。

SpA 特征包括：①炎性背痛；②关节炎；③起止点炎（跟腱）；④眼葡萄膜炎；⑤指（趾）炎；⑥银屑病；⑦克罗恩病 / 溃疡性结肠炎；⑧对非甾体抗炎药反应良好；⑨ SpA 家族史；⑩ HLA-B27 阳性；⑪ CRP 升高。

（五）治疗

AS 尚无根治方法，其治疗目标主要是缓解症状、体征，恢复功能，防止关节破坏，提高患者生活质量。

1. 非药物治疗

包括对患者及家属进行疾病相关教育，坚持体育锻炼，保持正确姿势体位，如站立时尽量挺胸、抬头、收腹，双眼尽量平视前方，坐位保持胸部直立，睡硬板床等。关节疼痛时可予物理治疗。

2. 药物治疗

（1）非甾体抗炎药：非甾体抗炎药是 AS 首选治疗药物，如塞来昔布、双氯芬酸等。

（2）生物制剂：目前用于治疗 AS 的 TNF-α 抑制剂主要包括依那西普、英夫利西单抗、阿达木单抗和戈利木单抗等，另外还有 IL-17 抑制剂司库奇尤单抗，一般不建议与甲氨蝶呤联用，且使用前应筛查结核、肝炎等疾病。

（3）改善病情的抗风湿药：对于活动性 AS 成人患者，有突出的外周关节受累时或 TNFi 不可用时考虑选用柳氮磺吡啶（SSZ）、甲氨蝶呤（MTX）

以及 JAK 抑制剂如托法替布等，不推荐使用来氟米特、沙利度胺、帕米磷酸二钠等。

（4）糖皮质激素（GC）：有研究证明 GC 对肌腱端病、持续性滑膜炎、难治性虹膜炎有一定效果。对顽固性骶髂关节炎、肌腱端病等也可局部注射 GC。局部 GC 联合散瞳剂使用可有效控制葡萄膜炎。

3. 手术治疗

当 AS 累及髋关节出现髋关节病变伴骨破坏致畸时，可考虑选择全髋关节置换术；因为手术效果和风险不确定，对 AS 晚期脊柱严重后凸或出现脊柱融合的患者不建议行脊椎松解术、截骨矫形术等。

二、中医学认识

（一）概述

强直性脊柱炎属于中医学"痹病"范畴，根据发病的肢体部位，本病被命名为"脊痹"，主要是以腰脊疼痛、双髋活动受限，严重者脊柱弯曲变形，甚至强直僵硬，或背部酸痛、肌肉僵硬沉重感，阴雨天及劳累为甚的肢体痹病类疾病。

（二）病因病机

本病的病因具有一定的遗传因素，与先天禀赋不足有关。《内经》对强直性脊柱炎的发病已经进行了论述，谓"骨痹不已，复感于邪，内舍于肾……肾痹者，善胀，尻以代踵，脊以代头"。《医方考》云："肾主督脉，督脉者行于脊里，肾坏则督脉虚，故令腰脊不举。"由此可推测，其病位在于肾和督脉。而历代医家遵《内经》之旨，多以"肾虚邪痹"立论，认为肾虚为本病形成的内在因素。

《明医指掌》谓："夫腰者，肾之府，身之大关节也。血气不行，风寒暑湿之气相干，则沉痛不能转侧。""至虚之处，便是容邪之所"，正是由于肾虚督空，外邪势必乘虚而入。中医认为"风寒湿三气杂至，合而为痹"，为痹证的外因，故风寒湿邪侵入督脉为本病发生的外在条件。

本病的主要病机是素体禀赋不足，肾阴亏虚，待至青春发育年龄，肾阳日趋旺盛，龙雷之火滋生热毒；或因感受六淫之气，或寒或热，内外合邪攻注肾督，旁及四肢，蚀骨伤筋，经脉痹阻，肾虚督空而发病。

（三）临证心得

张老在研读古代医家经验的基础上，结合自己的临床经验，针对寒、热、虚、瘀等病理因素，鲜明地提出清热解毒、补肾强督、活血化瘀、祛风胜湿的治疗原则。

1. 活动期以清热解毒为主

强直性脊柱炎主要累及中轴骨、骶髂关节及外周关节，而督脉"循背而行于身后，为阳脉之总督；督之为病，脊强反折"，故中轴关节是督脉循行之处。本病多由先天禀赋不足引起，肾为先天之本，肾精亏虚，骨髓失养，故阴常不足；虚火妄动，故阳常有余；阴虚阳亢，感受外邪，更易从阳化热，《素问·痹论》曰："其热者，阳气多，阴气少，病气胜，阳遭阴，故为痹也。"因此，张老认为强直性脊柱炎以"热痹"居多，其临床常表现为腰背及骶髂关节疼痛，或伴有发热、颈部僵痛、四肢关节肿痛等，此时患者多处于强直性脊柱炎活动期，证属本虚标实，治疗当以清热解毒为主，用药常选金银花、大血藤、虎杖等。金银花与虎杖性寒凉，《本草述》云："（虎杖）从血所生化之原以除结热"，《本草正》云："（金银花）其性微寒，善于化毒。故治……风湿诸毒，诚为要药"，而大血藤性味苦平，亦有清热解毒之功效，三者合用，是张老治疗强直性脊柱炎的常用药物组合。而清热解毒药物性味苦寒，故佐以吴茱萸、干姜、肉桂等温中散寒之品可顾护脾胃。当病情稳定或进入缓解期后，因正气亏虚，易感外邪，且体内仍有余毒留存，不宜立即停药，而应缓慢减少清热解毒药物及其用量，同时根据病情配伍相应药物，在扶正的基础上巩固疗效，以防复发。

2. 补肾活血以治其本

张老认为，本病具有一定遗传因素存在，且患者多青少年起病，自幼体弱者居多，存在肾元亏虚之病本。肾在体合骨，肾精充足，骨髓生化有源，则坚固有力；肾精不足，骨骼失养，则骨软无力，导致腰膝酸软困重等症状，所以补肾强督是必不可少的，治疗多选用续断、骨碎补、狗脊、杜仲、鹿角胶等补肾强骨药物，在攻逐邪实的同时不忘扶正固本。其中"续断"一味，甘温助阳，有补肝肾、强筋骨、通血脉之功，《本草经疏》称其为"理腰肾之要药"。杜仲在《玉楸药解》中有"益肝肾，养筋骨，去关节湿淫。

治腰膝酸痛，腿足拘挛"的解释，故其可用于治疗关节肿痛等症。

由于先天禀赋不足，肾虚督空，外邪乘虚而入，痹阻经络，致气血运行不畅，酿生血瘀，经络不通，不通则痛。瘀血易为热毒所转化，二者又可互为因果，故无论病程长短、有无瘀象，在治疗中，张老均会应用活血化瘀之品，如红花、赤芍、川芎等。而红花在其组方中占据很大比例，《本草汇言》谓其为"破血、行血、和血、调血之药"，归心、肝经，功善活血通经、祛瘀止痛，并根据需要配伍赤芍、川芎等以加强活血化瘀之力。当病情稳定或处于缓解期，痛渐缓、热渐消，主要病机由热毒向瘀血转化，则可根据瘀滞程度，选择相应的药物，行气活血如川牛膝、王不留行，破血逐瘀如水蛭、土鳖虫。因热毒的形成部分源于风湿邪气久蕴酿化，所以化源不尽，病必不除，故须凭借祛风除湿药拔除疾病根本，杜绝变生之源头，方可奏效，如羌活、独活等。

3. 兼顾脏腑受累

由于强直性脊柱炎病理因素诸多，临床表现亦多种多样，治疗方案也应根据病情变化，在补肾活血的基础上，适当增加符合其中医辨证的药物。强直性脊柱炎患者常见两侧胁肋胀痛、颈项紧痛、目赤胀痛等，多由肝火上炎所致。中医认为"精血互生"，而肝藏血，肾藏精，肾精亏虚，则有肝血不足，《灵枢·经脉》云："肝足厥阴之脉……循股阴……属肝络胆，上贯膈，布胁肋……连目系"，故有胁肋胀痛，又因"目者，为肝之外候""五脏六腑之精皆上注于目"，故易引起眼部病变。对此，张老多加用龙胆、蒲公英、夏枯草、野菊花等，重在解毒祛邪、明目护眼。《本草正》云"龙胆，乃足厥阴、少阳之正药，大能泻火，但引以佐使，则诸火皆治。凡肝肾有余之火，皆其所宜"，《药品化义》云"胆草专泻肝胆之火，主治目痛颈痛，两胁疼痛"，而蒲公英与夏枯草性寒凉，入肝经，可清肝泻火，解毒明目。

对于腰膝酸软、全身乏力、大便溏泄或黎明泄泻等症状，张老认为治当温补脾肾。这是由于先天禀赋不足，肾阳亏虚，导致后天脾胃失调或寒湿侵袭，阴盛阳衰。《张聿青医案》中提到，"脾胃之腐化，尤赖肾中这一点真阳蒸变，炉薪不熄，釜爨方成"，即脾的运化，须得肾阳的温煦蒸化，始能健运。肾为先天之本，脾为后天之本，二者相互资生又相互协作，共同完成水液的代谢。故肾阳不足则脾失温煦，脾阳不振致肾阳亏损，最终消化功能失调，脏腑温煦失常，可应用四君子汤等益气健脾方药。其中白术性温，味甘苦，《医学启源》记载其"除湿益燥，和中益气，温中，去脾胃中湿，除胃热，强脾胃"；茯苓味甘淡，入手足太阴太阳经，功专补心益脾，因其功效广泛，无论寒、温、风、湿诸疾，适当配伍均能发挥其独特功效；再适当加用焦三仙（焦山楂、焦神曲、焦麦芽）、吴茱萸等，可针对临床具体症状进行有效治疗。

三、验案举隅

案 1　患者陈某，男，43 岁，2013 年 11 月 19 日初诊。

主诉：反复颈部、腰部、双髋部疼痛 5 年。

病史：患者 5 年前因受凉出现腰部及双髋部疼痛，未予特殊治疗，后逐渐出现颈背部僵痛、左膝及左踝关节疼痛，行走受限，自服止痛药及针灸治疗，效欠佳。3 年前曾于当地医院检查确诊为强直性脊柱炎，间断服用甲氨蝶呤、沙利度胺等治疗，效一般。1 年前腰背部疼痛加重，脊柱变形，夜间翻身困难，继续服用甲氨蝶呤等药物无明显效果。近 3 个月来症状加重，不能下床活动，晨僵约 2 ～ 3 小时，左眼视物模糊，反复炎症，舌质红，苔黄腻，脉弦滑。

查体：颈部活动受限，转颈范围约 30°，驼背畸形，弯腰受限，指地距 20 cm，枕墙距约 15 cm，胸颌距约 3 cm，双"4"字试验阳性，左眼有混合性充血，双侧浮髌试验阴性。

辅助检查：ESR 79 mm/h，HLA–B27（＋），CRP 33.2 mg/L。CT 检查：双侧骶髂关节间隙明显狭窄，可见虫蚀样病变，符合强直性脊柱炎改变。

西医诊断：强直性脊柱炎。

中医诊断：脊痹。

病机：先天禀赋不足，肾虚督空，风湿热毒攻注骨节筋腱，痹阻脉络；热毒引动肝火，上熏目睛。

治法：清热解毒，祛风胜湿，泻肝明目。

处方：蒲公英 20 g，夏枯草 15 g，大血藤 20 g，龙胆 12 g，熟大黄 10 g，石斛 10 g，羌活 15 g，川芎 12 g，川牛膝 15 g，千里光 15 g，野菊花 10 g，荜澄茄 12 g。水煎服，日 1 剂，连服 6 日，停药 1 日。

西药：柳氮磺吡啶 1 g，早晚各 1 次，口服；阿法骨化醇 0.25 μg，每日 1 次，口服；碳酸钙 D_3 0.6 g，每日 1 次，口服；0.1% 氟甲松龙滴眼液滴眼，半小时 1 次。

2013 年 12 月 17 日二诊：左眼炎症较前缓解，颈部疼痛减轻，腰背部仍有僵紧疼痛，活动困难，舌质红，苔淡黄，脉弦。中药按上方去蒲公英、龙胆、熟大黄，加用葛根、板蓝根各 20 g，赤、白芍各 20 g，羌活、续断各 15 g，水蛭 6 g，红花 10 g。水煎服，服法同前。西药继用。

2014 年 3 月 4 日三诊：转颈幅度有改善，腰背痛减轻，夜间翻身不受限，晨僵约 30 分钟，左踝关节疼痛，活动可，苔白，脉弦。复查：ESR 51 mm/h，CRP 16.9 mg/L。中药按二诊方去千里光，加川牛膝 15 g。水煎服，服法同前。西药继用。

2014 年 5 月 20 日四诊：颈椎活动可，弯腰及久坐时两侧骶髂关节轻度疼痛，晨僵不明显，左踝关节疼痛缓解，舌脉同前。复查：ESR 20 mm/h，CRP 1.6 mg/L。中药按三诊方继续服用，用法改为每 2 日服用 1 剂。西药完全停用，嘱加强活动锻炼巩固疗效。

【按语】脊痹常出现颈、背、腰、髋关节等疼痛不适，本案患者左眼视物模糊，反复出现炎症，是由感受风湿热毒、引动肝火、上熏目睛而致，故治法在清热解毒、祛风胜湿基本原则的同时泻肝明目。方中蒲公英、夏枯草、龙胆既可清泻肝火，又可清热解毒；熟大黄治火热上攻之目赤；千里光、野菊花泻肝明目；祛风胜湿则选用羌活、川芎、大血藤、川牛膝以化源；荜澄茄、石斛顾护脾胃。急则治其标，重在解毒祛邪，明目护眼。二诊时患者眼部症状缓解，故减少泻肝明目药物，加用水蛭、红花、赤芍、白芍等通络活血药以减轻关节疼痛，续断补肝肾、强筋骨加强扶正固本之力，再复诊时则根据患者症状对处方进行适量加减。按方服用 6 个月后，患者疼痛缓解，复查炎症指标趋于正常。

案 2 患者王某，男，28 岁，2011 年 1 月 25 日初诊。

主诉：多关节疼痛 7 年，加重 2 个月。

病史：患者多关节疼痛 7 年，于当地医院诊为强直性脊柱炎，予甲氨蝶呤、叶酸片、阿法骨化醇治疗。2 个月前病情加重，颈部僵硬，后背及腰骶部疼痛，夜间翻身困难，双肩、双膝及右踝关节疼痛，活动受限，蹲起困难，晨僵约 30 分钟，舌淡红，苔白，脉弦。

查体：转颈活动度约 60°，弯腰受限，指地距约 5 cm，双侧"4"字试验阴性。

辅助检查：ESR 79 mm/h。X线片示：双侧骶髂关节间隙明显狭窄，呈虫蚀状改变。

西医诊断：强直性脊柱炎。

中医诊断：脊痹。

病机：先天禀赋不足，督脉空疏，易为六淫侵袭，攻注肾督。

治法：清热解毒，补肾强督。

处方：蒲公英20 g，大血藤20 g，虎杖20 g，葛根20 g，羌活15 g，独活20 g，川断15 g，红花12 g，川牛膝15 g，骨碎补15 g，荜澄茄12 g。水煎服，日1剂，连服6日，停药1日。

西药：口服甲氨蝶呤10 mg，每周1次；叶酸片10 mg，每周1次；阿法骨化醇0.5 μg，每日1次；洛索洛芬60 mg，每日3次。

2011年3月22日二诊：后背及腰部疼痛减轻，夜间翻身可，颈部仍有僵硬，苔白，脉弦滑。按前方去蒲公英、骨碎补，加用补骨脂12 g，改葛根用量为15 g。

2011年5月24日三诊：关节疼痛减轻，蹲起可，胃部不适，纳少，苔白，脉弦滑。中药方改大血藤15 g，虎杖12 g，加用制吴茱萸6 g，焦山楂10 g，西药停用洛索洛芬，余药继服。

2011年7月12日四诊：颈部僵硬较前缓解，查CRP 2.04 mg/L，ESR 10 mm/h，苔白脉弦滑。患者病情明显改善，嘱避免不良生活习惯，多做全身性的锻炼，维持脊柱功能位置，增强相关肌肉力量和肺活量。

【按语】本案患者病程日久，肾元亏虚，风热攻注，故有关节疼痛，治以清热解毒与补肾强督相结合，适当配伍活血药物。正如《类证治裁》指出：久痹，"必有湿痰败血瘀滞经络"。方中除蒲公英、大血藤、虎杖等清热解毒药物外，还有羌活、独活、川断、红花等活血化瘀，避免血脉涩滞；葛根、骨碎补、川牛膝补肾壮骨；荜澄茄温中和胃以反佐，防止清热解毒药寒凉太过中伤脾胃，以期达到标本兼治的目的。二诊时因疼痛减轻，适量去清热解毒类药物，因《本草经疏》云"补骨脂，能暖水脏；阴中生阳，壮火益土之要药也"，故加用补骨脂补肾强骨兼以补脾。三诊时患者胃部不适，纳少而疼痛减轻，故继续减少清热药物的应用，避免寒凉伤胃，并加用吴茱萸温胃健脾，焦山楂开胃化积。因患者症状变化，治疗亦应随症加减，灵活变通。

（樊冰）

第三节　反应性关节炎

一、西医学认识

（一）定义

反应性关节炎（reactive arthritis，ReA）是一种免疫介导的继发于身体某些特定部位（如肠道和生殖道等）感染的急性、无菌性关节炎，属于血清阴性脊柱关节炎，临床多呈非对称性。

（二）病因及发病机制

ReA 大多因微生物感染诱发，其发病与 HLA–B27 及免疫失调密切相关，相关的致病菌包括弧菌属、沙门菌、志贺菌、耶尔森菌属、衣原体、淋球菌、解脲支原体、链球菌和葡萄球菌等。目前尚不确定是否上述微生物均以同样的机制引发 ReA，其发病机制也未完全明确，但已知大部分引发 ReA 的微生物能产生脂多糖从而攻击黏膜表面，侵入宿主细胞内并存活，故能在关节内发现相关微生物的成分，如 DNA、RNA 及其抗原成分。

（三）临床表现

ReA 是一种全身性疾病，多由感染引起，临床表现多种多样，症状轻重不一，可表现为关节炎症、肌腱端炎，也可有发热等全身症状，或皮肤黏膜、泌尿系统、血液系统、神经系统、生殖系统、心脏、眼部等关节外病变。因致病微生物的不同会出现不同的临床表现、实验室特征。急性关节炎最常见，多发生在感染后 1 ～ 4 周，可为一个或多个关节病变，呈不对称性，多见于下肢关节，主要表现为关节发热、肿胀、疼痛，甚至积液，尤以膝关节为重。发热多在感染数周后出现，多为中至高热，退热药物效果不佳，但可自行缓解。泌尿系受累的典型患者是在性接触或痢疾后 7 ～ 14 天发生无菌性尿道炎，男性患者有尿频和尿道烧灼感，尿道口红肿，可见清亮的黏液样分泌物，也可以出现自行缓解的出血性膀胱炎或前列腺炎；女性患者可表现为无症状或症状轻微的膀胱炎和宫颈炎，有少量阴道分泌物或排尿困难。本病特征性皮肤病变为溢脓性皮肤角化症，为病变皮肤的过度角化，见于10%～30%的患者，开始为红斑基底上清亮的小水疱，然后发展成斑疹、丘疹并形成角化小结节。眼部症状也较常见，约1/3的ReA患者可出现一过性结膜炎，5%的患者会出现急性前色素膜炎（虹膜炎）等。

（四）诊断

ReA目前尚无明确的诊断或分类标准，现多采用2014年Carlo Selmi和M.Eric Gershwinc提出的分类标准：如果同时满足全部主要标准和1个相关次要标准，则可确诊ReA；若仅满足2个主要标准而无次要标准，或满足1个主要标准加1到2项次要标准时，则考虑为ReA，引发感染的病菌也至关重要。

1. 主要标准

（1）有下列3项表现中2项的关节炎：①不对称；②单关节炎或少关节炎；③下肢受累。

（2）有下列2项表现中1项的既往症状性感染：①肠炎（定义为在关节炎发作前3天至6周出现至少1天的腹泻）；②尿道炎（在关节炎发作前3天至6周出现至少1天的排尿困难或有尿道分泌物）。

2. 次要标准

有以下至少1项：

（1）引发感染的证据：①沙眼衣原体尿连接酶反应或尿道/宫颈拭子阳性；②反应性关节炎相关肠道病原体粪便培养阳性。

（2）持续滑膜感染的证据：衣原体免疫组织学或聚合酶链式反应阳性。

3. 感染因子

感染因子通常与ReA相关，但并不常见。

（1）胃肠道：耶尔森氏鼠疫杆菌，沙门氏菌，志贺氏杆菌，空肠弯曲杆菌。

（2）泌尿生殖道：沙眼衣原体，淋病奈瑟菌，生殖衣原体，解脲支原体。

（3）不太常见的感染因子：梭状芽孢杆菌，拉里弯曲杆菌，鹦鹉热衣原体，肺炎衣原体。

（五）治疗

目前尚无特异性或根治性治疗方法，和其他炎性关节病一样，治疗目的在于控制和缓解疼痛，防止关节破坏，保护关节功能。治疗药物主要包括五类：非甾体抗炎药（NSAIDs）、抗生素、糖皮质激素、改善病情的抗风湿药（DMARDs）和免疫抑制剂、生物制剂。最常用的药物是布洛芬、双氯芬酸钠、洛索洛芬钠、塞来昔布、美洛昔康等 NSAIDs，一般足剂量应用，可减轻关节肿胀和疼痛，是患者症状治疗的首选。在尿道、肠道等感染发生后及时、适当、短期应用抗生素可能会预防 ReA 的发生，但还没有研究支持在关节炎出现后应用抗生素能够获益，故不推荐长期应用抗生素。对 NSAIDs 不能缓解症状的个别患者可短期口服或局部注射糖皮质激素。而 DMARDs 只有在关节症状持续超过 3 个月或发生关节破坏时使用，应用最广泛的是柳氮磺吡啶，对于重症不缓解的 ReA 可试用硫唑嘌呤、甲氨蝶呤等免疫抑制剂。虽然肿瘤坏死因子抑制剂等生物制剂已经成功地用于治疗强直性脊柱炎、银屑病关节炎等脊柱关节病，但目前还没有足够的证据支持生物制剂对 ReA 有效，故一般不建议使用。

二、中医学认识

（一）概述

反应性关节炎应属中医"痹证"的范畴，《内经》最早提出了"痹证"之名，并有专门的"痹论"篇，如"热痹""肠痹"，对本病的病因病机、辨证论治、预后及转归等做了较为详细的论述。如《素问·痹论》云："肠痹者，数饮而出不得，中气喘争，时发飧泄。"《类证治裁》中提出："初因寒湿风郁闭阴分，久则化热攻痛，至夜更剧，痛处赤肿焮热，将成风毒。"《素问·痹论》曰："其热者，阳气多，阴气少，病气胜，阳遇阴，故为痹热。"其病因病机多为邪热留注关节，气血失和，经络阻滞。

（二）病因病机

中医学认为本病是由内因和外因共同致病。其发病主要与外感风寒湿邪、饮食不节、情志失调、环境气候因素、正气亏虚等密切相关。风、寒、湿、热、痰、瘀等外感邪气滞留于人体骨骼、筋脉、肌肉，气血津液运行不畅，不通则痛，是痹证的基本病机。《素问·痹论》曰"风寒湿三气杂至，合而为痹也。其风气胜者为行痹，寒气胜者为痛痹，湿气胜者为着痹也"，认为风寒湿邪是主要致病外因，既可单独致病，又可兼夹致病，是发病的必要条件。《素问·评热病论》云"邪之所凑，其气必虚"，强调了正气亏虚是痹病发生的根本。《金匮翼·热痹》曰："热痹者，闭热于内也……脏腑经络，先有蓄热，而复遇风寒湿气客之，热为寒郁，气不得通，久之寒亦化热，则癖痹熸然而闷也。"热痹病机是感受风热之邪，与湿相并，而致风湿热合邪为患，感受外邪之后易从热化，或因风寒湿痹日久不愈，邪留经络关节，郁而化热，以致出现关节红肿疼痛、发热等症，而形成热痹。

张老认为，本病多因感受湿热毒邪或风寒湿邪，郁久化热而发。由于素体脾虚或外感湿热之邪内结脏腑，脾虚生湿，湿聚蕴热，湿热内困脾胃，运化不畅弥散三焦，流注关节、肌肉、筋骨，致气血津液运行不畅，血行瘀滞，津聚为痰，痰瘀互结，既不通又不荣，故发生关节疼痛、肿胀、酸楚、麻木，或肢体活动不利，甚至畸形。若日久不愈，又会损伤正气，逐渐累及脏腑，出现脏腑痹的症状。

（三）临证心得

1. 治疗用药特色

张老根据历代医家经验及现代医学知识，结合自身经验，认为本病多伴有泌尿系、上呼吸道等前驱感染症状，中医的"热毒证"类似于西医的炎症，故清热解毒法应贯穿治疗始终。患者素体亏虚，内生湿、热、痰、瘀等邪，邪气深伏于内，甚至相互交结，混处气血之中，每因感邪而发，故亦当在清热解毒基础上结合清热利湿、化痰行瘀、补益肝肾等治法。

（1）清热解毒：现代医学研究认为 ReA 是由体内某系统、器官等发生感染引起关节出现相应炎症。张老认为，西医学的炎性疾病与中医学热毒致病特点极为相似，均可出现关节红肿热痛等表现，故将清热解毒作为 ReA 基础治疗，贯穿治疗始末，用药常选穿心莲、连翘、紫花地丁、大青叶、田基黄等。穿心莲味苦、性寒，功能清热解毒，泻火燥湿，可用治淋证、咽喉肿痛；连翘味苦、微寒，功能清热解毒、消痈散结，《雷公炮制药性解》谓其

"泻六经之血热，散诸肿之疮疡"；紫花地丁味苦、辛，入心、肝经，功能清热解毒，凉血消痈，可治疗疔疮痈疽；大青叶味苦，性寒，善清解心、胃二经实火热毒，又入血分而能凉血消斑，治疗热入营血，发斑发疹；田基黄味甘、微苦，性寒，功能清热利湿，解毒散瘀，消肿止痛，对痈疖肿毒、跌打损伤均有治疗效果。上五味功专清解热毒，针对 ReA 热毒炽盛之病机。若疾病处于活动期，热毒较盛，血热明显者，可多味联用；若疾病处于稳定期，热毒较轻者，可选用 1～2 味。

（2）清热利湿：张老认为，ReA 急性活动期关节红肿热痛，小便淋沥不尽、灼热疼痛等表现，是湿热内蕴，阻滞经脉或下注膀胱所致，应用清热解毒须配伍清热利湿药物，多选炒苍术、黄柏、薏苡仁、茯苓、猫眼草等药。炒苍术，味辛、苦，性温，功能燥湿健脾，祛风散寒，用于脘腹胀满，水肿，风湿痹痛等；黄柏味苦，性寒，功能清热燥湿，泻火除蒸，用治热淋涩痛，脚气痿躄，盗汗等；薏苡仁味甘、淡，性凉，功能利水渗湿，除痹，排脓，解毒散结，《本草经疏》言其"性燥能除湿，味甘能入脾补脾，兼淡能渗湿，故主筋急拘挛不可屈伸及风湿痹，除筋骨邪气不仁，利肠胃，消水肿令人能食"，用治水肿，湿痹拘挛等；茯苓味甘、淡，性平，归心、肺、脾、肾经，功能利水渗湿，健脾，宁心，《本草正》曰其"能利窍祛湿，利窍则开心益智，导浊生津；去湿则逐水燥脾，补中健胃；祛惊痫，厚肠脏，治痰之本，助药之降。以其味有微甘，故曰补阳。但补少利多"，可用于水肿尿少，痰饮眩悸，脾虚食少等病；猫眼草味苦，微寒，功能祛痰，散结，逐水，用治水肿，瘰疬，疥癣，无名肿毒等。若湿邪较重，可多味配伍应用；若湿邪轻，可仅用苍术、黄柏配伍。

（3）化痰行瘀：张老认为，ReA 急性进展期主要以热毒、湿热为主，随着病程的发展，热灼血凝，往往涉及血瘀为患，关节僵硬，活动不利，故此时的治疗，需配伍化痰行瘀药。痰浊可用半夏、陈皮、白芥子。瘀血较轻者，通常配伍桃仁、红花、当归等，其中红花味辛、性温，既能活血通脉以化瘀消斑，又可解清热药寒凉冰伏之弊；桃仁苦、甘、平，功能活血祛瘀，二药合用，能增强化瘀之效；当归味甘、辛，性温，既能活血，又能补血，既可通经，又能活络，补中有动，行中有补，为血中之要药。若瘀结较重，则需配伍虫类药以活血散结消癥，如土鳖虫、水蛭，二者均能破血逐瘀，通经活络，软坚散结，活血力度强。现代药理研究表明，水蛭素能改善血液流变学，降低血液黏稠度。

（4）补益肝肾：ReA 的发病多以先天禀赋不足，肝肾亏虚，气阴两伤为内因，患者常表现为乏力、盗汗等。疾病活动期关节肿痛较重，感染症状明显，治当以清热解毒为主，防止疾病进一步发展。病情得到控制之后，或出现腰背痛、腰膝酸软等症状时，则当在清热解毒的基础上补益肝肾，防止复发，常用川牛膝、槲寄生、杜仲、枸杞、墨旱莲、女贞子等药。六药均有补益肝肾之功，川牛膝、槲寄生、杜仲均能补肝肾而壮筋骨，且槲寄生兼可祛风湿，川牛膝尚能活血以通利肢节筋脉，尤宜于本病。

2. 自拟基本方

张老强调辨病与辨证相结合，尤重辨病论治，每一种病都有其自身的发生、发展、变化的规律性，都有其基本矛盾，辨病治疗就是针对每种病的基本规律而采用的治疗方法。张老认为，ReA 属中医学"热痹"范畴，多因感受湿热毒邪或风寒湿邪，郁久化热而发，湿热流注关节、肌肉、筋骨，致气血津液运行不畅，血行瘀滞，故发生关节疼痛、肿胀、酸楚、麻木，或肢体活动不利，甚至畸形，故张老将清热解毒贯穿治疗始终，临床亦当根据湿热、痰瘀、肝肾不足而有所偏重。若关节肿痛，小便灼热疼痛，多为湿热偏盛，治疗时当侧重清利湿热。处方时多用茯苓、泽泻、薏苡仁、猪苓、猫爪草、猫眼草、萹蓄等清利湿热之品。常用方如四妙散、五苓散、八正散等。

自拟方一：炒苍术 18 g，黄柏 12 g，薏苡仁 24 g，茯苓 15 g，猫眼草 10 g，田基黄 12 g，连翘 15 g，忍冬藤 24 g，黄连 12 g，甘草 6 g，雷公藤 15 g（先煎）。

方中黄柏寒凉苦燥，善清下焦湿热，苍术健脾除湿，薏苡仁、茯苓、猫眼草利水渗湿，川牛膝补肝肾祛风湿，田基黄、连翘清热解毒，雷公藤、忍冬藤祛湿通络，甘草调和诸药。

若关节僵硬不适，活动不利，甚至变形，一般为痰瘀痹阻，应侧重于化痰行瘀。处方时多用桃仁、红花、当归、水蛭、土鳖虫等，常用双合汤、身痛逐瘀汤、大黄䗪虫丸等加减。

自拟方二：桃仁 10 g，红花 10 g，土鳖虫 10 g，当归 15 g，王不留行 15 g，川芎 12 g，陈皮 10 g，茯苓 15 g，半夏 9 g，田基黄 12 g，连翘 20 g，荜澄茄 12 g。

方中以桃仁、红花、土鳖虫、王不留行、当归活血化瘀，消癥散结；田基黄、连翘清热解毒；陈皮、半夏、茯苓配伍燥湿化痰；川芎行一身之气；荜澄茄温中和胃，反佐苦寒。

ReA患者饮食上应避免进食辛辣、发物，如辣椒、酒类、海鲜、香菜、香椿芽等；平日适当锻炼以增强正气。另外，本病治疗应先控制感染，去除病因，若病情控制得当，一般不需长期服西药。

三、验案举隅

案1 患者，张某，女，48岁，2019年8月26日初诊。

主诉：多关节疼痛6年余，反复尿频尿急2个月余。

病史：患者双髋及腰部刺痛，周身乏力，行走缓慢，阴雨天加重，尿频尿急，小便淋沥不尽，灼热疼痛，伴小腹隐痛，汗多，视物模糊，纳眠差，大便可，舌暗红，苔黄白厚，脉弦滑。患者曾多次就诊于我院，关节疼痛时服用洛索洛芬钠片。2016年因双侧股骨头坏死于我院行人工全髋关节置换术。

查体：双侧髋关节可见20 cm手术瘢痕，脊柱生理弯曲存在，全身关节无肿胀、压痛，四肢无畸形，活动可，双下肢无水肿。

辅助检查：HLA–B27（＋）；尿常规示红细胞29.04 p/μL，未分类红细胞29.04 p/μL；尿培养示混合菌生长，两种革兰阳性球菌，一种革兰阳性杆菌，无念珠菌生长；ESR 32 mm/h；血常规（－）；CRP 34.8 mg/L；生化示碱性磷酸酶101 U/L，γ–谷氨酰转移酶57 U/L，肌酐85 μmol/L；肾小球滤过率70.19 mL/min；ANA（－）；IgG 17.6 g/L；RF（－），抗CCP抗体（－）。

西医诊断：反应性关节炎。

中医诊断：痹病。

病机：湿热内蕴，壅滞经脉，阻遏气血。

治法：清热解毒，祛湿通络，行气活血。

处方：自拟通痹汤。炒苍术18 g，薏苡仁24 g，葛根30 g，茯苓15 g，泽泻15 g，猫眼草10 g，大青叶15 g，野菊花15 g，白茅根30 g，车前子30 g，黄芪30 g，王不留行12 g，党参20 g，桂枝15 g，大血藤24 g，雷公藤15 g（先煎），甘草6 g。水煎服，日1剂，连服6日，停药1日。

西药：头孢克肟胶囊0.1 g，每日2次，口服。

2019年9月1日二诊：双髋及腰部刺痛减轻，周身乏力，行走缓慢，仍有尿频尿急，小便淋沥不尽，灼热疼痛，伴小腹隐痛，汗多，视物模糊，舌质红，苔黄，脉弦滑。复查尿常规示红细胞 12.27 p/μL，未分类红细胞 12.27 p/μL；CRP 14.4 mg/L；ESR 20 mm/h。处方：继服上方。继用头孢克肟。

2019 年 9 月 10 日三诊：双髋及腰部刺痛减轻，周身乏力减轻，行走缓慢，尿频尿急明显减轻，汗多，视物模糊，舌质红，苔薄黄，脉沉。复查尿常规、CRP、ESR 均无异常。处方：上方去车前子、白茅根、桂枝，加地骨皮 30 g，川牛膝 24 g，槲寄生 30 g。煎服法同前，停用头孢。

2019 年 9 月 24 日四诊：患者食欲不振，胃胀，双髋及腰部刺痛明显减轻，周身乏力减轻，行走缓慢，无尿频尿急，出汗减少，视物模糊，舌淡红，苔薄黄，脉沉。复查尿常规（－）。处方：上方去大血藤、王不留行、葛根、雷公藤，加化橘红 12 g，砂仁 9 g，炒麦芽 10 g，焦山楂 10 g，焦神曲 10 g。煎服法同前。

2019 年 10 月 8 日五诊：症状明显好转，仍有行走缓慢、出汗及视物模糊，舌淡红，苔薄黄，脉弦。处方：上方去麦芽、焦山楂、焦神曲。

2019 年 11 月 13 日六诊：症状基本缓解，仍有行走缓慢及视物模糊，舌脉同前。处方：上方继服，病情稳定。

【按语】患者初诊主要表现为双髋及腰部刺痛，周身乏力，尿频尿急，小便淋沥不尽，灼热疼痛。病机关键是湿热内蕴，壅滞筋骨、关节、肌肉，气血痹阻不通，致关节肌肉刺痛，乏力；湿热下注膀胱，致尿频尿急，小便淋沥不尽，灼热疼痛。患者当前主要病机为湿热内蕴，治疗当以清热利湿、祛湿通络为主。故以泽泻、薏苡仁、茯苓、猫眼草清利湿热；车前子、白茅根清热利尿，泻心火，使湿热从二便分消；炒苍术燥湿健脾，祛风散寒；葛根祛湿舒筋通络；大血藤合野菊花、大青叶清热解毒，大血藤合王不留行还能活血化瘀，通络止痛；黄芪、党参益气扶正；桂枝通阳化气，蒸化水液敷布全身；加川牛膝、槲寄生既能祛湿热，又能补肝肾，壮筋骨；加地骨皮清热凉血除蒸，能减少汗出；加焦山楂、焦神曲、炒麦芽健胃消食，砂仁、化橘红温中健脾行气，诸药合用以防清热解毒之品苦寒败胃甘草补中益气，调和诸药。

案 2　患者，刘某，男，37 岁，2019 年 9 月 18 日初诊。

主诉：双手近端指间关节、掌指关节肿痛 5 个月余。

病史：患者双手近端指间关节、掌指关节肿痛 5 个月余，握拳受限，双腕关节过伸时疼痛，晨僵约 5 分钟，伴周身乏力，纳眠可，小便调，大便时稀，舌暗红，苔白，脉弦滑。曾连续两次查尿酸升高。

查体：双手近端指间关节、掌指关节轻度肿胀，右手近端指间关节、掌指关节压痛（＋），握拳受限，掌指关节尺偏。

辅助检查：HLA-B27（－）。尿常规：红细胞 5.28 p/μL，未分类红细胞 5.28 p/μL，结晶 29.17 p/μL，黏液丝 1181.40 p/μL。解脲支原体 DNA 检测（＋），RF、ASO、CCP、CRP、抗 RA33、APF、AKA 抗体、ANA 定量（－），抗组蛋白抗体（＋）。ESR 8 mm/h，血常规（－），尿酸（－）。彩超：双手食指及右手拇指屈肌腱腱鞘滑膜增厚；双手中指关节囊增厚。

西医诊断：反应性关节炎。

中医诊断：痹病。

病机：痰瘀互结，痹阻经脉。

治法：化痰行瘀，通痹止痛。

处方：双合汤加减。桃仁 10 g，红花 10 g，秦艽 15 g，当归 15 g，川芎 12 g，茯苓 15 g，半夏 9 g，陈皮 10 g，白芥子 9 g，田基黄 12 g，紫花地丁 15 g，荜澄茄 12 g。水煎服，日 1 剂，连服 7 日。

西药：口服盐酸米诺环素 0.1 g，每日 2 次；美洛昔康 7.5 mg，每日 2 次；艾拉莫德 25 mg，每日 1 次。

2019 年 9 月 25 日二诊：双手近端指间关节、掌指关节肿胀减轻，仍有疼痛，握拳受限，双腕关节过伸时疼痛，伴周身乏力，舌红，苔白，脉弦滑。复查尿常规：红细胞 5.04 p/μL，未分类红细胞 5.04 p/μL。处方：上方继服，日 1 剂。西药继服。

2019 年 10 月 13 日三诊：双手近端指间关节、掌指关节疼痛减轻，握拳受限，双腕关节过伸时疼痛，周身乏力减轻，舌脉同前。复查：尿常规（－），解脲支原体 DNA 检测（－）。处方：上方去桃仁、红花、白芥子，加川牛膝 12 g，槲寄生 12 g，大血藤 15 g，王不留行 15 g，煎服法同前。西药停盐酸米诺环素，美洛昔康改为 7.5 mg，每日 1 次。

2019 年 10 月 26 日四诊：患者症状较前改善不明显，舌暗红，苔薄黄，脉弦。复查：ESR 10 mm/h。处方：上方加土鳖虫 10 g，水蛭 3 g。煎服法同前。

2019 年 11 月 12 日五诊：双手关节疼痛明显减轻，双腕关节过伸时疼痛，周身乏力减轻，舌红，苔薄黄，脉弦。处方：上方去土鳖虫、水蛭、半夏。煎服法同前。

2019 年 11 月 29 日六诊：症状基本缓解，病情稳定。舌淡红，苔薄白，脉弦。处方：上方继服。每 2 日服用 1 剂，随访继观。

【按语】患者初诊主要表现为双手小关节疼痛，反应性关节炎也可受累，但不典型，查相关抗体后排除类风湿关节炎、强直性脊柱炎等疾病，又因患者解脲支原体阳性，故确诊。其病机关键是痰瘀互结，留滞肌肤，痹阻经脉，不通则痛，致关节疼痛；气血运行不畅，致周身乏力。患者当前主要病机为痰瘀痹阻，治疗当以化痰行瘀，通痹止痛为主，兼以清热解毒。故以桃仁、红花、当归、赤芍活血化瘀，当归又能补血，茯苓、半夏、陈皮、白芥子行气化痰，田基黄、紫花地丁清热解毒，川芎行一身之气，荜澄茄温中和胃反佐苦寒，甘草调和诸药，槲寄生、川牛膝祛湿热补肝肾，大血藤、王不留行活血通络。复诊时患者症状改善不明显，以瘀血阻滞为主，故加土鳖虫、水蛭增强破血逐瘀通经之效，患者关节疼痛减轻。又因土鳖虫、水蛭二者均有毒，活血力强，且土鳖虫性寒，不宜久用，故症状好转后即不再服用。

（李作强）

第四节　痛　风

一、西医学认识

（一）定义

痛风是一种由单钠尿酸盐结晶沉积在关节内或关节周围组织所致的晶体关节病，与嘌呤代谢紊乱、机体尿酸产生过多或肾脏排泄尿酸减少引起的高尿酸血症相关。本病主要以反复发作的急性关节炎、慢性破坏性关节病、尿酸盐结晶积聚（痛风石）为临床表现，晶体在肾脏沉积可引起尿酸盐肾病及尿酸性结石。

（二）病因及发病机制

痛风的发病机制涉及遗传、环境、生活方式因素之间复杂的相互作用。血尿酸水平升高、尿酸盐结晶形成是引起痛风炎症的关键风险因素。

高尿酸血症是痛风发生最重要的发病基础和最直接病因，临床上将其分为原发性和继发性两类。继发性高尿酸血症一般发生在其他疾病的过程中，或由于服用药物，肿瘤放、化疗等引起尿酸形成增多或排出减少。原发性高尿酸血症由环境及遗传因素影响的饮食摄入、尿酸生成与排泄平衡异常所导致，常伴有一种或多种代谢综合征。血清尿酸浓度持续过高时，尿酸即以钠盐的形式沉积在关节、软组织及肾脏中。

长期尿酸盐结晶沉积使痛风性关节炎反复发作，晶体通过减少成骨细胞的合成作用改变其表型，导致慢性滑膜炎、软骨丢失和骨侵蚀。即使在缓解期，由于白细胞仍然在关节内吞噬晶体，轻度滑膜炎可能在受累关节持续存在，最终单核和多核巨噬细胞、成纤维细胞、淋巴细胞等围绕不定性团块或单尿酸盐晶体形成异物肉芽肿成为痛风石。

（三）临床表现

典型痛风的病程分为三个阶段：无症状高尿酸血症、急性痛风关节炎发作及间歇期、慢性痛风性关节炎及痛风石形成，另有约 25% 的痛风患者出现高尿酸血症所致的肾脏病变。

1. 无症状高尿酸血症

无论男性还是女性，非同日 2 次血尿酸水平超过 420 μmol/L，即为高尿酸血症患者，此期患者可无明显关节炎发作。如影像学检查发现尿酸钠晶体沉积和（或）痛风性骨侵蚀，可诊断为亚临床痛风，并启动相应的治疗。

2. 急性痛风关节炎发作及间歇期

（1）发作期：典型的痛风发作常于深夜发病，受累关节局部突然出现发热、红肿、疼痛，6～12 小时内进行性加重至难以忍受，疼痛呈刀割样、撕裂样、咬噬样或有压迫感，活动受限。急性痛风性关节炎首次发作多侵犯非对称的单关节，以下肢关节最易受累，50%～70% 发生在第一跖趾关节，也可出现在足背、足踝、足跟、膝等，少数可见发于上肢肘、腕、指关节。部分患者可伴有寒战、发热、头痛、乏力等全身症状。实验室检查或可见外周血白细胞升高，红细胞沉降率增快。关节炎及其伴随症状一般可在 3 ～ 7 天内自行缓解，期间还可能出现患处皮肤暗红或褐色色素沉着、脱屑或刺痒。

（2）间歇期：急性痛风关节炎缓解后一般无明显后遗症状，但关节滑液检查仍常可见尿酸盐晶体。

多数患者初次痛风急性发作与再次发作间隔可长达数年，随着病情进展，发作频率逐渐增高，症状持续时间延长，受累关节自下而上、从小到大逐渐增多，甚或累及关节周围的其他组织结构。

3. 慢性痛风性关节炎及痛风石形成

慢性痛风性关节炎、皮下痛风石及痛风性肾病是此期的主要临床表现。进入慢性期，受累关节持续肿胀不适，但程度较急性发作时轻，在此基础上仍时有疼痛剧烈的急性加重出现，如不加以干预，则痛风发作将更加频繁，慢性疼痛也将逐步加重，手足小关节发展为弥散对称性受累。

由于长期显著的高尿酸血症控制不良，大量尿酸盐晶体沉积于耳轮、手指、膝关节、鹰嘴囊等部位，外观为皮下隆起大小不一的黄白色赘生物，经皮肤溃破可排出白色粉状或糊状物。关节肿胀畸形，关节镜下可见由痛风石导致的骨破坏。痛风石亦可见于其他结缔组织中，如肾锥体、心脏瓣膜及巩膜等。

4. 肾脏病变

高尿酸血症所致的肾病包括急性尿酸性肾病、慢性尿酸盐肾病和尿酸性尿路结石。

（四）诊断

痛风的诊断参考 2015 年 ACR/EULAR 提出的 ACR/EULAR 痛风分类标准（表 4-2）：

（1）纳入标准（只在符合本条件情况下，采用下列评分体系）：至少一次外周关节或滑囊发作性肿胀、疼痛或压痛。

（2）充分标准（如果具备，则可直接分类为痛风而无须下列其他"要素"）：有症状的关节或滑囊中存在单钠尿酸盐晶体（如在滑液中）或痛风石。

（3）分类标准（不符合"充分标准"情况下使用）：当表中分值相加 ≥ 8 分即可诊断为痛风。

表 4-2 2015 年 ACR/EULAR 痛风分类标准

项目	分类	评分
临床特点		
症状发作曾累及关节 / 滑囊 [a]	踝关节或中足（作为单关节或寡关节的一部分发作而没有累及第一跖趾关节）	1 分
	累及第一跖趾关节（作为单关节或寡关节的一部分）	2 分
关节炎发作特点（包括以往的发作）		
受累关节 "发红"（患者自述或医师观察到） 受累关节不能忍受触摸、按压 受累关节严重影响行走或无法活动	符合左栏 1 个特点	1 分
	符合左栏 2 个特点	2 分
	符合左栏 3 个特点	3 分
发作或者曾经发作的时序特征 **（无论是否抗感染治疗，符合下列两项或两项以上为 1 次典型发作）**		
达到疼痛高峰时间 < 24 h 症状在 ≤ 14 d 内缓解 发作期间症状完全消退（恢复至基线水平）	1 次典型的发作	1 分
	典型症状反复发作（即 2 次或 2 次以上）	2 分
痛风石的临床依据		
透明皮肤下的皮下结节有浆液或粉笔灰样物质，常伴有表面血管覆盖，位于典型的部位：关节、耳廓、鹰嘴黏液囊、指腹、肌腱（如跟腱）	存在	4 分
实验室检查		
血尿酸：通过尿酸氧化酶方法测定。理想情况下，应该在患者没有接受降尿酸治疗的时候和症状发生 4 周后进行评分（如发作期间），如果可行，在这些条件下进行复测，并以最高数值为准	血尿酸 < 240 μmol/L	-4 分
	血尿酸 240 ～ < 360 μmol/L	0 分
	血尿酸 360 ～ < 480 μmol/L	2 分
	血尿酸 480 ～ < 600 μmol/L	3 分
	血尿酸 ≥ 600 μmol/L	4 分
有症状关节或滑囊进行滑液分析（需要由有经验的检查者进行检测）	单钠尿酸盐阴性	-2 分
影像学		
尿酸盐沉积在（曾）有症状的关节或滑囊中的影像学证据：超声中 "双轨征" [b] 或双能 CT 显示有尿酸盐沉积 [c]	存在（任何一个）	4 分

项目	分类	评分
痛风相关关节损害的影像学证据：双手和 / 或足在传统影像学表现有至少一处骨侵蚀 [d]	存在	4 分

注：

a：症状发作是指包括外周关节（或滑囊）的肿胀、疼痛或压痛在内的有症状时期；

b：透明软骨表面不规则的表面回声增强，且与超声波束的声波作用角度相独立（注意：假阳性的"双轨征"可能出现在软骨表面，改变超声波束的声波作用角度时会消失）；

c：在关节或关节周围的位置存在颜色标记的尿酸盐，使用双能 CT 扫描获取影像，在 80 kV 和 140 kV 扫描能量下获取数据，使用痛风特异性软件应用 2 个材料分解算法分析颜色标记的尿酸盐，应排除甲床、亚毫米波、皮肤、运动、射束硬化和血管伪影造成的假阳性；

d：侵蚀被定义为骨皮质的破坏伴边界硬化和边缘悬挂突出，不包括远端指间关节侵蚀性改变和鸥翼样表现。

（五）治疗

健康的饮食和生活方式对降低血尿酸水平和预防痛风发作有重要意义。高尿酸血症患者忌暴饮暴食，应避免食用动物内脏、沙丁鱼、甲壳类海产品、浓肉汤和肉汁、高热量饮料、甜点等。对于有急性痛风发作且药物控制不佳或慢性痛风石性关节炎的患者，还应禁用含酒精饮料。保证充足饮水，每日饮水量需 ≥ 2000 mL。超重或肥胖的患者应缓慢减重达到并维持正常体重。

为将血尿酸水平控制在理想范围内，可使用黄嘌呤氧化酶抑制剂，如别嘌醇、非布司他；促尿酸排泄药物，如苯溴马隆；碱化尿液药物，如碳酸氢钠、枸橼酸盐制剂。痛风急性发作时，推荐尽早使用小剂量秋水仙碱或非甾体抗炎药、选择性环氧化酶 –2 抑制剂。痛风急性发作累及多关节、大关节或合并全身症状的患者，建议首选全身糖皮质激素治疗，能更好地缓解关节活动痛，并可明显降低痛风发作的频率。疼痛反复发作，常规药物无法控制的难治性痛风患者，可考虑使用白细胞介素 –1 或肿瘤坏死因子 –α 抑制剂。

二、中医学认识

（一）概述

痛风属中医学"痹证"范畴，中医古代文献中虽有"痛风"病名，但究其含义与西医所指"痛风"并不完全一致，与痛风证治相关的病名还包括"痛痹""白虎历节"等。《金匮要略》曰："历节疼，不可屈伸""疼痛如掣""脚肿如脱。"白虎病，见于《外台秘要》，其疾昼静而夜发，发则彻髓，酸疼乍歇，其病如虎之噬，故名白虎病也。朱丹溪在《格致余论》中首次提出"痛风"病名，然而后世医家对痛风认识各不相同。《景岳全书》云："历节风痛以其痛无定所，即行痹之属也……与气血相搏而疼痛非常，或如虎之咬。故又有白虎历节之名。《中藏经》曰：历节疼痛者……大都痛痹之证，多有昼轻而夜重者。"虞抟在《医学正传》中提出："夫古之所谓痛痹者，即今之痛风也。"《类证治裁》也将痛风归为"痛痹"。至清代《张氏医通》关于痛风有"痛风而痛有常处，其痛上赤肿灼热，或浑身壮热，此欲成风毒"的描述，并对痛风病名演变进行了归纳："按痛风一证，《灵枢》谓之贼风，《素问》谓之痹，《金匮》名曰历节，后世更名白虎历节。"

（二）病因病机

《病源》云："历节风痛是气血本虚，或因饮酒腠理开，汗出当风所致。或因劳倦，调护不谨，以致三气之邪偏历关节，与气血相搏而疼痛非常。"朱丹溪有"彼痛风者，大率因血受热已自沸腾，其后或涉冷水，或立湿地，或扇取凉，或卧当风，寒凉外搏，热血得寒，污浊凝涩，所以作痛。夜则痛甚，行于阴也"的论述。张璐曰："掣者为寒，肿者为湿，汗者为风，三气杂至，伤于血脉之中，营卫涩滞不行，故痛。"《医学入门》曰："血气虚劳不营养关节、腠理，以及嗜食肥甘酒酪以致湿郁成痰流注关节者。"历代医家认为的痛风系以先天禀赋不足，或调摄不慎，嗜欲不节，饮食无度，外感风寒湿邪，湿热痰瘀痹阻经脉，气血凝滞而致肢体关节疼痛、肿胀为主要表现。国医大师朱良春认为传统中医学所言之痛风、白虎历节与西医学所讲的主要与高尿酸血症相关的痛风非属一病，而将其命名为"浊瘀痹"，认为痛风浊毒之邪并非受自于外，而主生于内。

张老认同朱良春见解，并强调痛风的发病具有不可忽视的遗传因素。张老认为，脾胃是人体整个饮食物代谢过程的中心环节，也维持着人体生命活动主要功能，而脾的运化功能是由肾所藏先天之精及其化生的元气资助和促进的。病者先天禀赋不足，脾肾亏虚，加之饮食不节，起居无常，喜好饮酒，嗜食肥甘厚味，导致脏腑功能失调，脾失健运，肾乏气化，脾肾二脏清浊代谢紊乱，湿浊郁积日久成毒，浊毒不得泄利，羁留血中，或与外邪相合，瘀结痹阻经络。"伤于湿者，下先受之"，湿性趋下，重浊黏滞，故本病初发症状多见于下肢单关节，且缠绵难愈易反复；湿浊瘀结郁久化热，急性发作时受累关节红肿热痛明显。如不加干预，经络痹阻不通，脏腑功能不能复健。湿浊继续化生，则又变生痰核结节、腐骨蚀筋，而见骨节屈曲畸形；湿浊蕴热，煎熬尿液，可见石淋尿血。由此看来，本病的主要病机可以湿、热、浊、毒、瘀概括其全貌。

（三）临证心得

1. 治疗用药特色

张老认为痛风所引起的关节炎急性发作虽疼痛剧烈，但无论中药或西药都是可以控制的。合理应用中医治疗手段，一则可以迅速缓解症状，二则规避西药不良反应弊端。高尿酸血症与痛风关节炎可视为相同疾病的不同发展阶段，呈现量变积累发生质变的趋势，而慢性痛风性关节炎及与痛风相关的肾损害也都是由于未能很好地控制病情发展迁延而致的，故在高尿酸血症阶段便应注意既病防变，合理用药，防微杜渐，此阶段宜以健脾利湿为主；痛风急性发作期关节红肿热痛明显，湿热浊毒瘀毕现，则应以清热解毒为主，同时健脾化湿，活血通络；慢性发作期湿酿成痰，痰瘀互结，在清热燥湿，健脾化痰之外还需软坚活血。

（1）健脾利湿：浊瘀痹以先天禀赋不足，脾肾亏虚，脾失健运，湿浊不化为发病基础，这也与西医学认识的"代谢紊乱"相吻合。健脾利湿是截断湿、热、浊、毒、瘀产生的关键，故作为本病的基础治法。用药常选白术、茯苓、薏苡仁等。其中白术为"补气健脾第一要药"，《本草通玄》有云："补脾胃之药，更无出其右者。土旺则能健运……土旺则能胜湿，故患痰饮者、肿满者、湿痹者，皆赖之也。"茯苓利水消肿，渗湿健脾，既可祛邪，又可扶正，利水而不伤正气；善渗水湿，使湿无所聚，痰无由生。薏苡仁亦能利水消肿，渗湿健脾，然其性凉清热，更擅除痹。此三味在高尿酸血症与痛风关节炎病程各阶段均可随症选用，补运中焦脾气，杜生湿之源头。张老强调，在无症状高尿酸血症期除着重健脾外，还应配伍利湿药如泽泻、猪苓、车前草等，使湿毒从小便清，邪有去路。

（2）清热解毒：张老认为，湿性重浊难去，易郁而化热，在痛风急性发作期为迅速缓解症状要求辨证确切，用药精当，清热解毒药物常选用金银花、大血藤、虎杖、田基黄、黄柏、土茯苓等兼有利湿的药味。金银花既能入血分以清经络、脏腑、肢体热毒，又能入气分散经脉郁热，且其芳香透达能疏散病邪于肌表而不蕴邪，清解内里热毒又不碍胃。大血藤既清热解毒，还具有活血化瘀、祛风止痛功能。虎杖还兼有清利湿热，散瘀止痛功能。上三味配伍不仅能加强清热解毒作用，更有助于增强消肿止痛的功能，在痛风急性发作疼痛剧烈时应联用。黄柏、田基黄、土茯苓均兼有清热解毒除湿的功效，在慢性期及缓解期选用可起到杜渐防变的作用。

（3）活血化瘀：湿热浊瘀痹阻经络，气血运行不畅，热灼血凝成瘀，瘀既是病理产物又是痛风发作的致病要素，瘀去则热无所附，热除则瘀无所生，故活血化瘀药无论在无症状期抑或发生关节病变后，都能起到重要作用。张老常用的活血化瘀药有熟大黄、鬼箭羽、苏木、红花等。熟大黄既清热解毒又活血化瘀，《泰定养生主论》云："（大黄可）破痰实，通脏腑，降湿浊"，泄浊解毒，可令湿毒自肠腑去。鬼箭羽、苏木、红花活血通经。在痛风石形成后更应用软坚散结之三棱、莪术，二者苦泄辛散温通，既入血分又入气分，功能破血散瘀，消癥化积，可除顽石，畅经络。

2. 分型论治

（1）急性发作型

主症：发病突然，发病关节疼痛剧烈难忍，局部红肿微热，皮肤紧绷发亮，触压痛明显，小便短赤，大便干结或有发热，舌苔黄腻，脉弦紧。

病机：湿热浊毒，攻注骨节，经络痹阻。

治法：清热解毒，健脾化湿，活血通络。

处方：金银花 20 g，大血藤 20 g，虎杖 20 g，黄柏 12 g，白术 20 g，土茯苓 20 g，熟大黄 10 g，鬼箭羽 15 g，红花 10 g，荜澄茄 15 g。

方解：方中金银花、大血藤、虎杖、熟大黄清热解毒，导热泻浊为君药，白术、黄柏、土茯苓健脾化湿为臣药，鬼箭羽、红花活血通络为佐药，荜澄茄温中和胃反佐苦寒之性为使药。诸药合用，共奏清泄浊毒、缓急止痛之功效。

（2）发作间歇型

主症：肢体困重，酸胀乏力，木麻不适，腹胀纳少，或有下肢浮肿，大便稀溏，舌质淡胖，苔白厚或腻，脉濡缓。

病机：脾肾亏虚，健运失司，泄浊无权，痰湿滋生，困扰肢体。

治法：健脾消导，清热化湿，利尿泄浊。

处方：党参20 g，白术20 g，枳实10 g，山楂15 g，黄柏12 g，田基黄20 g，茯苓20 g，猪苓20 g，泽泻20 g，白芥子6 g。

方解：方中以党参、白术、枳实、山楂健脾消导为君药，黄柏、田基黄清热利湿，杜渐防变为臣药，茯苓、猪苓、泽泻利尿泄浊为佐药，白芥子祛痰燥湿反佐臣药苦寒之性为使药。冀能达到标本兼治，预防急性发作之目的。

（3）慢性发作型

主症：肢体关节肌肉疼痛，痛处不红不热，固定不移，屈伸不利，关节肿胀，或有强直畸形，球形结节，舌质淡红，苔白厚，脉弦滑。

病机：脾虚湿盛，湿酿成痰，痰湿互结，痹阻经络，痰核流注。

治法：清热燥湿，健脾化痰，软坚活血。

处方：黄柏12 g，白术20 g，大血藤20 g，田基黄20 g，土茯苓20 g，水蛭6 g，莪术15 g，红花10 g，胆南星6 g，白芥子10 g。

方解：方中黄柏、大血藤、田基黄清热燥湿为君药；白术、土茯苓健脾化湿为臣药；水蛭、莪术、红花软坚活血为佐药；胆南星、白芥子温中化痰，反佐君药苦寒之性为使药。诸药合用，共奏清湿热、祛浊毒、除痰核之功效。

三、验案举隅

案1 患者汪某，男，34岁，2018年8月23日初诊。

主诉：左踝并左脚大拇趾肿痛5天。

病史：患者1年前曾有两足大拇趾交替性反复肿痛病史，5天前与友人聚餐，饮酒并进食大量海鲜后诱发左踝、左大拇趾肿痛，夜间痛苦难以入睡，行动艰难，大便干结，小便黄。服用秋水仙碱及吲哚美辛后，关节肿痛稍减。舌质尖红，苔黄稍腻，脉弦。

查体：左踝及左足第1跖趾关节明显红肿，局部灼热，触压痛明显。

辅助检查：WBC 10.13×10^9/L，CRP 21.41 mg/L，ESR 24 mm/h，UA 515umol/L。

西医诊断：痛风。

中医诊断：浊瘀痹。

病机：素体湿热蕴积，骤进醇酒厚味，化生浊毒，攻注骨节。

治法：清热解毒，利湿泄浊，活血化瘀。

处方：蒲公英 20 g，紫花地丁 20 g，黄柏 12 g，田基黄 20 g，熟大黄 10 g，猪苓 20 g，泽泻 20 g，萆薢 20 g，水蛭 6 g，红花 10 g，荜澄茄 12 g，甘草 6 g。水煎服，日 1 剂，连续服用。

医嘱：忌酒，忌食海鲜及油腻食物。

2018 年 8 月 31 日二诊：初诊服药 2 天后，关节肿痛即有明显减轻，可以不服止痛药。目前关节肿痛轻微，可以自由走动。舌质淡红，苔白，脉弦。按原方去萆薢，加川牛膝 15 g，水煎服，服法同前。

2018 年 9 月 10 日三诊：关节肿痛消失，一切如常无不适。嘱停药观察。

【按语】患者发病前进食高嘌呤食物，初诊时下肢关节红肿热痛明显，当前主要病机为热毒壅盛，治疗当以清热解毒、利湿化浊为主，兼以活血通络。处方中蒲公英、紫花地丁、黄柏、田基黄清热解毒，利湿消肿；熟大黄既能清热解毒又能活血化瘀，通便以祛湿毒；猪苓、泽泻、萆薢利尿除湿；水蛭、红花活血祛瘀；荜澄茄温中护胃，以防清热解毒之品苦寒败胃；甘草缓急止痛兼可调和诸药。二诊时患者关节症状明显减轻，但关节疼痛并未完全消失，加用川牛膝性善下行，可引诸药直达下肢病所。

案 2 患者金某，男，51 岁，2017 年 4 月 11 日初诊。

主诉：双侧足踝、足趾交替疼痛 6 年，腰痛半年。

病史：6 年前开始出现双侧足踝、足趾交替肿痛，初起每年发作 3 ～ 4 次，后发作频率增加。近半年出现两侧腰痛，两膝、踝持续性胀痛，时有胸闷，头晕，心悸，全身乏力。曾服用秋水仙碱治疗，因药后恶心呕吐并腹泻而停药，现服用苯溴马隆及小苏打治疗。既往有饮酒嗜好，现已忌酒，已忌食海鲜类食品。舌体胖大，苔白厚，脉弦滑。

查体：形体较肥胖，BP 146/88 mmHg，心肺无异常，两膝、踝轻肿，关节无积液。

辅助检查：血常规正常。ESR 13 mm/h，CRP 11.15 mg/L，UA 716 μmol/L，BUN 10.77 mmol/L，Cr 189 μmol/L，GLU 6.7 mmol/L，TC 6.79 mmol/L，TG 2.22 mmol/L。B 超检查：左肾结石 0.3 cm×0.3 cm。尿常规：尿蛋白（++），BLD（+）。

西医诊断：痛风，肾结石。

中医诊断：浊瘀痹，肾石。

病机：素体湿热蕴积，脾肾亏虚，运化失调，化浊无权，滋生热毒，攻注骨节，炼浊成石。

治法：清热解毒，利尿化湿，软坚活血。

处方：白术 15 g，黄柏 12 g，田基黄 20 g，熟大黄 20 g，红花 10 g，漏芦 12 g，川牛膝 15 g，猪苓 20 g，泽泻 20 g，茯苓皮 20 g，海金沙 20 g，冬葵子 15 g，白芥子 12 g。水煎服，日 1 剂，连服 6 天，停药 1 天。

西药：口服小苏打 1 g，每日 1 次；别嘌醇 0.1 g，每日 1 次。

医嘱：嘱增加饮水量，每日保持在 3000 mL 左右。

2017 年 6 月 4 日二诊：两膝踝关节疼痛已轻微，仍有腰痛、头晕、乏力，舌脉同前。复查：UA 654 μmol/L，BUN 8.9 mmol/L，Cr 181.9 μmol/L；尿常规示尿蛋白（＋），BLD（＋＋）。中药处方调整如下：黄芪 15 g，黄柏 12 g，田基黄 20 g，熟大黄 10 g，漏芦 12 g，炮山甲 6 g，海金沙 15 g，冬葵子 15 g，猪苓 30 g，泽泻 30 g，覆盆子 20 g，白芥子 10 g。水煎服，服法同前。西药服法同前。

2017 年 7 月 12 日三诊：体力有增进，腰痛、关节疼痛已止，舌质淡，苔白厚，脉缓滑。复查：UA 48 μmol/L，BUN 7.8 mmol/L，Cr 182.6 μmol/L；尿常规示尿蛋白（＋＋），BLD（±）。复查 B 超：左肾结石已消失。中药调整如下：黄芪 15 g，黄柏 12 g，田基黄 20 g，续断 15 g，杜仲 12 g，覆盆子 20 g，金樱子 15 g，桑螵蛸 12 g，猪苓 15 g，泽泻 20 g，莲须 6 g，芡实 20 g。水煎服，服法同前。西药服法同前，嘱每日饮水量可改为 2000 mL 左右。

2017 年 9 月 10 日四诊：自觉无不适，舌脉同前。复查：UA 462 μmol/L，BUN 7.1 mmol/L，Cr 132 μmol/L；尿常规示尿蛋白（-），BLD（±）。嘱按 7 月 12 日复诊方，每 2 日服用 1 剂，巩固疗效。

【按语】痛风可以合并泌尿系结石和肾功能不全。患者初诊时症状以关节疼痛为主，病史 6 年，迁延不愈，下肢多关节受累，兼见腰痛、全身乏力等，此时病机以湿热痹阻为标，脾肾亏虚为本，从而确立清热利湿祛瘀治其标，调补脾肾固其本的治则。方中白术补气健脾；黄柏、田基黄清热利湿；熟大黄、红花、漏芦、川牛膝活血祛瘀，清热利湿；猪苓、泽泻、茯苓皮、海金沙、冬葵子利尿通淋；白芥子避免苦寒太过兼能祛痰利湿。复诊时患者关节疼痛症状改善，腰痛、乏力症状明显，在关节肿痛症状得到有效控制以后，可以全力以赴排解结石，使用海金沙、鸡内金、冬葵子等软坚散结是行之有效的，穿山甲既往应用疗效虽佳，但因其已升为国家一级保护动物，应杜绝使用。在此基础上还需要大量饮水，加猪苓、泽泻等大剂利尿药有利于冲刷尿路，如此用药，既能碎石，亦能排石。肾功能减退也应注意利尿。如有血尿或蛋白尿则应增加补肾固摄止血药味，如续断、杜仲、覆盆子、金樱子、桑螵蛸、莲须、芡实、茜草、茅根等。

案3 患者邢某，男，40 岁，2019 年 9 月 3 日初诊。

主诉：关节反复肿痛 12 年，左足趾根部皮下结节破溃 1 个月。

病史：12 年前患者双足趾根部经常反复肿痛，在当地就医诊为痛风。发病时服用秋水仙碱有暂效。近 2 年关节肿痛发作频繁，双侧踝、膝及两手掌指关节反复出现肿痛，且关节周围有皮下结节出现。近 1 个月来两膝、双足踝及趾关节持续肿痛，左趾根部皮下结节破溃，难以行动。服用秋水仙碱及吲哚美辛仍未见效。舌质暗红，苔黄腻，脉滑数。

查体：形体肥胖，双膝、踝、跖趾关节均见明显红肿，有触痛，左踝、左跖趾关节可见散在暗红色皮下结节，直径约 1 ～ 2 cm，左足第 1 跖趾关节处皮下结节破溃有膏脂状液体流出。

辅助检查：血常规正常。ESR 26 mm/h；UA 582 μmol/L。X 线检查：双足跖趾关节可见膨胀性骨质破坏。

西医诊断：痛风。

中医诊断：浊瘀痹。

病机：肥胖体质，素体湿热蕴积，更加嗜酒，饮食肥甘滋腻，聚湿生痰，郁久化生热毒，攻注骨节，经脉瘀阻，滋生痰核留注。

治法：清热解毒，祛湿化痰，活血化瘀。

处方：金银花 20 g，大血藤 20 g，连翘 20 g，黄柏 12 g，田基黄 20 g，熟大黄 10 g，白术 15 g，猪苓 20 g，土茯苓 20 g，土鳖虫 10 g，红花 10 g，白芥子 12 g。水煎服，每日 1 剂，连服 6 天，停药 1 天。

西药：口服小苏打 1 g，每日 1 次；别嘌醇 0.1 g，每日 1 次。

医嘱：嘱忌酒，忌食海鲜和油腻食物。

2019 年 10 月 2 日二诊：症状较前明显好转，双膝肿痛已除；两踝、两足跖趾关节肿痛明显减轻，左脚趾根部破溃结节已愈合，舌质暗，苔黄，脉缓滑。中药按上方去白术、土茯苓，加泽泻 20 g，山慈姑 10 g。水煎服，服法同上。西药服用同前。

2019 年 12 月 5 日三诊：症状续有好转，两踝、双足跖趾关节肿痛已轻微，可以自由活动，已恢复工作，舌脉同前。复查：ESR 14 mm/h；UA 461 μmol/L。嘱按 10 月 2 日加减方每 2 天服用 1 剂，巩固疗效。

【按语】痛风的治疗应尽可能早发现、早治疗。如果到了晚期出现痛风结节，关节强直变形，虽然用药可以改善症状但却难以根治、消除结节或改善关节功能。患者就诊时双侧足趾、踝、膝及双手掌指关节反复肿痛，局部可见皮下结节，X 线片示跖趾关节骨质破坏。浊毒内盛，日久不解，湿浊瘀血交结停聚而成有形之邪，方以金银花、大血藤、连翘清热解毒，清营凉血；黄柏、田基黄、熟大黄、白术、猪苓、土茯苓健脾清热利湿；土鳖虫、红花活血化瘀通络。待关节症状缓解后针对皮下结节加用清热解毒、消癥散结的山慈菇。张老强调，痛风患者的嘌呤代谢障碍是无法改变的，因此严格忌酒、忌食高嘌呤饮食是终身的。在此基本要求下应该定期监测血尿酸及肾功能变化，只要肾功能正常，血尿酸保持在安全水平，而没有任何临床症状情况下，是完全可以不用服药维持正常生活的。

（李作强）

第四节　骨关节炎

一、西医学认识

（一）定义

骨关节炎（osteoarthritis，OA）是一种退行性病变，临床表现为缓慢发展的关节疼痛、压痛、僵硬、肿胀、活动受限和关节畸形，多累及手远端指间关节、脊柱、膝、髋关节等。也有人称之为退变性骨关节炎、肥大性关节炎、增生性骨关节炎和老年性关节炎等，目前国际通用骨关节炎这一概念。

（二）病因与发病机制

虽然现代医学对本病的研究不断深入和发展，但目前 OA 的发病原因和机制仍不十分明确，多认为 OA 是一种多因性疾病，它与增龄、内分泌紊乱、肥胖、遗传因素、免疫因素、机械损伤等有关。

虽然 OA 发病的免疫机制尚不完全清楚，但能肯定的是 OA 的发病过程中有免疫因素的参与，且起非常重要的作用。内分泌紊乱、酶的作用、骨内高压都有可能影响 OA 的形成及发展。

（三）临床表现

主要症状为关节疼痛，常发生于晨间，活动后疼痛反而减轻，但如活动过多，疼痛又可加重。另一症状是关节僵硬，常出现在早晨起床时或白天关节长时间保持一定体位后。检查受累关节可见关节肿胀、压痛，活动时有摩擦感或"咔嗒"声，病情严重者可有肌肉萎缩及关节畸形。

（四）诊断

膝骨关节炎的现代医学诊断标准参照美国风湿病学会 1986 年提出的分类标准。

1. 临床标准

①1 个月大多数时间有膝关节疼痛；②有骨摩擦音；③晨僵≤ 30 分钟；④年龄≥ 38 岁；⑤有骨性膨大。满足①②③④或①②⑤或①④⑤可诊断。

2. 临床 + 放射学标准

①1 个月大多数时间有膝痛；② X 线片示骨赘形成；③关节液检查符合骨关节炎；④年龄≥ 40 岁；⑤晨僵≤ 30 分钟；⑥有骨摩擦音。满足①②或①③⑤⑥或①④⑤⑥可诊断。

3. 骨关节炎放射学病情分级标准 X 线分级（Kellgren 和 Lawrence 法分为五级）

①0 级：正常；② I 级：轻微骨赘，关节间隙正常；③ II 级：明显的骨赘，关节间隙可疑狭窄；④ III 级：中等量骨赘，关节间隙狭窄，有硬化性改变；⑤ IV 级：大量骨赘，关节间隙明显变窄，严重硬化性病变及明显畸形。

（五）治疗

使患者了解疾病的基本知识，注意保护受累关节，避免长时间站立、蹲位或跪位，爬楼梯，错误姿势等对本病不利的各种因素。减轻体重，避免过度负重，使用手杖、助步器等协助活动。针对不同受累关节进行合理的关节肌肉锻炼，如手关节抓握运动，膝关节在不负重的情况下屈伸运动，颈椎、腰椎轻柔地不同方向运动。鼓励步行、游泳、骑自行车等运动方式。急慢性期可根据情况选用针灸、按摩、推拿、热疗、水疗等物理治疗方法以止痛、改善关节功能。

药物治疗上可根据疼痛程度选用对乙酰氨基酚、非甾体抗炎药（NSAIDs）、阿片类药物等控制症状，关节腔注射长效糖皮质激素、透明质酸（玻璃酸）减轻关节疼痛，增加关节活动度，保护软骨，或局部外用 NSAIDs 制剂或者辣椒碱乳剂可减轻关节疼痛。氨基葡萄糖、硫酸软骨素、双醋瑞因、双膦酸盐等药物具有保护软骨、减少骨赘生成的作用。对内科治疗无效者，可通过关节镜进行关节清创术或游离体摘除术，严重影响功能者可行截骨术、人工关节置换术和关节融合术等。

二、中医学认识

（一）疾病概述

骨关节炎是现代医学诊断病名，在中医学的古代文献中并无此病名记载。根据本病的病因及发病特点，将其归于中医学"痹症"范畴，相关病名有"骨痹""历节""膝痛""筋痹""鹤膝风"等。

《中医病证诊断疗效标准》把骨关节炎归于"骨痹"范畴。"骨痹"最早记载于《内经》。《素问·痹论》中指出"风寒湿三气杂至，合而为痹"，其中以"冬遇此者为骨痹"。《素问·长刺节论》点明骨痹是一种"病在骨"表现为"骨重不可举，骨髓酸痛"的疾病。《素问·宣明五气》曰"久立伤骨，久行伤筋"，认为过度劳损是导致本病发生的一个病因。《素问·阴阳应象大论》曰"肾生骨髓"，说明只有肾中精气充盛，骨才能壮健，髓才能得到充养。《素问·痹论》曰"五脏皆有合，病久而不去者，内舍于其合也，故骨痹不已，复感于邪，内舍于肾"，表明了骨痹与肾之间的密切关系。《灵枢·本藏》云"是故血和则经脉流行，营复阴阳，筋骨劲强，关节清利矣"，说明人体的气血调和、阴阳平衡是筋骨强盛、关节滑利的重要保障。"逆其气则病，从其气则愈，不与风寒湿气合，故不为痹"，认为痹证的发生除了感受风寒湿等外邪，还因机体气血不足，内外相合才会发病。《金匮要略·中风历节病脉证并治》所述与《素问·痹论》"逆其气则病，从其气则愈，不与风寒湿气合，故不为痹"亦有相同的认识，认为肝肾亏虚、筋骨虚弱是历节病的发病基础，并指出本病的临床表现为"历节痛，不可屈伸"，提出了以甘草附子汤、桂枝附子汤、桂枝芍药知母汤治疗，至今仍为临床使用，并有良好的疗效。《中藏经》则指出骨痹发生的原因"乃嗜欲不节，伤于肾"，以"腰膝不遂，四肢不仁"为主要表现，更提出了七情致痹的学说："气痹者，愁忧思喜怒过多……注于下，则腰脚重而不能行。"《千金方》则指出了骨痹迁延日久不愈，会进一步发展为"骨极"，表现为与 OA 晚期症状相似的症状，如牙齿苦痛，手足酸痛，不能久立，屈伸不利，身痹髓酸等。《证治准绳》曰"（膝痛）有风，有湿，有寒，有热，有挫闪，有瘀血，有滞气，有痰积，皆标也，肾虚其本也"，明确提出了肾虚为骨痹发生的根本。《临证指南医案·痹》提出"久病入络，久痛入络"学说，并明确指出"热痛不减，余以急清阳明而致小愈"，提出清热利湿的治疗方法，提倡"补肝肾，调奇经，使用虫蚁搜剔之剂"。《医林改错·痹症有瘀血说》言"治痹证何难……用身痛逐瘀汤"，强调痹证应重视活血化瘀。

（二）病因病机

关于骨痹的病因病机，《实用中医风湿病学》中认为骨痹不都属于始发病证，其病因病机复杂，主要概括为禀赋不足，或年高渐衰，肾肝亏虚，不能濡养筋骨关节，风寒湿热之邪乘虚侵袭，闭阻经络，伤及筋腱，腐蚀关节，发为骨痹，病位在关节、筋腱，基本病理特点是骨节腐蚀、筋腱挛缩。

1. 肝肾亏虚，筋骨失养是发病根本

膝骨关节炎病变部位在膝，以膝痛为主症。膝为肝、脾、肾三经所系，筋骨肉之会，根据"肝主筋藏血，脾主运化和肉，肾主骨生髓"的理论，病变脏腑在于肝、脾、肾三脏，以肾为主。《素问·痿论》曰："肾者，水脏也，今水不胜火，则骨枯而髓虚，故不足任身，发为骨痿。"中医学认为，肾为先天之本，主骨生髓，肾中精气充盈则骨髓生化有源，骨骼方得滋养而坚固

有力。所谓精足则髓足，髓足则骨强。肾虚则骨髓化源不足，不能营养骨骼，致骨骼脆弱无力，胫膝酸软冷痛。现代研究认为，骨痹可能与下丘脑—垂体—肾上腺系统和下丘脑—垂体—性腺系统有关，且与免疫系统相关。肾脏主要通过调节 1α-羟化酶的活性、钙磷代谢、激素水平、微量元素等来调节骨代谢。《灵枢·九针论》认为"肝主筋"，《素问·经脉别论》曰："食气入胃，散精于肝，淫气于筋。"《张氏医通·诸痛门》曰："膝者，筋之府……无不因肝肾虚者，虚则风寒湿气袭之。"若肝血亏虚，则筋脉失养，无以柔韧，则膝痛，屈伸不利。现代研究认为：肝脏可能通过影响神经—内分泌—免疫系统，并提供各种能量，参与核酸代谢及多种免疫因子的合成和分泌，清除氧自由基等多途径来控制关节软骨代谢。脾胃为后天之本，主四肢肌肉。若脾虚则气血生化乏源，气血亏虚，无以充养脏腑，滋养筋骨、肌肉。《灵枢·本藏》曰"是故血和则经脉流行，营复阴阳，筋骨劲强，关节清利矣"，说明人体的血气充足、调和，阴阳平衡是筋骨强盛、关节滑利的重要因素，"荣者，水谷之精气也……卫者，水谷之悍气也……逆其气则病，从其气则愈，不与风寒湿气合，故不为痹"，认为痹证可因机体脏腑气血不足，同时外感风寒湿邪气，内外相合而发病。骨痹多发于中老年人，"人过四十，则阴气自半"，机体生理功能逐渐衰退，肝肾渐衰，精气渐亏；若加之其他原因，或过劳，或外感邪气，或跌仆损伤，或合其他疾病，则肝肾亏虚更甚，肾虚则精髓不足，无以养骨；肝虚则肝血不充，无以养筋，筋骨失养，导致关节疼痛，活动不利。可见肝肾亏虚，以肾为主，筋骨失养是发病之根本。

2. 风寒湿热、跌仆损伤为诱因

（1）风寒湿热，痹阻经络。久居湿地，涉水冒雨，起居不当，风寒湿邪由腠理而入，流注经络关节，经络痹阻不通，发为本病。《内经》有云："所谓痹者，各以其时，重感于风寒湿之气也。"外感风寒湿邪后，其性质可以转化。风为阳邪，易于化热；寒湿缠绵难去，郁久化为湿热，如《类证治裁》云："初因风寒湿郁闭阴分，久则化热攻痛。"或遇素体阴虚阳盛，内有蕴热，外感风寒湿邪，从阳化热，正如《金匮翼》云："脏腑经络先有蓄热，而遇风寒湿气客之，热为寒郁，气不得伸，久之寒亦化热，则痹痹燔然而闷也。"湿热之邪有因外感湿热者，如夏季冒雨涉水，暑热之邪与湿邪交感，流注经络，伤筋蚀骨，发为本病；亦有内生湿热者，多因于素食辛辣、肥甘厚味，损伤脾胃，蕴生湿热。而《杂病源流犀烛》又云"脏腑积热，湿热内生，蕴结为毒"，热毒腐蚀骨节，发为本病。

（2）跌仆损伤，瘀阻经络。跌仆外伤直接损伤筋骨关节，气滞而血瘀，痹阻经络，不通而痛。而瘀血久停不去，新血不生，不荣而痛。不通、不荣俱见，二者相互影响，形成恶性循环，最终出现关节肿大变形、僵硬不利，病处固定而拒按等症状。

3. 湿热瘀毒痹阻经络是主要发病机制

以上可以看出，膝骨关节炎是以肝肾亏虚为发病根本，加之感受风寒湿热、跌仆之邪，内外相合发病。其临床特点是膝关节疼痛、僵紧、屈伸不利，疼痛夜间重，或呈刺痛，固定不移，腰膝酸软，双下肢乏力、沉重，舌质暗红或有瘀点、瘀斑，根据这些临床特点，张老认为湿热瘀毒痹阻经络是膝骨关节炎的病机关键。

《神农本草经》曰"痹，湿病也"，或因外感，或因内生，湿邪流注经脉，其性重着黏滞，易阻遏阳气，致阳气运行不畅，表现为双下肢重着、乏力。湿热之邪除由上述因素所来之外，尚有因误治形成，正如汪蕴谷言："又有服热药太过，胃中蕴热日深……痛历关节而为热痹也。"医家不知清热降火，泥于风寒湿三气杂至之说，非表散风寒，则温经利湿，火上添油，愈服愈热。而热得湿而愈炽，湿得热而愈横，湿热胶着，日久不解，酿生湿热毒邪。邪气留滞经络，经络不通，致气滞而血瘀；而跌仆损伤，亦可成瘀。湿、热、瘀可相互影响，湿热胶结，阻滞经脉气血，则瘀血加重，瘀血又进一步阻遏气机，气机不畅，气不化津反而成湿，湿热瘀稽留不解，久则蓄积生毒。湿热瘀毒痹阻经络筋脉，症见膝部疼痛明显，呈刺痛，痛处固定不移，夜间明显；湿盛则肿，可导致水湿淫溢，流于筋骨肌肉关节，致关节肿胀、麻木。湿热瘀毒伤于筋骨，则骨节废用，屈伸不能。

综上所述，湿热瘀毒相互影响，缠绵胶着，致本病病情变化复杂，迁延难愈。现代研究发现：膝关节瘀血，引起骨内微循环障碍、血液流力学的改变、骨内压升高、氧自由基增多等使骨营养障碍而引起软骨下骨板增厚硬化，刺激新骨生长，加速软骨退变。

（三）临证心得

1. 治疗用药特色

张老根据其发病特点及临床表现，结合历代文献及现代研究，认为本病以肝肾亏虚、筋骨失养为发病根本。患者年老体虚，气血亏虚不能鼓动血脉的运行，又加感受风寒湿热诸邪或跌扑损伤等，内外合邪而发病。本病的病机关键是湿热瘀毒痹阻经络，瘀滞骨节。因此，本病的治疗法则都应以清热解毒、活血化瘀法为主。清热解毒药物常用的有金银花、大血藤、虎杖、田基黄、猫爪草、板蓝根等。活血化瘀药常用的有土鳖虫、水蛭、红花、刘寄奴、乳香、没药等。如骨赘较多，则需要增加软坚散结的药物如三棱、莪术等。如膝骨关节炎合并腘窝囊肿，说明病机兼有痰湿郁积，需要在清热解毒的基础上加用健脾祛湿化痰之品，如白芥子、土茯苓、田基黄、车前草等，才能改善关节功能障碍，使病情获得全面好转。

同治疗类风湿关节炎一样，OA 的治疗也需要辨病位用药，如病在颈椎，须辅以补肾强督的药物，如葛根、狗脊等；病在腰椎，须辅以壮腰健肾的药物，如续断、杜仲等。

清热药多苦寒，治疗过程中一定要注意顾护脾胃，宜适当选用一些温中和胃之佐药以顾护脾胃，如荜澄茄、荜茇、川椒、小茴香、白芥子、片姜黄、生姜、大枣、砂仁等。

2. 分型论治

张老在临证过程中，按关节受累的部位一般将本病分为膝骨关节炎、手指骨关节炎、颈椎病、腰椎病等不同类型，分而治之。

（1）膝骨关节炎（膝骨痹）

①风湿热型

主症：双膝关节肿胀疼痛，或有积液，下蹲困难，阴雨天症状加重，舌尖红，苔黄腻，脉滑数。

病机：感受风湿之邪，郁久化热，攻注膝胫。

治法：清热解毒，祛风利湿，温经通络。

处方：金银花 20 g，大血藤 20 g，板蓝根 20 g，猫爪草 20 g，独活 20 g，桂枝 12 g，猪苓 20 g，泽泻 20 g，川牛膝 15 g，海桐皮 20 g。

方解：金银花、大血藤、板蓝根、猫爪草清热解毒，独活、桂枝祛风胜湿，猪苓、泽泻健脾利湿，川牛膝、海桐皮活血通络。全方共奏祛湿除痹之功效。

②寒热错杂型

主症：双膝关节疼痛，屈伸不利，下肢怕风冷，遇寒加重，得温痛舒，舌质淡，苔白，脉弦。

病机：感受风湿之邪，郁久化热，复感寒邪，寒热错杂。

治法：清热解毒，温经散寒，祛风利湿，活血通络。

处方：金银花20 g，大血藤20 g，虎杖20 g，制川乌6 g，桂枝10 g，独活20 g，地枫皮12 g，川牛膝15 g，红花10 g，王不留行12 g。

方解：金银花、大血藤、虎杖清热解毒，制川乌、桂枝温经散寒，独活、地枫皮祛风胜湿，川牛膝、红花、王不留行活血通络。全方共奏祛邪除痹之功效。

③肾虚血瘀型

主症：双膝关节疼痛，腰背酸痛，足跟痛，伴僵硬，双膝粗大，甚或变形，行动困难，舌质暗红或有瘀斑，苔白，脉沉缓。

病机：肾元亏虚，骨弱髓空，血运乏力，瘀血阻络。

治法：补肾壮骨，活血化瘀，祛风胜湿。

处方：熟地黄20 g，续断15 g，杜仲12 g，土鳖虫10 g，川牛膝15 g，制没药10 g，红花10 g，独活20 g，桂枝10 g，甘草6 g。

方解：熟地黄、续断、杜仲补益肾元，土鳖虫、川牛膝、制没药、红花活血化瘀，独活、桂枝祛风胜湿，温经通络，甘草解毒和中。全方共奏标本兼治之功效。

（2）手指骨关节炎（肢端痹）

主症：双手指节僵硬，屈伸不利，远端指间关节粗大变形疼痛，双足大趾根部红肿疼痛，甚或变形，舌尖红，苔薄白，脉沉缓。

病机：气血亏虚，血运不畅，感受热毒，瘀阻肢端而发病。

治法：清热解毒，益气通脉，活血化瘀。

处方：金银花20 g，大血藤20 g，虎杖20 g，土鳖虫10 g，莪术12 g，桃仁10 g，红花10 g，黄芪15 g，党参15 g，荜澄茄10 g，皂角刺6 g。

方解：金银花、大血藤、虎杖清热解毒，土鳖虫、桃仁、莪术、红花活血软坚，黄芪、党参益气扶正，荜澄茄温中和胃，反佐清热解毒药之苦寒，皂角刺作为引经药，引导诸药直达病所。综观全方，共奏祛邪通络、消肿止痛之功效。

（3）颈椎病

主症：颈部僵紧疼痛，转侧不利，一侧手臂麻木不适，握力减退，时有头晕昏蒙，舌质淡红，苔白，脉沉缓。

病机：气血亏虚，血脉运行不畅，感受风热毒邪，瘀阻颈脊而发病。

治法：清热解毒，柔痉强督，软坚活血。

处方：金银花 20 g，大血藤 20 g，虎杖 20 g，莪术 12 g，土鳖虫 10 g，红花 10 g，葛根 20 g，狗脊 15 g，荜澄茄 10 g，桂枝 10 g。

方解：金银花、大血藤、虎杖清热解毒，莪术、土鳖虫、红花软坚活血，葛根、狗脊柔痉强督，荜澄茄、桂枝温经通络，调和营卫。全方共奏祛邪通络之功效。

（4）腰椎病

主症：腰背疼痛，俯仰受限，一侧臀股部疼痛，痛引胫踵，或麻木不适，步态不稳，舌淡红，苔薄黄，脉弦紧。

病机：气血不足，肾元亏虚，感受热毒，血运不畅，瘀阻腰脊而发病。

治法：清热解毒，补肾强督，活血化瘀。

处方：金银花 20 g，大血藤 20 g，虎杖 20 g，续断 15 g，杜仲 12 g，莪术 12 g，红花 10 g，川牛膝 15 g，荜澄茄 10 g，桂枝 10 g。

方解：金银花、大血藤、虎杖清热解毒，莪术、红花活血软坚，续断、杜仲补肾强督，荜澄茄、桂枝温经通络，调和营卫。全方共奏祛邪通络之功效。

三、验案举隅

案1 患者张某，女，55 岁，2011 年 7 月 5 日初诊。

主诉：两膝关节疼痛 3 年，加重 2 个月。

病史：患者既往两膝关节活动时有骨摩擦感，3 年前远行后出现两膝关节疼痛，左膝较甚，休息后减轻，无关节肿胀。2 个月前因登高两膝关节疼痛加重，伴左膝关节肿胀，活动受限，余关节无不适，纳眠稍差，二便可，舌红，苔黄腻，脉滑数。

查体：双膝关节压痛，骨摩擦感（＋），左膝关节肿胀，浮髌试验（＋）。

辅助检查：RF（－），ASO（－），ESR 31 mm/h。左膝关节 X 线片：左胫骨髁间隆突变尖，关节间隙轻度变窄，左股骨下端内侧局部软组织密度增高并肿大。

西医诊断：膝骨关节炎。

中医诊断：骨痹。

病机：湿热痹阻筋脉关节。

治则：清热解毒，祛风除湿，活血止痛。

处方：金银花 20 g，大血藤 20 g，虎杖 20 g，薏苡仁 20 g，独活 30 g，川牛膝 20 g，猫爪草 20 g，莪术 12 g，红花 10 g，王不留行 15 g，防己 15 g，毕澄茄 15 g。水煎服，日 1 剂。

医嘱：嘱其注意日常调护，适当锻炼，避免负重、登高、远行、蹲起、跳跃等。

2011 年 7 月 19 日二诊：患者两膝关节疼痛减轻，左膝肿胀明显减轻，仍有活动不利，舌红苔黄，脉滑数。处方：上方去猫爪草、防己，加地枫皮 10 g，桂枝 10 g，继服 12 剂。

2011 年 8 月 3 日三诊：患者左膝关节肿胀基本消失，仍有轻度疼痛，能正常行走，纳眠有改善，舌红苔白，脉缓。处方：上方去薏苡仁，加土鳖虫 10 g，继服 12 剂。

2011 年 8 月 18 日四诊：患者双膝关节疼痛基本消失，偶有隐痛不适，不肿，活动正常，舌脉同上。处方：金银花 20 g，大血藤 20 g，补骨脂 15 g，独活 20 g，川牛膝 20 g，桃仁 12 g，红花 10 g，土鳖虫 10 g，薏苡仁 20 g，骨碎补 20 g，毕澄茄 12 g，桂枝 10 g。隔日 1 剂，继服 24 剂后患者日常活动无不适。

【按语】骨关节炎患者多年过半百，天癸衰竭，脏腑气血亏虚，即使在发作期也多局部为实，整体为虚。故张老用药思路如下：清热解毒药常选用甘寒且具有活血通络作用的药物，以祛邪而不伤正，如金银花、大血藤、虎杖等，且一药多用，与活血通络之红花、王不留行、川牛膝有相辅相成之妙；川牛膝、王不留行又具有利水祛湿之功，川牛膝能补肾以扶正，合薏苡仁、猪苓、防己以利湿祛邪；关节肿减之后，注重活血化瘀，使气血畅行，则筋骨得养，用药如土鳖虫、莪术、红花；桂枝、毕澄茄既温经通络，又反佐清热解毒药苦寒之性。诸药对骨关节炎炎症的缓解效果显著，对中早期骨关节炎病情控制及关节功能改善较好。现代药理研究证明，清热解毒药无论单药还是复方，都具有明显的消炎作用。但关节间隙狭窄严重者，治疗的可逆性差，只能做到改善症状。骨关节炎又称为退行性关节炎，其治疗没有特效方法，严重影响患者生活质量。中医药的运用，对减轻症状、调整体质、改善关节功能均显示出独特的优势。历代医家多以补肾活血化瘀为主要治则，张老结合现代医理，凭借数十年的临床经验，对骨关节炎提出了新的辨证思路——从"炎"论治，临床疗效显著。

案 2 患者王某，男，60 岁，2013 年 12 月 28 日初诊。

主诉：双手远端指间关节、膝关节疼痛半年。

病史：患者半年前无明显诱因出现双手远端指间关节、膝关节疼痛，就诊于章丘市医院，化验检查类风湿因子正常，血沉稍高，药物治疗效果不明显（具体药物不详）。现周身多关节疼痛，以双手远端指间关节肿胀疼痛、双膝疼痛为甚，双肩不适，关节症状夜间明显，阴雨天无明显不适，肢体时有麻木感，晨僵，怕冷，无口干眼干症状，纳可，眠较差，二便调，舌淡红，苔薄白。

查体：双手远端指间关节肿胀，赫伯登结节，左膝肿胀，骨摩擦感（＋），双足拇外翻畸形。

辅助检查：ESR 52 mm/h，RF 31.8 IU/mL，CRP 23.7 mg/L。

西医诊断：骨关节炎。

中医诊断：骨痹。

病机：湿热瘀毒痹阻经络，瘀滞骨节。

治法：祛邪通络，化痰行瘀。

处方：金银花 20 g，大血藤 20 g，虎杖 20 g，川牛膝 15 g，猪苓 20 g，红花 10 g，制川乌 6 g，泽泻 20 g，桂枝 10 g。12 剂，水煎服，日 1 剂。

医嘱：嘱限制活动，避免劳累。

2014 年 1 月 11 日二诊：双膝痛，左侧尤甚，左下肢肿，颈部痛，苔薄白，脉弦滑。处方：上方加川芎 10 g。24 剂，水煎服，日 1 剂。

2014 年 2 月 8 日三诊：症状减轻，两膝痛减，舌淡，苔白，脉弦滑。辅助检查：ESR 23 mm/h，RF 21 IU/mL，CRP 6.67 mg/L，CCP 13 rU/mL。处方：首诊方去猪苓、泽泻，加威灵仙 15 g，葛根 20 g。18 剂，水煎服，日 1 剂。

【按语】骨关节炎是一种以关节软骨损害为主，并累及整个关节组织的常见骨关节疾病，好发于中老年人。西医治疗分为药物治疗和手术治疗。中医讲究辨证治疗，根据临床症状的不同，分为风寒湿痹、风湿热痹、痰瘀痹阻和肝肾亏虚等证型。痹症以风、寒、湿、热、痰、瘀痹阻经络气血为基本病机，传统治疗以祛邪通络为基本原则，根据邪气的盛衰，分别予以祛风、散寒、除湿、清热、化痰、行瘀等。张老结合多年临床经验，提出以清热解毒法为主治疗痹证的观点。该病案中应用金银花、虎杖、大血藤清热解毒，体现了张老"因炎致痛"指导临床用药的观点。金银花、虎杖、大血藤清热解毒，活血消肿止痛，在关节疼痛明显，同时无肝肾功能受损者常常应用。川乌在此一味热药配合多味寒凉药物，去性存用，发挥其止痛作用。另外，桂枝既能防全方偏于寒凉，又能疏通经络。该方应用活血化瘀、利湿消肿药物，疏通经脉，促进气血运行，既可祛邪，又可濡养关节肌肉，从而缓解关节症状。

案3　患者刘某，女，59岁，2012年3月3日初诊。

主诉：双膝关节疼痛10余天。

病史：患者10余天前出现双膝启动、上下楼及蹲起时痛，余关节不痛，形体偏胖，下蹲后站起困难，舌红，苔黄，脉弦滑。

查体：双膝压痛，骨摩擦感明显。

辅助检查：ESR 13 mm/h。X线片：双膝髁间隆突变尖。

西医诊断：膝骨关节炎。

中医诊断：骨痹。

病机：肾虚骨疏，邪客经络关节。

治法：清热利湿，活血软坚。

处方：独活30 g，金银花20 g，黄柏12 g，大血藤20 g，薏苡仁20 g，猫爪草20 g，川牛膝20 g，苏木10 g，赤芍20 g，红花10 g，王不留行15 g，川椒6 g，甘草6 g。水煎服，日1剂。

2012年3月10日二诊：用药后双膝疼痛减轻，下蹲自如，站起仍困难，舌红有瘀斑，苔白，脉沉弦。处方：上方加用桃仁10 g，加强活血通络作用，继服。

2012年5月10日三诊：膝关节活动及静止均不疼痛。

【按语】患者近60岁，肾气渐衰，"肾主骨生髓"之力渐不及。骨质日渐退变并形成骨赘，刺激关节滑膜产生炎症。患者形体肥胖，舌红，苔黄，双膝疼痛，乃湿热蕴积之象，宜用清热解毒利湿、活血化瘀软坚之品以缓解症状。

方中金银花、大血藤、黄柏、猫爪草清热解毒，独活、薏苡仁祛风胜湿，苏木、红花、赤芍、川牛膝活血化瘀，川椒、甘草缓急止痛，且能反佐大血藤、黄柏之苦寒败胃。该方适用于治标，近期效果良好。但欲求治本，还须加用补肾壮骨药物以求全功。

案4 患者孙某，女，78岁，2012年12月20日初诊。

主诉：双手足小关节肿痛2年。

病史：患者2年前因劳累出现双手足小关节肿痛，逐渐加重，一直未予治疗，后累及肘、膝关节，晨僵感明显，约40分钟，阴雨天加重，怕风冷。现四肢大小关节均疼痛，以双手指小关节、双膝关节为甚，上下楼困难，纳眠差，二便调，舌红，苔黄，少津，脉弦细。

查体：右手握拳不固，持力差。双手近端指间关节肿胀，双腕关节轻肿。双肘关节伸直受限，左膝关节屈伸受限，余关节正常。

辅助检查：ASO 131 U/L，RF 47.3 IU/L，CRP 5.01 mg/L。

西医诊断：类风湿关节炎合并骨关节炎。

中医诊断：痹证。

病机：寒热痰瘀错杂，痹阻脉络。

治法：清热解毒，补肾壮骨，软坚活血。

处方：金银花20 g，大血藤20 g，板蓝根20 g，黄柏12 g，独活20 g，川牛膝20 g，皂角刺15 g，土鳖虫10 g，桃仁10 g，红花10 g，两头尖15 g，制川乌6 g，补骨脂15 g，骨碎补20 g，白芥子6 g。24剂，水煎服，日1剂。

2013年1月5日二诊：症状减轻，右掌指关节疼痛明显，握拳不紧，右肘屈伸不利、疼痛，膝踝关节疼痛减轻，舌红，苔黄，脉弦细。处方：中药上方去黄柏，加猫眼草15 g，猫爪草20 g。12剂，水煎服，日1剂。

2013年1月17日三诊：症状继减，右手指节胀，握拳困难，双膝关节仍疼痛，影响行走，时有肩关节疼痛，余症状减轻，舌红，苔黄，脉弦滑。处方：上方去补骨脂、骨碎补，加威灵仙15 g。24剂，水煎服，日1剂。

2013年2月28日四诊：右手已能握拳，但不持力，受凉后胀感明显，右肘、肩疼痛，抬肩困难，左膝关节疼痛明显，右膝关节疼痛轻，多汗，舌红，苔薄黄，脉缓滑。处方：金银花20 g，大血藤20 g，田基黄20 g，板蓝根 20 g，威灵仙 15 g，羌活 15 g，独活 20 g，猫眼草 15 g，猫爪草 20 g，土鳖虫 10 g，红花 10 g，川牛膝 20 g，王不留行 15 g，毕澄茄 12 g，白芥子 12 g。24 剂，水煎服，日 1 剂。

2013 年 3 月 30 日五诊：左膝关节疼痛减轻，指间关节疼痛，握拳不紧，步态不稳，两肩疼痛减轻，舌红，苔黄厚，脉弦滑。处方：上方去威灵仙，加雷公藤 15 g（先煎）。24 剂，水煎服，日 1 剂。

2013 年 5 月 23 日六诊：左膝关节疼痛，左下肢筋痛，两手麻木，药后纳差，恶心，苔白，脉弦。方药：雷公藤 15 g（先煎），金银花 20 g，大血藤 20 g，田基黄 20 g，羌活 15 g，独活 20 g，猫眼草 15 g，猫爪草 20 g，土鳖虫 10 g，红花 10 g，川牛膝 20 g，毕澄茄 12 g，吴茱萸 6 g，白芥子 12 g。24 剂，水煎服，日 1 剂。

【按语】该案临床诊断为类风湿关节炎合并骨关节炎，年纪大的类风湿关节炎（RA）患者多同时合并骨关节炎（OA），属中医尪痹病范畴，治以清热解毒，补肾壮骨，软坚活血。RA 与 OA 都是以关节病变为主的炎性疾病。该患者肩、膝关节怕风怕凉疼痛就不单纯为 RA，也与 OA 有关。两者虽然一个为免疫性炎性变，一个为物理性、退行性炎性变，但都可以用同样的清热解毒药控制炎症。清热解毒中药对造成炎症的原因没有特异性选择，不像抗生素只针对某种细菌有效，而是对造成炎症的现象、结果起作用，这是用中药治疗风湿病的最大优势所在。张老强调，清热解毒法是所有风湿病的最重要的基础治疗方法。方选四妙丸合除湿蠲痹汤加减，重用金银花、大血藤、板蓝根、黄柏、漏芦、土茯苓以清热解毒，消炎止痛。RA 发病年龄跨度相当大，小到两三岁幼儿，大至七八十岁老人。"一岁年龄一岁人""老壮不同气"，RA 合并 OA 者，多有肾虚血瘀表现。老年患者在治疗上与年纪轻的 RA 患者有所不同。OA 病因多为肾虚骨弱，骨赘形成，应治以补肾壮骨，软坚活血。故选用骨碎补、补骨脂补肾壮骨以治本，桃仁、红花、土鳖虫、两头尖、皂角刺软坚活血以治标，既有近期疗效，又能持续增效。《内经》曰："六八，阳气衰竭于上，面焦，发鬓斑白；七八，肝气衰，筋不能动，天癸竭，精少，肾脏衰，形体皆极；八八，则齿发去"，年纪大的人阳虚者多。该患者关节怕风冷，时令又正值深冬，故可以较大胆地使用川乌以温经散寒，通络止痛。

（李大可）

第五章

风湿病脏腑病变

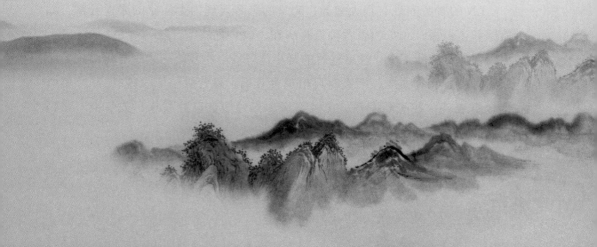

第一节 狼疮性肾炎

一、西医学认识

（一）定义

狼疮性肾炎（lupus nephritis，LN）是系统性红斑狼疮（SLE）累及肾脏引起的免疫复合物诱导性肾炎，临床可出现水肿、血尿、蛋白尿、高血压、发热、皮疹等症状，是 SLE 主要的并发症和致死因素之一。

（二）病因及发病机制

LN 的病因与 SLE 相似，都与免疫学异常、遗传因素、感染因素、内分泌因素、环境因素、药物因素等诸多因素有关。LN 的发病机制较为复杂，其中以免疫复合物的沉积多见，由于肾脏是最重要的排泄器官，毛细血管网丰富，免疫复合物易沉积于肾脏毛细血管中而引发炎症反应。目前国内外的相关研究发现，LN 的发病还与补体系统的异常、免疫细胞的异常、细胞因子的变化、基因调控的异常有关，诸多致病机制相互作用、互为因果共同导致了 LN 的发生与发展。

（三）临床表现

LN 的肾脏表现有很大差异：50% 的患者表现为无症状的尿检异常，如血尿和蛋白尿；30% 的患者可见肾病和（或）肾病综合征；< 5% 的患者会出现慢性肾功能不全、快速进展的肾小球肾炎。主要临床表现有蛋白尿、血尿、管型尿和高血压，严重时可出现肾衰竭。除肾脏临床表现外，LN 也可见全身表现，如间断发热、皮肤红斑、光过敏、口腔溃疡、关节炎、浆膜炎、神经系统异常等。

（四）诊断

SLE 患者出现以下临床和实验室检查异常时，即可诊断为 LN：①蛋白尿持续 > 0.5 g/24 h，或随机尿检查尿蛋白（+++），或尿蛋白 / 肌酐值 > 500 mg/g（50 mg/mmol）；②细胞管型，包括红细胞管型、血红蛋白管型、颗粒管型、管状管型或混合管型；③活动性尿沉渣（除外尿路感染，尿白细胞 > 5 个 /HPF，尿红细胞 > 5 个 /HPF），或红细胞管型，或白细胞管型。

肾活检病理显示为免疫复合物介导的肾小球肾炎则进一步确定 LN 的诊断。肾脏病理改变是 LN 免疫抑制治疗方案选择的基础，及早识别患者的肾脏损伤和肾活检病理分型是治疗的关键，具体分为 Ⅰ 型（轻微系膜病变 LN）、Ⅱ 型（系膜增生性 LN）、Ⅲ 型（局灶增生性 LN）、Ⅳ 型（弥漫增生性 LN）、Ⅴ 型（膜性 LN）、Ⅵ 型（晚期硬化性 LN）、狼疮足细胞病、狼疮 TMA（血栓性微血管病）。

（五）治疗

LN 的治疗需要从诱导到维持连续的长期治疗，诱导治疗应个体化，在获得完全缓解后的维持治疗时间应至少 3 年，治疗过程中需要定期随访，以调整药物剂量或治疗方案、评估疗效和防治并发症。除非存在禁忌证，糖皮质激素和羟氯喹应作为治疗 LN 的基础用药，其他常用药物还有硫唑嘌呤（AZA）、吗替麦考酚酯（MMF）、环磷酰胺（CTX）、雷公藤多苷、生物制剂等。临床治疗需根据肾脏病理类型进一步制定治疗方案并评价远期预后，治疗方案和药物剂量的选择还应根据患者的年龄、营养状态、肝功能、感染风险、肾脏损伤指标、肾外脏器损伤、生育意愿、并发症和既往免疫抑制剂的治疗反应等情况进行个体化选择及相应的辅助治疗。LN 的复发率高（33% ～ 40%），复发是导致器官损害加重和预后不良的重要因素，因此 LN 需要有效的维持治疗，应定期随访，及早发现和处理并发症，提高人和肾脏长期存活率，改善生活质量是治疗 LN 的最终目标。

二、中医学认识

（一）概述

狼疮性肾炎是系统性红斑狼疮最常见的脏器损害。关于病名，中医学中没有系统性红斑狼疮和狼疮性肾炎的病名，但历代医家典籍中都有与该病临床表现相类似的记载，散见于"阴阳毒""血风疮""红蝴蝶疮"等记载中，其脏器受累可见于"内伤发热""尿浊""水肿""血证""虚劳"等。《金匮要略·百合狐惑阴阳毒病脉证治》曰："阳毒之为病，面赤斑斑如锦纹，咽痛，唾脓血""阴毒之为病，面目青，身痛如被杖，咽喉痛。"《诸病源候论·肿病诸候》曰："肿之生也，皆由风邪寒热，毒气客于经络，使血涩不通，壅结皆成肿也。"《诸病源候论·肾着腰痛候》云："内有积水，风水相搏，浸积于肾，肾气内着，不能宣通……久久变为水病。"

（二）病因病机

张老认为，本病因先天禀赋不足，感受外邪热毒，或体内蕴热，内生热毒，内外邪气相引为患，致热瘀毒邪内蕴，攻注于肾，肾失固摄，精微下泄为病机的关键。

1. 热毒伤肾，肾失固摄为本

LN 在 SLE 中最为常见，致病较重，随病情进展，可出现大量蛋白尿、血尿，甚至肾性高血压、尿毒症、多脏器衰竭，危及生命。本病与中医学的"热毒"证候相吻合。热毒伤肾，肾失固摄是 LN 的基本病机。

张老认为，一切对脏腑经络的功能活动造成损伤的炎症因素均可称之为热毒。张老结合多年临床经验，从中西医结合角度把握病机关键，鲜明地提出"热毒致病"学说，认为"有炎即有热""热盛可以化火，火盛可以化毒""热与毒相伴"，在 SLE 中体现尤其突出。其发病为外感热毒，如外来风热火毒之邪（烈日暴晒等直射皮肤经络或外感风、寒、湿热毒邪）、脏腑蕴毒（或先天禀赋不足，或胎禀母体热毒，或素为阳热之体），或后天食辛辣膏粱厚味，或性情急躁易怒，或误用辛温香燥之品及久服糖皮质激素等，均可致内外邪气相引为患，内外火热毒邪浸淫，日久脏腑内生积热蕴毒，深入脏腑，攻注于肾，致肾失固摄，封藏无权，败精流注。若屡遇热毒扰动，气血为热毒所闭，影响气血运行，瘀血内阻，湿热瘀毒蕴结于下，肾损更重，致开合失司，气化不利，无以分清泌浊，精微随小便下泄，形成蛋白尿、管型尿等。肾主水，水液的输化有赖于肾阳的蒸化、开合作用；久病肾失蒸化、开合不利，水液泛溢肌肤，则为水肿。

正如《景岳全书》所言："凡水肿等证，乃脾肺肾三脏相干之病。盖水为至阴，故其本在肾；水化于气，故其标在肺；水惟畏土，故其制在脾。"

2. 瘀血阻络贯穿始终

张老认为，无论在 LN 的急性活动期还是亚急性活动期、休止期等不同阶段，瘀血阻络都是贯穿发病始终的重要病理因素。《类证治裁》对于瘀阻的病机有精辟的论述："痹热化毒伤阴成瘀，津液为火灼竭而血行愈滞。"火热毒邪痹阻致血脉瘀滞，阻于肾络；热毒炽盛，灼伤津血，血受熏灼易凝结瘀塞，正如王清任所言："血受热则煎熬成块。"瘀血停滞体内日久又可化热成毒，热毒瘀血由经络、血脉而深入脏腑，攻注于肾，灼伤血脉，阻于肾络，血不循经而外溢，留而不去则成瘀血。瘀血阻滞肾络，更加重肾脏损害。临床表现不仅为血尿，皮肤瘀斑、瘀点，舌质暗有瘀斑，脉弦涩等，也可见蛋白尿、水肿等。瘀血与热毒胶结，则毒依瘀势使火毒更盛，瘀热互结使肾损毒深，病情渐趋于恶化。因此，瘀血阻络是 LN 病变各个阶段的重要病机，且有病情轻重、病位深浅之差异。现代研究也证实 LN 的主要发病机制为免疫复合物沉积于肾小球基底膜，在补体的参与下，释放炎症介质，形成血管炎、血管栓塞，逐步形成血栓，造成微循环障碍，进一步加重了局部的组织损伤。西医治疗 LN 时常使用抗凝剂来辅助激素及免疫抑制剂治疗，对减轻肾脏血管损害、增加肾血流量、改善肾功能有很好疗效，也反证了这一观点。

综上所述，LN 的基本病因病机为内外火热毒邪浸淫，攻注于肾，肾失固摄封藏，热毒闭阻经络，血脉瘀滞，更加重肾脏损伤，最终导致精微下泄，形成蛋白尿、血尿、管型尿等。红斑狼疮患者由于热毒损伤，易致多脏腑功能失调或紊乱，加之正气不足，致正虚邪盛日剧，热毒之邪不断对各脏腑组织器官的功能状态产生影响，损伤正气，成瘀积痰，多种病理因素杂合互生，致病情缠绵，变证百出。

（三）临证心得

1. 治疗用药特色

张老根据历代医家经验，汲取现代医学研究成果，结合多年的临证实践，针对 LN 基本病机，认为其治疗当以清热解毒为基本治法，兼以补肾固摄、活血化瘀法贯穿始终。

（1）清热解毒为基本治法：LN 以自身免疫性血管炎为发病基础，免疫炎症和血管异常是 LN 的基本病理改变。张老运用中西医结合的观点提出 LN 病因是感受热毒或内生热毒，提出以清热解毒法作为 LN 基础疗法的观点，应用清热解毒法以有效控制自身免疫性炎症，以达到"治病必求于本"之目的。张老提出辨病与辨证相结合，只要确诊为 LN，其自身免疫炎症反应是肯定存在的，实验室检查会有多种自身抗体、免疫球蛋白增高等表现，炎症反应指标如 CRP、ESR 等升高，临床上即使没有局部红肿热痛、舌苔黄腻、脉数等热象表现，也应以清热解毒法作为治疗 LN 基本方法，从多环节控制、消除免疫炎症反应，方能直挫病势，扼邪之咽喉，既能直接针对病机本质，达到祛除热毒之邪、"致病求于本"之目的，又能杜绝病情复燃之诱因。

1）急性期重用清热解毒药：LN 急性期肾脏损害的原因主要为火热毒盛，邪毒攻注血脉，灼伤肾脏，经脉瘀滞。热毒蕴结为其主要病机特点。临床表现除红斑、高热或低热、关节疼痛、多脏器损害等症状之外，还表现为高滴度的抗核抗体和抗双链 DNA 抗体、抗 ENA 抗体异常，免疫球蛋白增高，补体下降，血沉明显增快，C 反应蛋白增高等。根据"急则治其标"和"疗热以寒药"的原则，治疗重用清热解毒药可以很好地抑制炎症反应，控制病情。

2）缓解期清解余毒：缓解期虽炎症暂时被抑制，但余毒未尽，蕴伏于里，搏结于气血之间，每因外感六淫、七情内伤而复发，故仍须选用清热解毒药，彻清余邪，以防余火复燃，卷土重来，以巩固疗效，减少复发。

（2）兼以补肾固摄、活血化瘀：在清热解毒的基础上，兼以补肾固摄、活血化瘀。

1）补肾固摄：LN 发病的主要致病因素是热毒攻注肾脏，致肾脏受损，封藏失司。肾脏受损为发病的中心环节，临证中无论病情轻重缓急，补肾固摄始终要予以兼顾。在 SLE 早期，即使临床无肾损害征象，也需在准确辨证基础上酌情加用补肾固摄之品，如山茱萸、菟丝子、莲须、覆盆子等，以培补肾元、益气固摄，对于阻止或延缓病情向 LN 进展有重要意义。LN 急性期，常以大量蛋白尿等肾损害表现为突出表现，此期辨证当为热毒壅盛，攻注肾脏，以邪盛为主要矛盾，体内免疫炎症反应明显，当重用清热解毒药以快速控制病情，同时酌加性质平和之补肾益气药，但应避免应用温阳补肾药，以免助火化热；少用收敛固摄力强之品以免邪闭于内。LN 进入慢性缓解期，因邪毒渐退，脏气受伤，损伤精气，日久易致阴损及阳、气血失调而出现虚劳证候，患者既可出现气阴两虚、肝肾亏虚、阳虚水泛等脏腑功能失调的表现，又常伴有贫血、低蛋白血症、高球蛋白血症等免疫功能失调的特点。在脏腑损伤中，因肾为先天之本，藏真阴而寓元阳，只宜固藏，不宜泄露。肾精亏耗，封藏无权，固摄失司，常致精微下泄、蛋白尿等肾损害表现不易控制。因此，肾精不足、肾气不固、气血阴阳失调在本病缓解期具有极其重要的作用。根据五脏相生、相互为用和"缓则治本""标本兼治"的辨证关系，治疗当虚则补之，缓缓图治，以补肾填精、固摄益气和调理脏腑气血阴阳平衡为治疗重点，临床多选用五子衍宗丸、水陆二仙丹合参芪地黄汤等辨证加减。

2）活血化瘀：对 LN 的治疗，不可拘泥于"久病入络""久病多瘀"之说，而应在病之伊始即重视活血化瘀，全程合理选用活血化瘀药，能有效帮助控制病情、改善症状及预后。另外，"血不利则为水"，瘀血日久，影响正常水液代谢，水液不循常道积聚体内则为水肿，化其瘀则能利其水，血行则水自行，活血化瘀利水法对于消除水肿亦有良效。正确选用活血化瘀药不仅能消除血尿，更能起到减轻肾脏血管损害、增加肾血流量，改善肾功能，减轻蛋白尿、水肿等作用，故活血化瘀药的选用需贯穿治疗全程。由于 LN 在不同病理阶段其瘀血的成因、部位、轻重表现以及正邪双方标本主次矛盾的轻重缓急均不同，故活血化瘀治疗又常有凉血活血、养血活血、止血活血、破瘀活血等不同，临证要准确辨证合理选用。其中凉血活血药常选用生地黄、白花蛇舌草、半枝莲、牡丹皮等，养血活血药常选用熟地黄、当归、黄芪、赤芍等，止血活血药常选用三七、仙鹤草、茜草、藕节等，破瘀活血药常选用全蝎、土鳖虫、水蛭、地龙等。

2. 自拟基本方

（1）方药组成：贯众 15 g，大青叶 15 g，连翘 15 g，牡丹皮 15 g，红花

10 g，楮实子 15 g，黄芪 15 g，熟地黄 20 g，山茱萸 12 g，覆盆子 20 g，金樱子 15 g，桑螵蛸 12 g，莲须 6 g，芡实 20 g，龙骨 30 g，吴茱萸 5 g。

纵观全方，既着眼于清热解毒以治其本，又不忘活血化瘀、补气养血、补肾固精、收敛固涩以治其标，标本兼顾。既可祛除导致本病反复发作的热毒之邪，又能活血化瘀使热毒失其所附，又能补气养血、补肾固精，增强收敛固涩之效。全方逐邪有深浅，解毒有层次，扶正有分寸，攻补兼施，寓补于通，治疗全面又不失偏颇。

（2）临证加减概要

1）兼见气阴两虚甚者，如疲乏无力，长期低热，手足心热，烦躁失眠，月经短少或停经，腰膝酸软，脱发明显，舌红，少苔或薄黄苔，脉沉细数，加用益气补肾、清热养阴之品，如黄芪、黄精、熟地黄、女贞子、墨旱莲、知母等。

2）兼见血热邪毒亢盛者，如反复发热，红斑鲜艳，口干，口唇糜烂或口腔溃疡，或鼻血，舌红苔黄，脉滑数，加用清热泻火、滋阴凉血之品，如白花蛇舌草、栀子、熟大黄等，并加大连翘、牡丹皮之用量，达 20～30 g。

3）兼见脾肾两虚水肿明显者，如神疲乏力，面色无华，指甲苍白，指冷，小便少，下肢浮肿，按之如泥，或有腹水，雷诺征阳性，舌胖色淡，脉沉细，加用益气通阳、健脾利水之品，如黄芪、桂枝、茯苓皮、泽泻、猪苓、车前子、白芥子等。

（3）分期用药

1）急性期

①热毒炽盛型：常选用犀角地黄汤合清瘟败毒散加减，羚羊角粉、生地黄、赤芍、牡丹皮、金银花、连翘、大青叶、紫草、石膏、知母、黄连、白花蛇舌草等。

②阴虚内热型：常选用青蒿鳖甲汤合增液汤加减，青蒿、鳖甲、地骨皮、生地黄、知母、秦艽、天冬、麦冬、玄参、牡丹皮、白花蛇舌草等。

2）缓解期

①气阴两虚型：常选用生脉散合天王补心丹加减，太子参、麦冬、五味子、生地黄、熟地黄、黄芪、丹参、山茱萸、知母等。

②肝肾亏虚型：常选用知柏地黄汤合五子衍宗丸加减，熟地黄、山药、山茱萸、茯苓、牡丹皮、泽泻、知母、黄柏、覆盆子、菟丝子、五味子、车

前子、莲须、芡实等。

③阳虚水泛型：常选用附子理中汤合济生肾气丸加减，熟附子、肉桂、黄芪、党参、白术、熟地黄、山茱萸、山药、茯苓、泽泻、车前子、川牛膝、猪苓等。

3. 临证经验

（1）主要问题的处理：LN在病程不同阶段有不同的病机变化特点，且常常有相同的病机转变趋势，张老在临证中始终把病证结合论治作为指导诊治LN的基本法则，强调辨病与辨证有机结合，始终抓住疾病的病机本质，准确选方，灵活施治。

1）蛋白尿：蛋白尿是LN最常见的临床特征，近年来人们日益重视其在LN病变发生、发展中的重要作用。持续大量蛋白尿是预后差的一个标志，且与肾小球硬化程度相关。白蛋白是人体的精微物质，属于精气的一部分，赖肾之固涩以封藏。《素问·上古天真论》曰："肾者主水，受五脏六腑之精而藏之。"张景岳云："精以至阴之液，本于十二脏之生化……藏之于肾。"蛋白尿的形成与肾脏关系密切，肾气充足则精气内守，肾脏被热毒所伤则固摄无权，败精流注而形成蛋白尿。LN出现蛋白尿的病机关键为热毒攻注于肾，败精流注；或因肾脏久被热毒所伤，功能失司，固摄无权，精微流失。治疗上前者重用清热解毒药以遏制热毒之邪，清除炎症反应，减轻肾脏损伤，同时酌加补肾固摄之品，控制蛋白尿；后者以补肾固摄之品为主，以培元固本，固摄精微，兼以清热解毒，清除余邪。活血化瘀药无论在何期均需应用，以改善肾功能。

补肾固摄选五子衍宗丸、水陆二仙丹加减。另可选用莲须、桑螵蛸等，因其收敛固摄之力较强。玉米须亦有良好的固摄利尿作用，可单独用之泡水服用以巩固疗效。药理实验及临床观察发现黄芪能控制尿蛋白的丢失，张老处方中常加用黄芪20g，对于改善蛋白尿收到良好功效，但需长疗程服用，缓缓收功。

2）水肿：LN因热毒炽盛，热壅血瘀，伤及气阴，日久阴损及阳，致肾阳虚衰，阳不化水，水液不循常道而行，泛于肌肤，故出现颜面及四肢浮肿，水性趋下故尤以下肢为甚。同时，肾气虚衰亦有神疲乏力、形寒肢冷、腹胀食少等表现。治疗以益气温阳、健脾利水、解毒活血为主，可选苓桂术甘汤、猪苓汤、五皮饮等加减，另可加既活血又利水之泽兰、益母草等。

3）肾功能不全：LN 病程日久，或失治误治，出现肾萎缩、硬化，进入慢性肾功能不全阶段，则应适当停用免疫抑制剂或减少免疫抑制剂的用量，否则会加速慢性肾功能衰竭的过程。此期中医药的治疗重点在于活血化瘀，以期增加肾血流量，改善肾功能。热毒之象不明显，清热解毒药无须过用，可选择一两味作用平和之品如白花蛇舌草、连翘等，另可适当应用补肾益气之品，整体调整气血阴阳平衡。

4）清热解毒药物和健脾护胃的矛盾：LN 是一种慢性疾病，其治疗也是一个漫长而系统的过程。大多数清热泻火解毒药性味苦寒，长期大剂量应用极易损脾败胃，加之部分患者在就诊前有服用糖皮质激素及非甾体抗炎药史，胃肠耐受差与苦寒解毒药伤胃的矛盾表现得尤为突出。既往有慢性胃炎、消化道溃疡、慢性结肠炎等病史者，更易出现胃肠道反应。因此，在清热解毒药的选择上，应尽量选用苦而微寒或甘寒之品，禁用或慎用黄柏、苦参等苦寒直折之品，并且临证每多加用毕澄茄、干姜、吴茱萸、高良姜、荜茇等温中散寒之品，一为反佐之剂，制约清热解毒药的苦寒之性，二为固护脾胃不受损伤，且能调和药物口味，利于病人长期服用。对素体脾胃虚弱，或经过上述处理胃肠道反应仍难以耐受者，可加党参、白术、茯苓等健脾益气之品。

（2）注重中西医结合，治疗各取其长：现代医学主要应用激素、免疫抑制剂等治疗 LN，但不良反应较多，可导致各种感染、代谢紊乱、无菌性骨坏死、脱发、胃肠道反应、骨髓抑制、肝肾功能损伤、月经紊乱或闭经等。张老在临床上常根据患者病情，中西医结合治疗。

对于急性活动期和亚急性活动期的 LN，常以激素标准疗程治疗，并按照激素治疗阶段的不同，辨证地配合中药治疗，以强化激素的疗效，减轻激素的不良反应，从而发挥中药增效减毒的作用。同时，此期常重用清热解毒之品，达到祛除热毒之邪、"消炎治本"之目的。对 LN 表现为慢性肾炎型或肾病综合征型者，常在激素标准疗程的基础上，根据患者病情的不同，配合环磷酰胺冲击疗法或甲泼尼龙冲击疗法。此期中药应用具有独特的优势，当重用补肾固摄之药，有助于控制蛋白尿，改善肾功能。

对经上述诸法治疗病情缓解、病情稳定的 LN 患者，应重视中药的治疗作用以善其后，故临床上治疗多以中药为主，同时配合西药。如 LN 之热毒羁留日久和激素、环磷酰胺之药毒伤阴耗气，常易致病后气阴两亏，在撤减激素的同时，给患者服用生脉散以益气养阴；对环磷酰胺冲击治疗时出现外周血白细胞减少，机体免疫功能下降的患者，常用西洋参、鹿角胶、冬虫夏草合玉屏风散以补肾填精，益气固表，待气足精旺，骨强髓充，利于白细胞的再生和机体免疫功能的改善。总之，通过中西医疗法的优势互补，在辨证论治方法的指导下，能够更好地提高狼疮性肾炎的临床疗效，减轻西药的不良反应，具有很强的临床应用价值。

（3）治疗宜早，疗程宜长：LN 的治疗一定要尽早、及时，几乎所有SLE 患者的肾组织经免疫病理或电子显微镜检查，都可发现异常。单纯系膜性 LN 治疗效果最好，随着疾病的发展，治疗难度增大，至 LN 的终末期阶段——膜性硬化性肾小球肾炎，电镜下观察有细胞增生、坏死，核破碎，细胞性新月体，白细胞浸润，透明样血栓，肾间质炎症等，若在此期正确积极治疗，一般还有较好的治疗效果。然而病情进一步发展，其病理变化更加恶化，可见肾小球广泛硬化，纤维新月体形成，肾小管萎缩，肾间质纤维化，这时治疗很难奏效，最终导致肾衰而死亡。因此 LN 的及早诊断与正确治疗，是延长 LN 患者存活期，使病情趋于缓解和稳定的关键。

LN 是一种慢性疾病，其治疗是一个漫长而系统的过程，要系统、规律、持久，不可急于求成。经过一段时间的治疗，即使症状缓解，蛋白尿、血尿减少，也不可立即停药。狼疮性肾炎是狼疮活动损伤的一部分，随着对狼疮的全面治疗，尿蛋白可一起好转，也有部分患者全身病情好转后仍留有顽固性蛋白尿，这些患者坚持服用中药较长时间，才能使尿蛋白减少或消失，不可短期服用后仍有尿蛋白就停服中药，使治疗效果降低。对于病情稳定的患者，可采取间断服药的方法，或配制中药水丸服用，以巩固疗效，防止复发，改善症状，长期缓解，有效地预防病情的复发和反弹，而使整体功能得到恢复。

（4）治疗中慎用辛散温燥药：LN 的中后期，因病致虚，大量蛋白尿、血尿等致精微物质丢失，使肾气耗伤，由虚致损，逐渐发展而成虚劳。加之糖皮质激素和免疫抑制剂的应用，其虚劳见症日甚，特别是糖皮质激素可引起糖、蛋白质、脂肪等物质代谢的紊乱，加重了人体气血阴阳平衡的紊乱，故加用激素时合用滋阴药、撤减激素时合用温阳药，已成为应用糖皮质激素治疗的一般原则。张老认为，LN 出现的虚劳证候与一般的虚劳不同，本病早期即邪毒蕴伏，随感而发，应用糖皮质激素等药物后，炎症反应虽暂时被抑，但常余热不尽，蕴伏于里，并贯穿疾病的全过程。若过用辛散温燥药物或糖皮质激素撤减不当，则极易激发内热或内伏热毒复燃而导致病情反复发作。因此，对 LN 的治疗，当"培其不足，不强伐其有余"，即使出现了恶风冷汗、形寒肢冷、腰膝酸软、泄泻水肿等阳虚表现，亦当遵循张景岳"善补阳者，必于阴中求阳"之旨，在选用熟地黄、山茱萸、枸杞子、白芍、何首乌、石斛等补肾填精药物的基础上，加用既能温阳益气，又性质平和、温而不燥之品，如菟丝子、黄芪、仙茅、淫羊藿、杜仲等以阴阳双补。治疗中慎用麻黄、细辛、乌头、附子等辛散温燥之品，以免病情错综复杂而变生危候。

三、验案举隅

案 1　患者刘某，女，43 岁，2016 年 10 月 30 日初诊。

主诉：持续发热 1 个月余。

病史：患者 1 个月余前无明显诱因出现持续发热，体温在 37.8℃～39℃之间，面颊潮红，两手指节及双膝疼痛，反复出现口腔溃疡，服用解热止痛药体温可降至正常，但不能持久。于当地医院诊断为系统性红斑狼疮，予强的松 60 mg/d，雷公藤片，每日 6 片，口服，同时服用盐酸贝那普利、白芍总苷胶囊、钙剂等治疗。月经 3 个月未来潮。目前体温正常，仍有膝关节疼痛，口腔溃疡偶发，全身乏力，多汗，心烦，失眠，舌红，苔少，脉弦滑。

查体：BP 176/100 mmHg，中年女性，神志清，精神不振，面颊潮红，双眼睑浮肿，两下肢凹陷性水肿，雷诺征（＋）。

辅助检查：Hb 104 g/L，RBC $34×10^9$/L，WBC $2.8×10^9$/L，PLT $78×10^9$/L；ESR 108 mm/h；ANA 1∶1000，核仁型（＋），抗 dsDNA（＋），抗 SSA 抗体（＋）；尿常规示尿蛋白（＋＋＋），潜血（＋＋）；24 h 尿蛋白定量 3.74 g。

西医诊断：系统性红斑狼疮，狼疮性肾炎。

中医诊断：蝶疮流注。

病机：热毒炽盛，瘀血内阻，肾失封藏。

治法：清热解毒，凉血活血，补肾固摄。

处方：连翘 20 g，牡丹皮 20 g，金银花 20 g，重楼 20 g，板蓝根 20 g，赤芍 30 g，楮实子 20 g，水蛭 6 g，红花 10 g，猪苓 20 g，桑螵蛸 12 g，芡实 20 g，荜澄茄 10 g。水煎服，每日 1 剂，连服 6 天，停药 1 天。

西药：强的松暂维持 60 mg/d，口服。

2016 年 11 月 28 日二诊：诸症明显减轻，体温已正常，下肢浮肿已轻微，仍感全身乏力，腰酸不适，舌红，苔薄白，脉弦滑。复查：血常规示 Hb 112 g/L，RBC 42×10⁹/L，WBC 3.6×10⁹/L，PLT 98×10⁹/L；ESR 56 mm/h；尿常规示尿蛋白（++），潜血（++）。处方：上方去板蓝根、赤芍、牡丹皮，加覆盆子、菟丝子各 20 g，黄芪 20 g，山茱萸 12 g，煎服法同前。强的松减为 45 mg/d。

2017 年 2 月 1 日三诊：症状持续好转，下肢浮肿消失，仍有乏力，有时胸闷，稍有心悸，舌脉同前。复查：血常规正常，ESR 35 mm/h，尿蛋白（-），尿潜血（++）。处方：上方加生地黄 15 g，熟地黄 20 g，黄精 20 g。煎服法同前。强的松减为 25 mg/d，停服雷公藤片、白芍总苷胶囊等。

2017 年 8 月 25 日四诊：病情稳定，无任何不适，月经已来潮，但经量较少，舌红，苔白，脉弦。复查：血常规正常，ESR 24 mm/h，尿常规（-）。处方：上方加何首乌 20 g，煎服法同前。强的松减至 10 mg/d。

2018 年 3 月 20 日五诊：病情稳定，无不适，月经按时来潮，经量仍偏少。复查：ANA 1∶100（+），核仁型，抗 SSA 抗体（+），抗 dsDNA（-），尿常规（-）。处方：按上方继服，每 2 日服用 1 剂，巩固疗效。强的松减至 7.5 mg/d 维持治疗，随访病情稳定。

【按语】LN 属于疑难性疾病，病情复杂多变，不易根治。该病的病因为外感热毒或内生热毒。《赵炳南临床经验集》谓："本病发生多有先天禀赋不足，或因七情内伤，劳累过度……以致阴阳气血失于平衡，气血运行不畅。气滞血瘀，经络阻隔为本病的内因。另外，多数患者与暴晒强烈日光有关……外受热毒多是本病的条件，热毒入里，燔灼阴血，瘀阻经脉，伤于脏腑，蚀于筋骨则可发病。"热毒炽盛可致发热，甚至壮热、高热。该患者持续发热 1 个月余，颜面潮红，口舌溃疡，一派热毒雍盛之象。热毒伤肾，肾失固摄，故出现蛋白尿及潜血；热伤阴血，故贫血、月经闭止；邪伤正气则乏力、易疲劳。当务之急重用清热解毒、凉血活血药，控制病情进展。继则利水消肿以治标；清热解毒，补肾固摄控制蛋白尿以治本，标本兼治。处方以金银花、重楼、板蓝根、连翘清热解毒；牡丹皮、赤芍凉血解毒；水蛭、红花活血化瘀；桑螵蛸、芡实收敛固摄；楮实子、猪苓益气消肿；荜澄茄辛温反佐，谨防重楼之类苦寒药伤胃。药后热势渐见平息，故二诊去板蓝根、赤芍、牡丹皮，加黄芪、山茱萸、菟丝子益气养阴补肾；加覆盆子、金樱子收敛固摄。善后阶段的治疗，应着重滋阴养血，减少收敛固摄药味，增加地黄、黄精、何首乌等补肾填精药，使正气得益，月事按时，阴平阳秘，渐臻康复。

案2 患者高某，女，36岁，2010年7月30日初诊。

主诉：间断性发热3年余。

病史：患者3年前无明显诱因出现间断性发热，曾于当地医院诊断为系统性红斑狼疮，住院予甲泼尼龙、环磷酰胺等治疗，病情一度好转，后激素减至泼尼松10 mg/d，3个月前患者自行停服激素，2周前再度出现发热，体温最高38.9℃，于当地医院住院治疗，病情稳定后出院，予强的松60 mg/d，口服。刻下症：颜面红斑，伴光过敏，口腔溃疡，脱发，四肢大小关节游走性疼痛，双手雷诺现象，指尖红肿，乏力，心慌，纳少，食欲不佳，眠差，小便频数，大便调。

查体：体温37.5℃，心率100次/分，颜面隐现红斑，舌淡红，苔黄白，脉细滑数。

辅助检查：ESR 104 mm/h；抗Sm抗体（+），抗u1RNP抗体（+），尿常规示尿蛋白（++）；24 h尿蛋白定量2.83 g。

西医诊断：系统性红斑狼疮，狼疮性肾炎。

中医诊断：蝶疮流注，尿浊。

病机：热毒壅盛，瘀血内结，肾失封藏。

治法：清热解毒，凉血活血，兼以补肾固涩。

处方：白花蛇舌草20 g，半枝莲30 g，贯众20 g，连翘20 g，牡丹皮20 g，赤芍20 g，水蛭6 g，红花10 g，山茱萸15 g，五味子6 g，菟丝子20 g，芡实20 g，覆盆子15 g，车前子15 g（包煎）。水煎服，每日1剂，连服6天，停药1天。

西药：强的松减至50 mg/d，口服。

2010年8月23日二诊：药后体温恢复正常，体力明显好转，食欲增，仍活动后心慌，双手雷诺现象，指尖红肿且痛，夜间睡后易醒，关节疼痛减轻，活动较前灵活，舌淡红，苔白，脉沉数细。处方：上方改五味子10 g，加莲子心10 g，煎服法同前。强的松减为40 mg/d。

2010年10月3日三诊：药后睡眠好转，仍心慌，有时手颤，双手雷诺现象，胃内不适，舌淡红，苔薄白，脉细数。复查：ESR 31 mm/h，尿蛋白（+）。处方：连翘20 g，牡丹皮20 g，金银花20 g，紫草20 g，山茱萸15 g，莲子心 10 g，五味子 10 g，菟丝子 20 g，水蛭 6 g，红花 10 g，芡实 20 g，覆盆子 20 g，磁石 30 g。煎服法同前。强的松减为 30 mg/d。

2010 年 12 月 24 日四诊：药后心慌改善，仍双手雷诺现象，指尖疼痛，舌脉同前。处方：上方去磁石，加黄芪 15 g。煎服法同前。强的松减为 15 mg/d。

2011 年 3 月 20 日五诊：症状持续好转，双手雷诺现象减轻，余无明显不适，舌淡红，苔薄白，脉细。复查：ESR 16 mm/h，尿常规（－）。处方：按上方继服，每 2 日服用 1 剂，巩固疗效。强的松减至 5 mg/d。维持治疗，随访病情稳定。

【按语】患者初诊主要表现为间断发热、关节痛、脱发、颜面隐现红斑、指尖红斑、口腔溃疡、乏力、心悸、蛋白尿。病机关键是邪热毒盛，热邪发于肌肤、侵蚀血脉可以发斑、溃疡；邪毒攻注脏腑故有心悸、尿浊。患者当前主要病机为热毒壅盛，治疗当以清热解毒、凉血活血为主，兼以补肾固摄。故以连翘、白花蛇舌草、半枝莲、牡丹皮、贯众直折热毒。待热势受挫，体温正常，影响全身大范围病变活动被控制后，再以控制蛋白尿为主治方向。热毒受挫后，以补肾固摄为主，继续清解余热，用五子衍宗丸加味，蛋白尿迅速得以改善，病势日趋稳定好转。张老常以植物类活血化瘀药与虫类活血药配伍，如红花、赤芍配水蛭、土鳖虫。在中药取得疗效的基础上进一步减量使用强的松。

案 3 患者齐某，女，45 岁，2012 年 3 月 2 日初诊。

主诉：双下肢无力伴头痛 2 个月余。

病史：患者 2 个月前无明显诱因出现双下肢无力伴头痛，纳少，食欲不振，未经系统治疗。1 周前双下肢无力加重伴凹陷性水肿，周身畏寒怕冷，双手发胀，自服中成药（具体不详）疗效不佳。现体温正常，关节不痛，纳差，眠可，二便调，舌红绛，苔黄，脉滑数。

查体：颜面蝶形红斑，双眼睑和双下肢浮肿，双手雷诺现象。

辅助检查：血常规示 Hb 98 g/L。ANA 1∶1000，抗 Sm 抗体（＋），抗 dsDNA（＋），IgG 28.8 g/L。尿常规示尿蛋白（＋＋），潜血（＋＋＋）。

西医诊断：系统性红斑狼疮，狼疮性肾炎。

中医诊断：蝶疮流注，水肿。

病机：正气亏虚，外感邪毒，热毒蕴积，攻注脏腑，耗伤气阴。

治法：清热解毒，健脾利水，补肾活血。

处方：白花蛇舌草 20 g，半枝莲 20 g，连翘 20 g，牡丹皮 20 g，山茱萸 12 g，菟丝子 20 g，覆盆子 20 g，莲须 10 g，芡实 15 g，猪苓 20 g，黄芪 30 g，吴茱萸 6 g，荜澄茄 12 g。水煎服，每日 1 剂，连服 6 天，停药 1 天。

2012 年 4 月 1 日二诊：药后乏力较前改善，周身畏寒、手胀、恶心均有所减轻，眼睑及双下肢肿胀减轻，舌暗红，苔薄白，脉缓滑。处方：按上方加雷公藤 10 g，煎服法同前。

2012 年 5 月 13 日三诊：病情稳定，无明显不适感，双下肢轻度水肿，舌暗淡，苔薄白，脉沉缓。处方：按上方去半枝莲，加五味子 10 g，桑螵蛸 15 g，煎服法同前。

2013 年 4 月 12 日四诊：坚持守方用药 1 年余，未予糖皮质激素治疗，病情得到明显控制，现无任何不适感，双下肢浮肿消退，舌淡红，苔薄白，脉沉缓。处方：按上方继服，每 2 日服用 1 剂，巩固疗效。嘱其按时复诊，待病情有效控制后可间断服汤药或配置丸药服用。

【按语】本案患者病程较短，病情较轻，虽以乏力、纳差为主，却并未见虚补虚，而是详审致虚之因，在清热解毒、凉血祛痰以祛除致虚原因的基础上予以健脾利水、补肾固摄、益气养血以扶助正气，进而达到标本同治的目的。本案采用了辨证与辨病相结合的辨治方法，在准确辨证、合理选方用药的前提下，辨病治疗中适时加用雷公藤，即使在未加用糖皮质激素的情况下，也能够取得较好控制病情的效果。

（姜萍）

第二节　干燥综合征肾脏病变

一、西医学认识

（一）定义

干燥综合征（Sjögren syndrome，SS）是一种慢性炎症性自身免疫病。其病理特征是自身免疫性上皮炎，可累及肾脏的管状上皮细胞，因此肾脏是重要的受累靶器官之一。肾脏损害呈现非特异性，肾小管间质和肾小球均可受累，其中肾小管间质病变常见，肾小球损伤相对少见。据文献报道，干燥综合征肾脏受累发生率差异较大，在 0.3% 至 33% 之间。

（二）病因及发病机制

干燥综合征病因与遗传背景、环境等多种因素相关。SS 发病在遗传易感的背景下，因病毒感染等因素的触发，上皮细胞发生异常活化，成为自身免疫反应的中心，其中固有免疫细胞分泌的 I 型 IFN 和 BAFF，与 Tfh 共同促进 B 淋巴细胞活化和异位生发中心样结构的形成，在原发性干燥综合征（pSS）损害的靶器官生成自身抗体。SS 肾脏受累是两种不同的病理生理过程的结果：肾小管间质性肾炎（tubulointerstitial nephritis，TIN）是以单核淋巴细胞浸润为主的上皮性疾病导致的，而肾小球疾病的介导过程是由继发性免疫复合物的非上皮性疾病导致的。肾小管间质性肾炎是由细胞免疫及体液免疫共同介导的，肾小管被视为内脏器官中具有外分泌腺体结构的组织，其发病机制与其他外分泌腺类似。而肾小球肾炎为免疫复合物肾炎，主要机制为免疫复合物在肾小球的沉积。

（三）临床表现

1. 肾小管间质性肾炎

肾小管间质性肾炎是干燥综合征肾脏病变中最常见的病理损害类型。其最常见的临床表现为肾小管酸中毒和尿浓缩功能减低导致的低渗尿及肾性尿崩。

（1）肾小管酸中毒：肾小管酸中毒（renal tubular acidosis，RTA）是干燥综合征肾脏病变最常见临床表现，包括远端肾小管酸中毒（distal renal tubular acidosis，dRTA）和近端肾小管酸中毒（proximal renal tubular acidosis，pRTA）。

1）远端肾小管酸中毒：在 RTA 中最为常见，可表现为以下临床特点：①低钾血症；②钙磷代谢异常。

2）近端肾小管酸中毒：在 RTA 中占少数，可表现为以下临床特点：①阴离子间隙正常的高氯性代谢性酸中毒；②尿液检查异常；③低血钾，多数伴有 Fanconi 综合征；④骨软化。

（2）低渗尿及肾性尿崩：患者可出现尿比重下降、夜尿增多、多尿甚至肾性尿崩。pSS 合并肾性尿崩症常继发于 dRTA。

（3）获得性 Fanconi 综合征：Fanconi 综合征是肾脏近端小管非选择性功能缺陷性疾病，其特征为氨基酸尿、磷酸盐尿、糖尿、碳酸氢盐尿、蛋白尿及电解质紊乱等。

（4）获得性 Gitelman 综合征：在 pSS TIN 的患者中可见获得性 Gitelman 综合征，多与肾小管炎相关。其临床特征为低血钾、低血镁、代谢性碱中毒、肾性失钾失镁，由于肾素—血管紧张素系统激活，患者血压可正常或偏低。

（5）获得性 Bartter 综合征：pSS 肾损害的患者也可表现为获得性 Bartter 综合征，与 Gitelman 综合征同属于失盐性肾小管疾病，通常表现为高尿钙。

2. 肾小球肾炎

肾脏病理可表现为膜性肾病、局灶节段性硬化、膜增生性肾病、IgA 肾病等，最常见的临床表现为高血压、轻度蛋白尿及镜下血尿，部分患者可出现肾病综合征，少部分患者可出现肾功能不全。

3. 肾衰竭

早期可由急性间质性肾炎或肾小球肾炎而导致急性肾损伤，甚至急性肾衰竭。晚期可由慢性肾小球肾炎、间质性肾炎、间质纤维化导致肾组织进行性不可逆损伤，出现慢性肾衰竭。

4. 溶血尿毒症性综合征

SS 合并溶血尿毒综合征（hemolytic–uremic syndrome，HUS）极为少见。典型的临床特点以微血管性溶血性贫血、血小板减少和急性肾功能衰竭三联征为特征，常有腹泻等感染的前驱表现。

5. 肾脏病变外的临床表现

SS 肾脏病变患者还可出现乏力、发热等全身症状，口干、眼干等外分泌腺受损表现，荨麻疹样皮疹、结节红斑、紫癜样皮疹等皮肤黏膜改变，骨、关节、肌肉病变，以及呼吸系统、消化系统、血液系统、神经系统等多系统受累。

（四）诊断

1. 诊断标准

2002 年制定的欧美合议标准（American and European Consensus Group classification，AECG）是目前临床实践中使用最广泛的标准，其项目具体如下：

Ⅰ. 口腔症状：以下 3 项中有 1 项或 1 项以上。

①每日感口干持续 3 个月以上；

②成年后腮腺反复或持续肿大；

③吞咽干性食物时需要水帮助。

Ⅱ. 眼部症状：以下 3 项中有 1 项或 1 项以上。

①每日感不能忍受的眼干持续 3 个月以上；

②有反复的沙子进眼或沙磨感觉；

③每日需用人工泪液 3 次或 3 次以上。

Ⅲ. 眼部体征：下述检查任意 1 项或 1 项以上阳性。

① Schirmer 试验（+）（≤ 5 mm/5min）；

②角膜染色（+）（≥ 4，Van Bijsterveld 计分法）。

Ⅳ. 组织学检查：下唇腺病理活检示淋巴细胞灶 ≥ 1（指 4mm² 组织内至少有 50 个淋巴细胞聚集于唇腺间质者为 1 个灶）。

Ⅴ. 涎腺受损：下述检查任意 1 项或 1 项以上阳性。

①唾液流率（+）（≥ 1.5mL/15min）；

②腮腺造影（+）；

③涎腺同位素检查（+）。

Ⅵ. 自身抗体：抗 SSA 和（或）抗 SSB 抗体（+）。

2002 年干燥综合征 AECG 分类标准项目的具体分类如下：

（1）原发性干燥综合征，无任何潜在疾病的情况下，有下述 2 条则可诊断：

①符合以上 4 条或 4 条以上，但必须含有条目Ⅳ（组织学检查）和（或）Ⅵ（自身抗体）；

②条目Ⅲ、Ⅳ、Ⅴ、Ⅵ 4 条中任意 3 条阳性。

（2）继发性干燥综合征：有潜在的疾病（如任一种明确的结缔组织病），

而符合以上条目Ⅰ和条目Ⅱ中任意1条，同时符合条目Ⅲ、Ⅳ、Ⅴ中任意2条。

（3）必须除外：颈头面部放疗史，丙型病毒性肝炎感染，艾滋病（AIDS），淋巴瘤，结节病，移植物抗宿主（GVH）病，抗乙酰胆碱药的应用史（如阿托品、莨菪碱、溴丙胺太林、颠茄等，停药时间短于4个半衰期）。

2. SS 肾脏病变诊断

pSS 肾损害暂缺明确的诊断标准，目前多采用 2000 年发于 *Medicine* 上的 "Clinically significant and biopsy-documented renal involvement in primary Sjögren syndrome" 一文中的标准：

（1）出现尿崩症、夜尿增多或禁水试验 12 h 后持续尿比重 < 1.010 且尿 pH 值 > 7 超过 6 个月伴或不伴低钾血症；

（2）肾绞痛伴肾结石或肾钙质沉着；

（3）与已知原因无关的 Fanconi 综合征；

（4）血清肌酐水平升高（> 1.6 mg/dL）或内生肌酐清除率降低（< 5 mL/min）；

（5）蛋白尿 > 500 mg/24 h，超过 3 个月；

（6）尿沉渣阳性（红细胞 > 10 个/高倍视野，或红细胞管型）；

（7）肾活检显示与肾小球肾炎、间质性肾炎或两者相匹配的组织学特征。

（五）治疗

1. 对症支持治疗

（1）肾小管酸中毒合并低钾血症：可采用钾盐的替代疗法，有低血钾性瘫痪者宜静脉补充氯化钾，缓解期可口服枸橼酸钾或缓释钾片，大部分患者需终身服用。

（2）泌尿系结石及肾组织钙化：一般无须手术清除或碎石，除非引起梗阻、感染或严重出血。若患者条件允许，可增加饮水量使每日尿量在 2000 ～ 2500 mL 以上。但应谨慎使用碱性钾盐，因可能会使尿液碱化、磷酸钙过饱和而加重病情。

（3）肾性骨病：建议补充钙剂及骨化三醇［1,25(OH)$_2$D$_3$］改善骨矿化。

2. 全身系统性治疗

针对活动性的系统病变应该进行全身性治疗，原则上应按照糖皮质激素、免疫抑制剂、生物制剂的顺序进行单药或联合治疗。糖皮质激素可作为一线治疗药物，免疫抑制剂作为二线治疗药物。

目前没有充分证据证实 pSS 肾损害患者全身使用糖皮质激素可获益，但糖皮质激素仍是 SS 肾脏病变的主要治疗药物。为控制活动性系统受累，糖皮质激素应根据病情给予最小剂量和最短疗程。对于可能需要长时间使用激素或有严重内脏器官受累的患者，加用免疫抑制剂。对于 SS 肾脏病变以间质性肾炎为主的患者，应根据间质病变的性质和程度决定是否加用免疫抑制剂，存在明显间质浸润或伴高冷球蛋白血症、急性肾功能衰竭、肾病综合征等时可大剂量激素冲击并联合细胞毒药物治疗，如环磷酰胺、硫唑嘌呤等。对于 SS 肾脏病变以肾小球损害为主的患者，糖皮质激素剂量应根据病情轻重决定，也可考虑加用免疫抑制剂（环磷酰胺、环孢素等）治疗。

二、中医学认识

（一）概述

干燥综合征肾脏病变在中医古代文献中并无统一的病名，按照症状可将本病归于中医学"水肿""眩晕""肾着""虚劳"等的范畴。

（二）病因病机

张老基于《内经》理论并结合多年临证经验认为，SS 的发生与肾生理功能失调密切相关，《素问·宣明五气》中有"肾恶燥""五脏化液……肾为唾"的论述，《素问·热论》云："五日少阴受之，少阴脉贯肾，络于肺，系舌本，故口燥舌干而渴。"SS 病程日久，易累及肾脏，正如《脉诀汇辨·脉论》所言："肾为脏腑之本，十二脉之根，呼吸之本，三焦之源，而人资之以为始者也。"张景岳云："五脏之阴气，非此不能滋，五脏之阳气，非此不能发。"肾之精、气、阴、阳与他脏之精、气、阴、阳之间存在相互资助和相互为用的动态关系。各脏之精、气、阴、阳不足，最终必然会影响到肾，故有"久病及肾"之说。张老认为 SS 肾脏病变的病机关键为热毒攻注肾脏，肾脏受损而封藏失职。肾生理功能失常致 SS 的原因从以下两个方面加以论述。

1. 肾藏精，主封藏

《素问·六节藏象论》曰："肾者，主蛰，封藏之本，精之处也。"肾为先天之本，内寓元阴元阳，藏五脏六腑之精，肾所藏之精是人体阴液中最精华的部分，肾精充足，形体、官窍、发肤得以濡养；肾主固摄、主封藏，肾气封藏则精气盈满，人体生机旺盛，发挥正常的生理功能。SS 肾损害患者出现低钾血症、蛋白尿、血尿，即内外之因伤肾，致肾精亏耗，肾失封藏，固摄失司，精微物质外漏所致。

2. 肾主水液，调节全身津液代谢

《素问·逆调论》曰："肾者水脏，主津液。"肾对一身津液的储存、输布均有主导作用，肾阴肾阳不足，则燥证内生。肾中阳气主司和调节全身津液代谢，肾阳的气化作用是津液输布的动力，水液在全身的敷布有赖于肾阳的蒸化。若肾阳不足，或阳郁不伸，不能蒸化膀胱之水，津不得布，机体失于濡养。肾阴为五脏六腑阴液之本，肾中所藏阴精能化血生津，肾阴不足，则津液无以化生。

（三）临证心得

治疗用药特色

SS 肾脏病变以蛋白尿及肾小管酸中毒多见，张老在总结历代医家经验的基础上汲取现代医学研究成果，并结合多年临证经验，认为针对干燥综合征肾脏病变病机，其治疗当以清热解毒为基本治法，辅以补肾益气，并注重脏腑相关。

（1）以清热解毒为基本治法，积极治疗原发病：SS 的主要病变在于唾液腺或泪腺受到炎症破坏，致使腺体分泌功能障碍，SS 肾脏病变亦是由免疫炎症等原因对肾脏造成破坏所致。张老将西医辨病与中医辨证相结合，认为可将炎症等因素视为"邪毒"，有炎即有热，热与毒相伴，炎热、毒邪是炎性病理损害的共同病机，创新性提出"因炎致痹""因炎致痛""炎生热毒""因炎致燥"，并提出采取清热解毒的方法治疗。清热解毒法的应用可有效控制自身免疫性炎症反应，以达到"治病必求于本"之目的。针对 SS 肾脏病变的治疗，张老认为只要出现肾脏病变，必定存在自身免疫炎症反应，实验室检查会出现炎症指标如 CRP、ESR 等升高。将清热解毒法作为治疗原发病及 SS 肾脏病变的基本治法，方能切中病机、扼住病势，因势利导地解毒，为邪气找到出路，方可正本清源，此法应早期并长期使用。

现代医学研究发现，SS 患者腮腺或泪腺所感染的病原体以病毒多见，而颌下腺感染的病原体以化脓性细菌多见，临证药物选择有所区别。张老针对病毒感染常用药物有贯众、大青叶、板蓝根、重楼、鱼腥草、龙胆、白花蛇舌草、半枝莲、牡丹皮、山豆根等；针对化脓性细菌感染常用药物有蒲公英、紫花地丁、鱼腥草、大血藤、射干、大黄、黄芩、黄连、黄柏等。至于清热解毒药物的选择，张老强调：宜选用甘寒凉润之品，如连翘、蒲公英、紫花地丁、夏枯草、贯众、白花蛇舌草、青葙子、玄参、半枝莲、石斛、谷精草、重楼等；慎用苦燥之品，如黄芩、黄柏、苦参、龙胆、白头翁、秦皮、木通等，以免耗伤阴液。另外，对于本病的治疗，张老还提倡辨病与辨证相结合，现代药理研究表明，雷公藤、甘草、白芍有明显的抗炎、调节免疫的作用，对免疫炎症反应疗效确切。故在 SS 活动期，可加雷公藤 10～15 g，白芍 15～30 g，甘草 6～15 g，控制免疫炎症反应，阻止外分泌腺及肾脏的进一步损坏。

（2）补肾益气，增强固摄之力：SS 肾脏病变的患者常出现蛋白尿，中医认为尿蛋白属于"精微"的范畴，热毒伤肾，肾气虚衰，闭藏精的功能减退，导致精的流失，精微外泄于尿中，产生尿蛋白。临证应酌情加用补肾固摄之品培补肾气，增强固摄之力，如桑螵蛸、益智仁、山茱萸、芡实、菟丝子、莲须、覆盆子、楮实子、金樱子、五味子、鸡血藤等，并选用黄芪减少蛋白流失。补肾药物应选择性质平和之品，避免应用温阳补肾药，以免助阳化热，更伤肾脏，亦应避免使用固摄之功强劲之品以免闭门留寇。SS 肾脏病变患者常伴随乏力等症状，实验室检查常显示贫血、低蛋白血症、低钾血症等，以上症状的出现亦责之于肾精气受损，致化生不足、封藏失司。治疗应遵循"虚则补之"原则，以补肾益气、加强固摄之力为重点。临证张老多选用六味地黄丸、五子衍宗丸、缩泉丸等辨证加减治疗。

（3）治"燥"不拘一脏：张老强调，"燥"的形成，非一脏之功，津液的生成、敷布正常是多脏腑协调作用的结果，正如《素问·经脉别论》言："饮入于胃，游溢精气，上输于脾。脾气散精，上归于肺，通调水道，下输膀胱。水精四布，五经并行，合于四时五脏阴阳，揆度以为常也。"由上述过程可见，脾、胃、肺、三焦、膀胱、肾均为水液代谢的重要环节，临证应注重脏腑之间的相互关系，治"燥"不应拘泥于一脏。脾胃居中焦，为后天之本，升降之枢，津液生成赖于脾胃的运化，津液上腾下达亦赖于升降之枢机得利，《素问·厥论》言："脾主为胃行其津液者也。"若脾胃运化不及，饮入之水不能转化为津液；或转输不利，生成之津液不能上注于肺，下蓄膀胱，居中央以灌四旁，则郁于中焦而成水饮之邪。水饮郁遏枢机，困遏脾胃阳气，难以速去，津液敷布受阻，肌肤、官窍失濡，则燥象缠绵难解。

SS 肾脏病变以蛋白尿、低钾血症等见症者亦与脾胃功能失调密切相关。"后天之精"来源于脾胃化生的水谷之精，精微物质的产生与转输有赖于脾的功能健运。若脾虚气陷，转输不利，精微下泄，致尿蛋白产生。"脾主身之肌肉"，肌肉依赖于脾胃运化之水谷精微及津液的濡养。若脾的运化功能失常，肌肉得不到滋润营养，导致瘦削、软弱无力、痿废不用。临床低钾血症常表现为乏力、低钾性麻痹等症状。《素问·痿论》曰："治痿独取阳明。"健脾胃生精气是治疗痿证的基本原则。临证时张老如遇 SS 患者以脾胃虚弱为突出表现，常予四君子汤、六君子汤加减治疗，脾胃健运，干燥乃除。

肺在津液敷布过程中发挥较大作用。肺居上焦，洒陈雾露，为水之上源，肺气宣降协调，则水道得通，荣卫得行，水津得布。若肺为邪干，宣肃失常，自脾胃转输的津液不能外达皮肤孔窍、内渗膀胱水府，反聚为水饮，阻于上焦心肺之间。肺失宣肃，加之水饮内阻，津液失布，则燥象内生。张老若见以肺燥症状为突出表现的 SS 患者，常予清燥救肺汤加减方治疗，以恢复肺之正常宣发肃降，常用药物有沙参、炙枇杷叶、紫菀、款冬花、百部、西洋参、天冬、黄精、瓜蒌、冬虫夏草等。

三、验案举隅

案 1 患者孙某，女，49 岁，2019 年 3 月 13 日初诊。

主诉：四肢乏力 8 年，加重 1 周。

病史：8 年前（2011 年），患者因血清 K^+ 低出现四肢无力予济宁医学院检查，确诊为干燥综合征伴发低钾血症，给予羟氯喹、骨化三醇、雷公藤多苷片、枸橼酸钾等对症治疗，效果佳，之后一直于济宁医学院定期复查血钾正常，时感乏力。1 周前四肢乏力加重。刻下症见：四肢乏力，活动可，口干，不欲饮水，进食干性食物需用水送服，双目干涩不适，时有视物模糊，无脱发，无口腔溃疡，纳呆，眠差，易醒难眠，夜尿频，每晚 4 次，大便可，舌淡苔白有裂纹，脉沉缓。

查体：BP 90/60 mmHg，形体消瘦，精神欠佳，双肺呼吸音粗，心率 76 次 / 分，律齐，双下肢轻度水肿。

辅助检查：ANA 抗体 1∶1000（核颗粒型）；ANA 谱 3 示抗 SSA 抗体（+++），抗 SSB 抗体（+++），抗 Ro52 抗体（+++），余阴性；IgG 21.4 g/L；电解质示 K^+ 4.62 mmol/L，Ca^{2+} 2.42 mmol/L；血常规示 RBC 3.57×10^{12}/L，Hb 112 g/L；尿常规示尿 pH 值 7.0，尿蛋白（+）；生化示白蛋白 37.8 g/L，碱性磷酸酶 143 U/L，尿素 9.04 mmol/L，肌酐 118 μmol/L。双肾 B 超：双肾符合弥漫性病变表现。

西医诊断：干燥综合征，肾小管酸中毒，低钾血症，肾功能不全。

中医诊断：燥痹，虚劳。

病机：热毒攻肾，脾虚失运，气血阴阳亏损，日久不复。

治法：清热解毒，健脾益气。

处方：白花蛇舌草 20 g，贯众 15 g，蒲公英 20 g，党参 20 g，茯苓 20 g，炒白术 30 g，炙甘草 6 g，陈皮 9 g，桑螵蛸 12 g，芡实 20 g，葛根 15 g，厚朴 12 g。水煎服，日 1 剂，6 剂，连服 6 天，停药 1 天，早晚温服。

西药：口服强的松 15 mg，每日 1 次；骨化三醇 25μg，每日 1 次；碳酸钙 D_3 60mg，每日 1 次；枸橼酸钾颗粒 1.45g，每日 3 次。

2019 年 3 月 19 日二诊：口干口渴减轻，乏力改善，小便量减少，夜尿次数减为 2 次，舌淡，少苔，脉缓。中药上方去白花蛇舌草、贯众，加党参 30 g，煎服法同前。

2019 年 3 月 26 日三诊：偶有口干口渴，已无明显乏力，小便量基本正常，舌淡红，苔薄，脉缓。辅助检查：电解质示 K^+ 4.83 mmol/L，Ca^{2+} 2.37 mmol/L；血常规示 RBC 3.62×10^{12}/L，Hb 119 g/L；尿常规示尿 pH 值 6.5，尿比重 1.008，尿潜血（+），尿蛋白；免疫系列示 ESR 18 mm/h，IgG 18.6 g/L，补体 C3 0.84 g/L；生化示白蛋白 39.9 g/L，碱性磷酸酶 159 U/L，尿素 8.98 mmol/L，肌酐 90 μmol/L。中药上方加炙黄芪 20 g，煎服法同前。余药物继用，随访病情稳定。

【按语】该患者存在 SS 肾损害，但初诊主要表现为四肢乏力、消瘦明显等，病机关键是热毒攻肾，脾虚失运，气血阴阳亏损，日久不复。患者年近半百，阴气自半，加之久病，长期服药，饮食失调，伤及脾胃，脾虚则气血生化乏源，脾胃失于健运，津液无以敷布，清窍失于濡润，进而燥证加重，故有"脾本湿，虚则燥"之说。加之患者肾功能异常、尿蛋白（+），存在自身免疫炎症反应。遵"热者清之""虚者补之"之旨，治疗当清热解毒兼健脾益气，方选四君子汤加味，方中白花蛇舌草、贯众、蒲公英直折热毒；党参、白术、茯苓、炙甘草益气健脾化湿；陈皮、厚朴行气宽中；桑螵蛸、芡实收敛固摄；葛根升提津液，温通阳气，通达四末。二诊时，患者口干渴减轻，热毒渐缓，去白花蛇舌草、贯众，续用蒲公英清解余毒，此时应以益气健脾、补肾固摄为主，故将党参加量至 30 g。三诊时，乏力基本消失，尿量基本恢复正常，此时应更加注重补益正气，加用炙黄芪 20 g 补气固表，减少尿蛋白丢失，随访病情稳定。纵观张老整个治疗过程，患者虽以 SS 肾损害为主，但治疗并未拘泥于肾，而是注重脏腑相关，依乏力、消瘦等整体表现辨证，除清热解毒、补肾固摄的基础治疗外，运用大量健脾益气之药，多脏同治，标本兼顾，方获良效。

案 2　患者刘某，女，35 岁，2019 年 3 月 11 日初诊。

主诉：口干伴双下肢水肿 1 个月，加重 1 周。

病史：1 个月前患者无明显诱因出现口干伴双下肢轻度凹陷性水肿，无关节游走性疼痛、发热、皮疹等，患者未予重视及治疗。1 周前，双下肢凹陷性水肿加重，为求系统治疗，于我科就诊。刻下症：口干，进食干性食物需水送服，眼干，哭时泪少，口舌灼痛，自觉周身乏力，少气懒言，牙齿酸软无力，无心慌、胸闷，纳可眠差，便秘，小便量偏少，泡沫多，舌暗红，苔薄，脉弦。

查体：BP 105/63 mmHg，形体中等，精神欠佳，双肺呼吸音粗，心率 77 次 / 分，律齐。双下肢凹陷性水肿。

辅助检查：ANA 抗体 1∶1000（核颗粒型）；ANA 谱 3 示抗 SSA 抗体（+++），抗 SSB 抗体（++），抗 Ro52 抗体（+++），余阴性；血常规示 WBC 2.78×10⁹/L，Hb 128 g/L；尿常规示尿蛋白（+++），尿潜血（±）；尿微量白蛋白 8146.70 mg/L；尿蛋白定量 4.651 g/24 h；生化示总蛋白 39.7 g/L，白蛋白 21.7 g/L。（2019 年 3 月 4 日）

Schirmer 试验阳性，符合干眼症。唇腺活检：唇腺导管周围见淋巴细胞大片浸润，腺泡萎缩符合干燥综合征改变。肾脏穿刺活检：光镜示共 13 个肾小球，5 个小球缺血硬化，3 个小球节段硬化，1 个小球内见小细胞—纤维新月体，余肾小球球囊间隙增宽，系膜基质及细胞轻度增生，节段加重，毛细血管袢开放欠佳，部分肾小管上皮细胞呈空泡及颗粒样变性；间质片状炎性细胞浸润，以淋巴细胞为主，灶性小管萎缩，小动脉内膜增厚。免疫荧光示 IgA（+++）在系膜区团块样沉积，IgG（-），IgM（++）系膜区沉积，C3、C4 及 C1q（-），FPR（++）系膜区沉积，K（-），λ（+++）系膜区沉积，HBsAg 及 HCV（-）。（2019 年 3 月 12 日）

西医诊断：干燥综合征，肾病综合征，肾小球肾炎（IgA 肾病）。

中医诊断：燥痹，水肿。

病机：热毒偏亢，水热内停，肾失固摄。

治法：清热解毒，利水消肿，补肾固摄。

处方：重楼 20 g，板蓝根 20 g，贯众 15 g，猪苓 20 g，茯苓 30 g，泽泻 20 g，大腹皮 15 g，桑螵蛸 12 g，芡实 20 g，覆盆子 20 g，菟丝子 20 g，荜澄茄 12 g，吴茱萸 6 g，益智仁 12 g，车前子 15 g（包煎）。水煎服，日 1 剂，18 剂，连服 6 天，停药 1 天，早晚温服。

西药：口服甲泼尼龙片 40 mg/d；骨化三醇 2 粒，每日 1 次；碳酸钙 D_3 1 粒，每日 1 次。

2019 年 4 月 1 日二诊：下肢浮肿明显减轻，口眼干燥减轻，仍感周身乏力，时有心悸，舌脉同前。中药上方去板蓝根，加黄芪 20 g，煎服法同前。甲泼尼龙片减量至 32 mg/d。

2019 年 4 月 15 日三诊：下肢浮肿已轻微，偶有口眼干燥，乏力较前减轻，舌暗红，苔薄白，脉弦小滑。中药上方去重楼，加生地黄 15 g，熟地黄 20 g，煎服法同前。甲泼尼龙片减量至 28 mg/d。患者就医路途遥远，嘱患者定期于当地医院复诊，调整激素用量。

【按语】该患者以双下肢凹陷性水肿的肾损害表现为主要首发症状。病机关键为热毒偏亢，水热内停，肾失固摄。患者体内热毒较甚，热毒伤肾，肾失固摄，故出现蛋白尿；热毒潜藏体内，水液运行敷布失常，水液内停，则下肢浮肿；正气受损则周身乏力、易疲劳。应重用清热解毒药，祛除热毒，力求短期内控制病情进一步发展。以清热解毒、补肾固摄控制蛋白尿，扶助正气以治本，并利水消肿以治标，标本兼治。处方以重楼、板蓝根、贯众清热解毒；桑螵蛸、芡实收敛固摄；茯苓、猪苓、泽泻、大腹皮益气消肿；覆盆子、菟丝子、车前子、益智仁补肾益精消蛋白；荜澄茄、吴茱萸辛温反佐，谨防重楼之类苦寒药伤胃。药后下肢浮肿明显减轻，可见热毒较前缓，故二诊去板蓝根，加黄芪益气养阴补肾。用药2周后，患者下肢浮肿基本消失，故三诊去重楼，继用贯众清解体内余毒，此阶段应以扶正为主，加用生、熟地黄补肾填精，促使机体恢复生机。

（刘英）

第三节　风湿病相关肺脏病变

一、西医学认识

（一）定义

风湿病相关肺脏病变以间质性肺疾病（interstitial lung disease，ILD）和胸膜病变居多，其中又以 ILD 最为常见。间质性肺炎（interstitial pneumonia）是多种原因引起的肺间质炎性和纤维化疾病，病变主要侵犯肺间质和肺泡腔，包括肺泡上皮细胞、毛细血管内皮细胞、基底膜以及血管、淋巴管周围的组织，最终引起肺间质纤维化，导致肺泡—毛细血管功能的丧失。间质性肺炎/纤维化是风湿免疫性疾病所致肺部病变中出现频率最高的并发症。

（二）病因及发病机制

风湿病所致肺部病变非常复杂，可以侵犯胸膜、肺间质、肺实质、气道、肺血管及引发其他病变。另外，风湿病在应用免疫抑制治疗时亦可引起肺脏的毒性反应及机会性感染，药物的毒性作用和感染亦可导致一些与风湿肺相同的组织病理学损伤，需结合临床表现、肺功能、影像学及支气管肺泡灌洗，甚至活检等资料，在此基础上综合判断。

（三）常见风湿病 ILD 临床表现

起病隐匿，呼吸困难表现为进行性加重，早期即有活动后气促；常在深吸气时或吸气末期引发干咳，偶见血痰。全身表现有乏力、消瘦、厌食，合并感染时可有发热，少数患者有关节痛，胸痛少见。外加相关风湿免疫原发病的表现。查体时可见胸廓呼吸运动减弱，双肺可闻及爆裂音（Velcro 啰音）。有不同程度发绀和杵状指。晚期可以出现右心衰竭体征。

（四）诊断

风湿肺损害暂缺明确的诊断标准，临床多以胸部 X 线片、胸部高分辨 CT（high-resolution CT，HRCT）、肺功能、肺活量（FVC）、支气管肺泡灌洗液（BAL）等辅助检查结果判断及评估病情。支气管肺活检及肺开胸活检是确诊本病的依据，虽能提供病变的类型、活动程度及预后，但绝大多数病人很难接受这种创伤性检查。

（五）治疗

风湿疾病的肺间质病变是当前临床治疗难题之一，尤其是在晚期死亡率极高。此类疾病的治疗方法和效果取决于肺损伤的组织病理类型、风湿病的基础状态和相关的肺动脉高压。早期肺泡炎经糖皮质激素或免疫抑制剂治疗后反应较好，能促进炎症吸收，改善肺功能，延缓病情进展；一旦出现不可逆的肺间质纤维化，则药物治疗效果不佳。对呈进行性发展的纤维化，应权衡激素治疗的利弊，必要时可予小剂量激素并联合免疫抑制剂治疗。常用药物有环磷酰胺、麦考酚酸酯、环孢素 A、他克莫司等。另外，抗肺纤维化药物吡非尼酮或尼达尼布也可根据病情和以上药物同时使用。早期诊断，及早治疗是改善疾病预后的关键。一经诊断，应尽快用激素和免疫抑制剂进行个体化治疗，可改善病情，使病情稳定。

二、中医学认识

（一）概述

风湿性疾病是一类顽固难愈的慢性全身性疾病，很容易造成多系统损害，尤以呼吸系统最为明显，多数情况下可通过中医辨证论治而达到临床缓解或控制的目的，但对诸如系统性红斑狼疮、皮肌炎、难治性类风湿关节炎、系统性血管炎等疾病一旦合并肺损害，单用中医中药很难实现病情的逆转，这在某些肺损害的急危重症中显得尤为突出。对此，张老认为中医与西医应各取所长，取长补短。体现中西医优势互补的最佳典范就是病证结合，辨病与辨证相结合。恰当地把西医辨病与中医辨证相结合，充分利用现代医学各种先进的检查手段明确西医辨病，不仅可以弥补中医脉证合参对于疾病定位、定性诊断的不足，提高临床诊疗水平，指导中医辨证及临床选方用药，而且可以充分认识中医中药治疗的优势，彰显中医治疗的效果。

张老数十年来一直主张先从西医的角度最大限度地明确诊断，然后分层分类，按中医理论辨证，即以西医诊断为纲，中医证候要素为目，辨病辨证有机结合。需强调的是中西医结合的病证思辨模式是张老的一贯主张和特色，采用辨病与辨证相结合，既不是摒弃中医学原有的诊断病名，把中医证候完全隶属在西医病名之下，也不是照搬药物的药理作用开方，从而脱离中医辨证论治的核心，而是在充分掌握和全面了解现代医学诊治进展的基础上，全面权衡中西医各自的优势和不足，进而找到疾病治疗中的关键环节，充分发挥中医辨证论治的优势和特色，真正使辨病和辨证治疗相得益彰、互相弥补。

（二）病因病机

在关注风湿性疾病肺部改变的同时，一定要注意原发病的病机特点论治。

1. 系统性硬化症相关的间质性肺病

本病的病机特点是本虚标实。脏腑功能不及，肺失宣肃，脾失健运，肾之藏精、主水、纳气功能失调则形成痰瘀等病理产物，痰瘀互结痹阻经络而为本病。痰瘀病理产物为实，脏腑亏虚功能不及为虚；其本虚为肺脾亏虚，久则肾气虚衰，标实为痰浊瘀血。痰瘀互结痹阻经络而为皮痹，犯肺则出现肺络受损，宣降不利，咳嗽咳痰等，治疗当以活血祛瘀为核心，兼以固肾培元。

2. 类风湿关节炎相关的间质性肺病

外感风寒湿邪侵犯肌表、筋肉、关节，蕴久化热成毒，热毒上灼肺络为病，热毒是病机的关键。RA 合并 ILD 患者病久常正气亏虚，同时痰浊瘀血诸邪郁而化热，充斥内外，即"热毒内伏为标，正气亏虚为本"，这是本病经久难愈的原因之一。治法以清热解毒贯穿始终，并在疾病不同阶段辅以祛痰、凉血、化瘀、补气养阴等疗法。

3. 干燥综合征相关的间质性肺病

燥邪为病，有内外阴阳之分，而且外燥和内燥常相互影响，互为交感，属中医"燥痹"范畴，津液不足为其核心病机。外感风热燥邪或风寒湿邪，郁久化热，每致津伤液干，温热燥毒不除，则阴虚血少难复，日久病邪由浅入深，由皮毛、口眼鼻咽等清窍而累及脏腑。燥为秋之主气，燥邪最易犯肺，单纯补津难以奏效，燥邪犯肺同时常伴有脾气亏虚、肝血不足、肾阴耗伤，治疗以清热润燥为主，兼以补土生金、金水相生为宜。

4. 系统性红斑狼疮相关的间质性肺病

系统性红斑狼疮属中医"阴阳毒"范畴，湿热与热毒侵袭肌表，流注肌肉、关节，进而内舍脏腑，若犯肺则肺络受损，继发肺痹。热病后期，余毒未尽，伤及气阴，久病肾气虚衰，精气不充，肺属金，肾属水，肺为肾之母，当肾气不足时，必定影响肺之肃降，故可出现咳嗽、气短喘促，动则加重等症状。故热毒贯穿始终为理，清热解毒乃其治疗关键，兼以补虚、活血、祛瘀等。

（三）临证心得

张老在风湿性疾病肺部损害的辨证及用药方面有自己独特的见解。肺系疾病是风湿病较为常见的一种并发症。从中医学的角度来讲，无论是认识疾病还是治疗疾病，都应从脏腑与经络的联系入手，辨证论治，调整阴阳。而肺系疾病作为一种并发症，从"治病求本"的治疗原则上看，其治疗方案又需与原发病相结合。活动期的风湿类疾病，其病因病机多与热毒息息相关，张老在充分认识西医"炎症"与中医"热毒"的内在联系后，提出以清热解毒法治疗风湿病的观点。热毒具有火热之性，而"火性炎上"，肺为娇脏，极易受邪，故风湿病常并发肺系疾病，症见呼吸困难、咳嗽、胸闷等。《灵枢·九针论》曰："肺者，五脏六腑之盖也。"肺在脏腑中居于高位，"主一身之气"，既可调节气机，又能通过宣发肃降来通调水道，与其他脏腑联系密切。肺气郁闭则水道不通，郁而化痰，储于肺中；肺为气之主，宣布营卫，肺气不行则营卫滞涩，瘀血内生。因此，在注重原发病辨证论治的同时，亦需兼顾肺系疾病的治疗。

在风湿类疾病中，与肺部病变相关的原发疾病有很多种，如硬皮病、类风湿关节炎、干燥综合征、系统性红斑狼疮等，因其病因病机不同，用药也各具特色。

1. 硬皮病的治疗用药特色

硬皮病是一种原因不明的以皮肤、血管、内脏器官（包括胃肠道、肺、心、肾等）的纤维化为特征的结缔组织病。其主要特点为自身免疫性炎症反应，广泛血管损害，间质和血管周围组织进行性纤维化。患者体内可存在多种自身抗体，并且伴有血管病变。张老对硬皮病的治疗具有自己独到的见解和深厚的造诣，遣方用药颇有其独到之处，验之临床，疗效显著。

（1）活血药的应用：血瘀是硬皮病病变的核心病机，在硬皮病的疾病进程中起着至关重要的作用，故活血药要贯穿疾病治疗的始终（在疾病进程中血瘀一直存在，但瘀象不一定十分明显）。由于肺"朝百脉"，可协助心脏以行血，肺气壅塞，则血行不畅，甚则瘀滞。又由于"气随血行"，故加用活血药物不仅可以治疗原发疾病，还可改善肺部功能。瘀血之所成，或因于阳虚，或因于气虚，或因于邪阻，可概括为因虚致瘀、邪实致瘀；临证时，随着病情、病程的不同各有所侧重。无血瘀征象或瘀象不明显者，常选用当归、丹参、鸡血藤等养血活血药并酌加健脾益气之药，使脾气健运，气血生化有源以治其本；有血瘀征象者，可用桃仁、红花、川芎、赤芍等药活血化瘀通络，以求络通痹除；病久瘀象明显者可加用虫类活血药，加大活血化瘀力度，使瘀去坚结得散，如三棱、莪术、水蛭、土鳖虫、穿山甲、虻虫、僵蚕等，此类药物药性峻猛，搜邪祛瘀，散结软坚。

（2）温肾阳药的应用：肾为先天之本，内寓元阴元阳，为五脏气血阴阳之根本，久病"穷必及肾"。肺司呼吸，主肃降，吸入清气并向下运行，肾主摄纳，将吸入的清气下纳于肾，以维持呼吸深度，即"肺为气之主，肾为气之根"。久病及肾，肾气不纳，亦可致呼吸表浅，咳喘加重。张老认为硬皮病后期多表现为肾阳虚证候，阳虚致瘀已成为该病后期的关键病机，故治疗上应加重温阳之力，尤其是温肾阳散寒凝。张老常用熟附子、制川乌、仙茅、淫羊藿等大补元阳，推动血液运行以增强活血化瘀之功。

2. 类风湿关节炎的治疗用药特色

类风湿关节炎是以关节病变为主的多系统炎症性自身免疫性疾病，其中肺是较常受累的器官之一，而 ILD 最常见。张老诊疗此病数十年，临床灵活运用中西医结合治疗方法，疗效可靠。

（1）治病求本：张老认为，类风湿关节炎临床表现错综复杂，应探求疾病的根本原因，针对病因，遵循治病求本原则。张景岳在《景岳全书·湿证》中说："未有表湿而不连脏者，里湿不连经者。"内外相因，造成本病顽恶，缠绵难愈。正气虚弱不能驱邪外出，邪气留恋，损伤肌肉、筋脉、骨骼，久之致畸致残。张老认为，虽然本病以肾虚为主，但是患者关节红肿热痛、恶寒怕冷标证极为突出，湿热毒久则更伤元气，恶性循环，促使此病缠绵难愈。因此，治疗上主张以清热解毒、消肿止痛贯彻始终，特别是疾病活动期，更应加大清热解毒药的使用，看似治标，实则护本，热毒缓解，元气少受损伤，一箭双雕。若活动期控制住病情，随后要标本兼顾，减少清热解毒药物的使用，此时应顾护元气，加用补肾之品。张老同时指出，临床上一定要注重辨别"真假"，例如在临床上大多数患者恶风怕冷，看似寒象，实则不尽然，仍要慎用辛温香燥之品，以防误用。

（2）兼以治肺：肺气宣发，使卫气敷布于体表，以发挥其温分肉、充皮肤、肥腠理、司开合的功能，若肺气不足，失于宣发，不能布卫于表，风寒湿三邪乘虚而客于皮肉、肢节，出现四肢关节疼痛及咳嗽、咳痰等症状，张老在治疗原发病的同时适当加用生黄芪、白术、防风等药物补肺益卫固表；若郁而化热，热毒炽盛，阻滞肺络，则以清热药为主，如虎杖、鱼腥草、败酱草、半枝莲、半边莲、白花蛇舌草等，并辅以散结之品，以通利肺络。

3. 干燥综合征的治疗用药特色

干燥综合征是一种以外分泌腺受损为主的系统性自身免疫性疾病。本病并非罕见性疾病，发病率仅次于类风湿关节炎，张老对干燥综合征的辨证治疗有其独特的思路和见解，且疗效显著，现介绍如下。

（1）养阴润肺：干燥综合征属中医学"燥证""燥毒证""燥痹"范畴。其主要症状是口眼干燥，唾液腺肿大，或有干咳，或关节疼痛。《类证治裁》云："燥为阳明秋金之化，金燥则水源竭，而灌溉不周；兼以风生燥，《原病式》所谓诸涩枯涸，干劲皴揭，皆属于燥。"由此可见，"燥"是本病的主要根源。而"肺为娇脏"，喜润而恶燥，同时"燥易犯肺"，燥邪由口鼻呼吸而入犯肺，肺气被邪所郁，失于宣降而发病。肺失治节，不能通调水道，水津不能向上向外输布，故见口眼、皮肤、鼻腔干燥，水津不能向下向内输布则出现相应脏腑阴伤表现；另外，燥邪灼津生痰，肺气失于润降，肺气上逆则出现干咳，痰少而黏稠，或带血丝，咯吐不爽等阴虚肺燥的症状，张老常用沙参、枇杷叶、天花粉、款冬花、百部、西洋参、天冬、黄精、瓜蒌、冬虫夏草等药物养阴润肺。

（2）发散风热，养胃生津，润肺止咳：内有蕴热，其他邪气入里化热，煎熬津液，亦是引发燥痹的原因。《类证治裁》言："初为风寒湿郁闭阴分，久则化热攻痛。"若恣食肥甘厚味，过食辛辣，内有蕴热，外感风热，碍胃伤脾，土不生金，则出现口鼻干燥，饮不解渴，咽痒咳嗽，痰液黏稠、咯吐不爽，声音嘶哑等胃热肺燥的症状。张老常用鱼腥草、重楼、生桑叶、生石膏、炙百部、沙参、麦冬、炒杏仁、炙枇杷叶、干姜等药物养胃生津，润肺止咳；如有咯痰带血者，加血余炭、炙百合、炙款冬花、川贝母；如有胸闷喘促者，加炙麻黄、全瓜蒌。

4. 系统性红斑狼疮的治疗用药特色

张老认为，本病是因先天禀赋不足，感受外邪热毒，或内有蕴热化生热毒，攻注肌肤或损伤脏腑所致。系统性红斑狼疮患者常见乏力、肌肤红斑、多系统受累等全身热毒表现。《不居集》云："肺为娇脏，所主皮毛，最易受邪。"热毒犯肺，症见喘息咳唾，吐黄黏痰或脓血痰；肺宣降失职，发为咳嗽。病程日久则耗气，气虚不能促进血液运行，血瘀脉络，气血闭阻于肺脉，形成"肺痹"，出现咳嗽、咯痰、气短、胸闷等。治当清热解毒兼补肺气、活血化瘀，同时兼顾其他脏腑器官病变。为此，张老常用金银花、大血藤、白花蛇舌草、黄芪、贯众、桃仁、红花、赤芍等药物，临床效果甚佳。

三、验案举隅

案 1 患者王某，男，59 岁，2011 年 12 月 22 日初诊。

主诉：自觉颜面部紧绷 4 年余。

病史：患者 4 年前出现颜面发紧发硬，于当地医院确诊为系统性硬化症，一直服用白芍总苷，效差。既往体健。现双前臂、双手紧硬，口周呈放射状，张口受限，双腕、双踝痛，怕冷，乏力，胸闷、气短，口干鼻干，舌体瘦小，苔薄白，脉沉细。

查体：面具脸，皮肤光亮僵硬，两手指节僵硬，握不住，指端膜样变，部分指端溃疡，两前臂皮肤僵硬，下肢皮肤瘀斑。雷诺征（＋）。

辅助检查：ESR 11 mm/h；ANA 1∶100（+），Scl–70（+）。CT 示：两肺肺气肿表现；两下肺间质改变；多发性肝囊肿。钡餐检查示：胃炎。

西医诊断：系统性硬化症。

中医诊断：皮痹。

病机：脾肾亏虚，瘀血阻络。

治法：温补脾肾，益气活血。

处方：四参汤加减。黄芪 20 g，党参 20 g，红参 3 g，北沙参 15 g，山茱萸 12 g，红花 10 g，水蛭 6 g，菟丝子 20 g，黄精 15 g，瓜蒌 15 g，补骨脂 12 g，炒白芥子 12 g，沉香 6 g（后下），鹿角胶 12 g（烊化）。水煎服，日 1 剂，24 剂，连服 6 天，停药 1 天。

西药：口服强的松 20 mg，每日 1 次；维 D 钙咀嚼片 2 片，每日 1 次。

2012 年 1 月 19 日二诊：肌肉僵硬较前减轻，皮软，双小腿较前有力，双腕、踝痛明显减轻，口鼻干明显减轻，右手指末端溃疡愈合，下肢皮肤瘀斑，张口受限，时心慌气短，苔黄，脉濡。中药上方去红花，加黄柏 12 g，川牛膝 15 g，水煎服，24 剂。强的松改为 15 mg，每日 1 次。

2012 年 2 月 23 日三诊：胸闷气短，右食指端溃疡愈合，颜面、口周皮肤较前变软，能张口，口干舌燥，鼻干，双手指胀痛，双小腿酸软，双下肢皮肤瘀斑，雷诺征（+）。处方：自拟滋阴益肾活血汤。黄芪 20 g，泽兰 20 g，水蛭 6 g，绞股蓝 15 g，莪术 12 g，白芍 20 g，红花 10 g，当归 15 g，北沙参 12 g，山茱萸 12 g，黄精 15 g，补骨脂 12 g，甘草 6 g。水煎服，24 剂。

2012 年 3 月 20 日四诊：诸症减轻，胃胀，大便稀，脊背痛，右胁肋痛甚，雷诺征（+），舌红苔少，脉缓。中药上方加木香 9 g（后下），山药 9 g，炮姜 6 g，砂仁 6 g（后下）。继服 24 剂。后续改为丸剂，巩固疗效。随访患者皮肤较前软化，胸闷气短等症消失，肢体活动不受限，干农活无碍。

【按语】本例属硬皮病慢性进展期。该患者病史较长，来诊时症见：双前臂、双手紧硬，口周呈放射状，张口受限，胸闷气短，口干鼻干。查体：面具脸，皮肤光亮僵硬，两手指节僵硬，握不住，指端膜样变，部分指端溃疡，两前臂皮肤僵硬，下肢皮肤瘀斑，雷诺征（+），舌体瘦小，苔薄白，脉沉细。此案例从皮肤、皮下组织表现和肺部影像学看，皮肤以及肺间质均有病变。从中医角度看，其病位在三焦及皮肤腠理。一则脾肾为本，二者亏虚不足，不能"熏肤、充身、泽毛"，表现为皮肤硬化甚至萎缩；二则血瘀，肺宣通不畅，肺络受阻，气血不能温养，出现肺失宣降而咳嗽、胸闷、气急。张老首先紧抓虚瘀这个根本病机，辨证施治，证属脾肾亏虚血瘀型。予四参汤加减。本虚为前提，故健脾益气用黄芪、党参；养阴用沙参、菟丝子、黄精；补骨脂补肾壮阳、壮骨；鹿角胶滋肾阴；水蛭破血逐瘀；白芥子祛"皮里膜外之痰"；瓜蒌、沉香、补骨脂以润肺宽胸，引气归元，补肾纳气。全方共奏补肾纳气、活血化瘀、益气养阴之功。

后患者随诊病情以胸闷气短为主症，三诊张老予以调方，遵"久咳伤阴，久病入络，久病及肾"之理，法以补气养阴、活血祛瘀，予自拟滋阴益肾活血汤，首减红参、党参、沉香、鹿角胶、白芥子等性温之品；瓜蒌性寒，继服恐伤阳气，亦违"阴阳互生"之理，故减之。另加用绞股蓝益气养阴，当归、莪术、泽兰活血行气祛瘀。全方投下，患者自觉胸闷气短诸症明显减轻，后以丸剂予之，长期服用，效果显著。

案 2 患者李某，女，26 岁，2014 年 11 月 20 日初诊。

主诉：多关节肿痛 8 年余，伴咳嗽咳痰气急 2 个月余。

病史：8 年前患者因双手指间关节痛，于当地医院确诊为类风湿关节炎。2013 年查：ESR 45 mm/h，RF（+）。2 个月前患者无明显诱因出现咳嗽咳痰，伴活动后气急。现双手指间关节、腕、肘、膝、踝关节疼痛，咳嗽、咯黄色黏痰，口干烦热，胸痛烦闷，喘息气急，活动后呼吸困难加剧，纳眠欠佳，大便干结，小便调，舌红、苔黄腻，脉滑数。

查体：双手指节、双腕肿胀，双踝肿胀、压痛。两肺听诊呼吸音粗，双下肺部可闻及 Velcro 啰音，支气管舒张试验阴性。

辅助检查：ESR 77 mm/h，CRP 63 mg/L。CT 示：两肺间质性炎症改变，肺纹理增粗，局部支气管扩张。

西医诊断：类风湿关节炎，肺间质病变。

中医诊断：尫痹（肺痹）。

病机：湿热蕴结，痰热郁肺。

治法：清肺化痰，清利湿热，活血通络。

处方：三藤汤合千金苇茎汤。芦根 40 g，生薏苡仁 30 g，雷公藤 10 g，大血藤 20 g，忍冬藤 20 g，土茯苓 20 g，鱼腥草 25 g，虎杖 20 g，穿山龙

20 g，半枝莲 15 g，重楼 10 g，牡丹皮 10 g，赤芍 10 g，生甘草 10 g。水煎服，日 1 剂，48 剂。

西药：强的松 10 mg，每日 1 次，口服。

2014 年 2 月 20 日二诊：服上方 3 个月余。周身关节痛已很轻微，余症已明显减轻，原方继服 24 剂。

2014 年 3 月 14 日三诊：诸咳喘症皆已消失，关节肿胀显著改善。改服强的松 5 mg，每日 1 次。上方继服 24 剂。之后激素逐渐撤减，并随症略调方，病情未见反复。

【按语】本例属类风湿关节炎相关的间质性肺病急性发作期。张老认为本病急性发作时当以湿热痹阻兼见痰热壅肺，络阻不通，故治疗应从湿、痰、热论治。此案处方以三藤汤合千金苇茎汤为主，方中芦根、薏苡仁清热化痰为君；忍冬藤、雷公藤、大血藤通络祛湿止痛为臣；佐以穿山龙，既奏活血通络之功，又兼止咳平喘之效；外加虎杖清热利湿、活血祛瘀，鱼腥草、半枝莲、重楼清热解毒，牡丹皮、赤芍清热凉血活血，生甘草清热解毒止咳化痰。全方三效齐下，患者湿、痰、热得清，络行得畅，则病患渐愈。

案 3 患者赵某，女，50 岁，2014 年 3 月 15 日初诊。

主诉：颜面红斑 12 年，咳嗽半年。

病史：患者 2002 年因低热、颜面红斑伴关节痛于当地医院就诊，诊断为系统性红斑狼疮。服用醋酸泼尼松、注射用甲泼尼龙琥珀酸钠等治疗，病情控制较理想。既往有大量蛋白尿，服吗替麦考酚酯片治疗效可，后自行停药。现面色少华，稍恶风寒，体力欠佳，腰膝酸软，偶有自汗，咳嗽，痰少，气短喘促，动则加重，无皮疹，纳一般，眠尚可，舌红，苔白，脉弦细。

查体：双下肺爆裂音，双下肢轻度凹陷性水肿。

辅助检查：血常规未见异常；24 h 尿蛋白定量 1.2 g，尿蛋白（++），尿潜血（+++）；肝肾功能（−）；ANA 1∶1000，均质性（+）。肺部 CT：两肺底间质性改变。

西医诊断：系统性红斑狼疮，狼疮性肾炎，肺间质病变。

中医诊断：蝶疮流注。

病机：肺肾气虚，余毒未尽。

治法：补肺益肾，降气平喘，清透余热。

处方：狼疮Ⅱ号方加减。黄芪30 g，山茱萸12 g，五味子10 g，茯苓20 g，菟丝子20 g，覆盆子20 g，金银花20 g，重楼20 g，枇杷叶9 g，桔梗12 g，蜜紫菀9 g，百部12 g，桑螵蛸12 g，莲须6 g，金樱子12 g，芡实20 g。水煎服，日1剂，24剂。连服6日，休息1日。

西药：口服强的松5 mg，每日1次；来氟米特10 mg，每日1次；百令胶囊4粒，每日3次。

2014年4月12日二诊：患者恶风寒，乏力缓解，咳喘减轻，仍自汗，无皮疹，无发热，无脱发，纳眠可，舌淡，苔白，脉弦细，二便调。辅助检查：尿常规示尿蛋白（＋），尿潜血（＋）。中药上方加绵马贯众15 g，丹参15 g。24剂。余治疗同前。

2014年5月10日三诊：患者自觉无明显不适，无皮疹，无发热，无脱发，无口腔溃疡，自汗较前缓解，纳眠可，舌红，苔白，脉弦细。辅助检查：血常规未见明显异常，肝肾功能正常，ESR 13 mm/h，24 h尿蛋白定量0.14 g，尿蛋白（－），尿潜血（＋）。初诊方继服，24剂，余治疗同前。

随访3个月，病情稳定，一般状况良好。

【按语】本例为狼疮性肾炎合并肺间质疾病慢性发作期。张老认为，热毒攻注肾脏是狼疮性肾炎的基本病机，慢性期常为余热不解，稽留脏腑而致气阴两虚。患者来诊时症见：面色少华，稍恶风寒，体力欠佳，腰膝酸软，偶有自汗，咳嗽，痰少，气短喘促，动则加重，无皮疹，纳一般，眠尚可。查体：双下肺爆裂音，双下肢轻度凹陷性水肿。舌红，苔白，脉弦细。证属肺肾气阴虚损，余毒未尽。治法以补肺益肾，降气平喘为主，清透余热为辅。予狼疮Ⅱ号方加减，方中黄芪补气健脾，益卫固表，利尿消肿，与茯苓合用健脾利湿，脾胃和则后天之气充盛；五味子、菟丝子、覆盆子、金樱子、山茱萸、桑螵蛸、莲须、芡实补肾固涩；桔梗辛散苦泄，开宣肺气，枇杷叶清肺止咳，百部、蜜紫菀润肺下气，化痰止咳；金银花芳香疏散，可透热达表；重楼清热解毒，化瘀止血，在此既清余热，又治疗小便潜血。全方共奏补肺益肾、降气平喘、清透余热之功。复诊加绵马贯众、丹参，清热解毒同时加强活血化瘀之功效，从现代医学角度来看，上诸味药物亦具有改善肾循环，保护肾功能，减轻蛋白尿的作用。

（樊冰）

第四节　风湿病相关心脏病变

一、西医学认识

（一）定义

风湿病易侵犯富含结缔组织的循环系统，导致心脏血管、心肌、心内膜、心包、心脏瓣膜及心脏传导系统等受累，引起风湿病相关心脏病变，如心脏血管炎、心肌炎、心内膜炎、心包损害、心脏瓣膜病及心律失常等。

（二）病因及发病机制

风湿病易累及关节外的多系统，其中心血管系统受累是风湿病的严重并发症之一，具有较高的病死率和致残率。风湿病相关心脏病变发病主要与遗传、环境、感染、免疫等多种因素有关。多项研究表明，不仅传统的危险因素，如吸烟、肥胖、精神压力、高血压、糖尿病、血脂异常、长病程等参与了风湿病相关心脏病变的发生与发展，患者本身的遗传基因、高炎症状态、免疫紊乱和神经体液系统的异常活化也发挥了重要作用。风湿病患者体内炎症因子的高表达，引起全身性炎症反应，免疫复合物沉积，并激活补体，导致免疫功能紊乱、血管内皮细胞受损、血流动力学改变等，炎症进一步引起结构的纤维化，最终累及心脏血管、心肌、心内膜、心包、心脏瓣膜及心脏传导系统，致使心脏功能障碍。

（三）临床表现

1. 心脏血管炎

风湿病患者的炎症因子对心脏血管的直接损伤，免疫复合物的沉积等都可导致心脏血管炎的发生与发展，主要为冠状动脉炎和冠状动脉病变。主要表现为胸闷，心慌，甚至心前区疼痛，乏力，烦躁，可有皮肤湿冷、心率增快、心脏杂音、肺部湿啰音等体征。

2. 心肌炎

风湿病相关心肌炎多由于心肌间质水肿，导致心肌变性，甚至坏死，常隐匿存在，需引起重视。急性期可突然出现严重气促、心前区疼痛，日久出现心功能不全、心脏扩大，导致心力衰竭，表现为端坐呼吸，咳粉红色泡沫样痰，更严重者出现心肌梗死、心源性休克、心源性晕厥，甚至出现奔马律、心脏骤停等。

3. 心包损害

心包炎不常见，风湿病相关心包炎主要为干性纤维素性心包炎、非特异性心包炎等，多与疾病活动相关，可伴有心包积液，多为炎性渗出液。主要表现为胸骨后、心前区疼痛，心脏压塞（呼吸困难、发绀、乏力、烦躁等），压迫邻近器官（肺瘀血、咳嗽、吞咽困难等），全身症状（发热、畏寒、汗出、倦怠等）。可出现心包摩擦音、心尖搏动减弱等体征。X线示心影增大。心电图有相应异常改变，如胸导联T波低平，ST段抬高等。超声心动图示心外膜后有液性暗区。

4. 心内膜炎

心内膜炎常与心包炎、心肌炎并存。主要表现为发热，以不规则发热最常见，贫血，关节痛、背痛、肌痛，皮肤黏膜瘀点、出血等。听诊可闻及心脏杂音。

5. 心脏瓣膜病

风湿病相关心脏瓣膜病变常累及二尖瓣、主动脉瓣和三尖瓣，引起乳头肌粘连变形、纤维化、瘢痕、赘生物形成，造成瓣膜狭窄或者关闭不全，导致血流动力学变化，出现一系列临床表现。

6. 心律失常

风湿病相关心律失常多由于心肌炎逐渐侵犯心脏传导系统，或冠状动脉炎使传导系统附近血管管腔狭窄，心脏内冲动的发生与传播异常而使心脏运动过快、过慢或不规律，或顺序紊乱，从而形成心律失常，导致房性、室性期前收缩或房室传导阻滞等，主要表现为胸闷、心悸等不适。

（四）诊断

风湿病的诊断主要根据其各自的临床表现、实验室检查、影像学检查及组织病理来明确。

心脏受累，出现胸部不适或疼痛，呼吸困难，倦怠，乏力，心脏压塞，发热、关节痛、背痛、肌痛等症状，实验室指标可伴有心肌损害标志物水平升高，结合心电图及超声心动图检查，综合判断。①心电图异常：T波低平或倒置，ST-T改变等；②心律失常：心动过速、心动过缓、期前收缩、传导阻滞等；③心肌损害：心电图示左室高电压，超声心动图示心肌肥厚、室壁运动功能减退或收缩舒张功能障碍、房室扩大等；④心包损害：心包炎、心包积液、心包增厚等；⑤心脏瓣膜病变：心脏瓣膜结构和功能改变，除生理性反流等；⑥心脏血管病变：管壁炎症，管腔轻、中、重度狭窄等。

（五）治疗

1. 风湿病治疗

（1）一般治疗：给予宣教、休息、心理咨询、理疗等一般治疗，以缓解症状，控制病情，保护关节及关节外脏器功能。

（2）非甾体抗炎药：非甾体抗炎药通过抑制环氧化酶以减少前列腺素的合成，而起到消炎止痛的作用。

（3）糖皮质激素：伴有全身表现，如发热；严重关节外表现，如血管炎、心包炎、心肌炎、胸膜炎、血液系统损害、肺间质病变、神经系统病变，可根据病情选用一定量的糖皮质激素。

（4）改善病情的抗风湿药：种类繁多，如来氟米特、柳氮磺吡啶、甲氨蝶呤、环磷酰胺、吗替麦考酚酯。应根据病种及病情需要个体化治疗，单药或者联合用药，注意患者的并发症、年龄、生育计划等选择合适的药物，监测不良反应。

（5）生物制剂：经糖皮质激素和/或改善病情的抗风湿药治疗效果不佳、不耐受或复发的风湿病患者，可考虑使用生物制剂进行治疗。主要代表为肿瘤坏死因子-α拮抗剂，如英夫利昔单抗、依那西普和阿达木单抗等；抗CD-20单抗，如利妥昔单抗；白介素-6抑制剂，如托珠单抗；B细胞活化因子的靶向抑制剂，如贝利尤单抗。治疗前应注意排除结核、感染、肿瘤等。

2. 心脏病变治疗

（1）控制好风湿病病情：风湿病相关心脏病变主要是由风湿系统疾病引起的相关心脏受累。因此，应积极控制好原发病风湿病。

（2）一般治疗：消除诱因，如积极纠正感染、电解质紊乱、贫血等诱发因素；吸氧；休息，避免过度劳累，避免精神刺激。

（3）利尿剂：减少水钠潴留，减轻心脏前负荷。

（4）正性肌力药物：如洋地黄类正性肌力药物，可以通过抑制心肌细胞膜上的 Na^+-K^+-ATP 酶活性，使细胞内 Na^+ 浓度升高，K^+ 浓度降低，Na^+ 与 Ca^{2+} 交换，细胞内 Ca^{2+} 增多，心肌收缩力升高。

（5）血管扩张剂：扩张血管，减轻心脏后负荷。

（6）抗心律失常药物：房性和交界性期间收缩，可选用 I 类、II 类和 IV 类抗心律失常药物，室性期间收缩多选用 I 类和 III 类抗心律失常药物，必要时应用直流电复律、射频消融术。严重房室传导阻滞，出现血流动力学障碍者，可应用提高心室率药物，如阿托品、异丙肾上腺素。

二、中医学认识

（一）概述

中医学文献中无风湿病相关心脏病变病名，但其临床表现在文献中有类似描述，古籍中关于"心痹""心悸""胸痹""水肿""喘证"等疾病的相关记载与本病极为相似。《素问·痹论》曰："风寒湿三气杂至，合而为痹也……脉痹不已，复感于邪，内舍于心……心痹者，脉不通，烦则心下鼓，暴上气而喘，嗌干善噫，厥气上则恐。"《金匮要略·胸痹心痛短气病脉证治》曰："胸痹之病，喘息咳唾，胸背痛，短气，寸口脉沉而迟，关上小紧数。"

（二）病因病机

古今医家对本病的病因病机均有记述。从《素问》《金匮要略》《诸病源候论》及《证治准绳》等古籍中所论"心痹"来看，其病因病机主要为风、寒、湿、热邪气入侵心脉，导致血脉痹阻不通，血行失畅；或由于思虑过多致心中气血阴阳虚弱，邪气乘虚而入，客于脏腑经络，积气于胸中，出现心中隐隐而痛；或心中气血阴阳更虚，邪气更甚者，心失所养，出现心悸、怔仲、心烦、气喘、嗌干善噫；或逆气上乘于心而恐惧，其脉或微或沉弦。

张老认为，本病多因痹病日久不愈，内舍于心所致。心为君主之官，心主血脉，气血津液的正常输布运行，全赖心阳的温煦与推动作用，若素体虚弱，或因思虑过度，劳伤心脾，加之外感风、寒、湿等邪气，日久侵犯心脏或邪气直中心脏，心阳不振，温煦、气化无力，阳虚生寒，血脉瘀阻；或风、寒、湿等邪气日久化热，热灼津血，湿热蕴结，阻遏气机，瘀热内生，热毒攻心，发为心痹。甚者心阳衰微，水液气化无力，水湿、痰饮泛溢，发为心悸、胸痹、水肿、喘证。痰饮、水湿、瘀血等病理产物，可进一步阻碍人体气血津液的运行，且积久不去，成为伏邪，机体易感邪而复发或加重。病理因素不外乎虚（气虚、血虚、阴虚、阳虚）、风（风邪）、寒（寒邪）、湿（水湿、痰饮）、热（血热）、毒（热毒）、瘀（血瘀），以气血阴阳亏虚为本，风寒湿热瘀为标，日久伏毒难尽，愈致本虚标实，病程缠绵难愈。

（三）临证心得

1. 治疗用药特色

张老认为，本病的治疗初期以祛风、清热、利湿为主，急则治其标；日久邪气入内，由表入里，久滞不去，热毒深伏于内，壅塞经脉，影响气血运行，治以清热解毒，活血化瘀；后每因感邪而复发，故亦当结合益气养阴，健脾养心，缓则治其本。

（1）祛风清热利湿：张老认为，心痹发病之初，为风、寒、湿、热等邪气侵袭，留滞机体筋脉、肌肉、关节，内舍于脏腑，累及于君主之官心，则形成心痹。风为百病之长，善行数变；热为阳邪，耗气伤津；湿属阴邪，其性黏滞。故临床表现为胸闷，心悸，气短，关节游走性肿痛，舌红，苔黄或腻，脉数或滑，常应用祛风清热化湿药物，如薏苡仁、秦艽、苍术、黄柏、防风、忍冬藤、大血藤、金银花等药。其中黄柏、薏苡仁、苍术具有清热化湿之功；金银花、大血藤、忍冬藤与其配伍，有助于消肿除湿，活血通络。

（2）清热解毒：张老认为，邪气入内，由表入里，久滞不去，热毒深伏于内，日久攻心，壅滞经脉，影响气血运行，临床表现为胸闷，心悸，气短，烦热，面赤，口干口渴，大便干，舌红，苔黄厚，脉弦滑数有力。常应用清热解毒药物，如金银花、白花蛇舌草、连翘、贯众、大青叶、大血藤等。其中白花蛇舌草、连翘味苦、性寒，功善清热解毒；贯众既可清气分之实热，又能解血分之热毒；大青叶善清解心、胃二经实火热毒；金银花味甘寒清芳，性偏宣散，善除脏腑之热毒，并无败胃伤正等不良反应，其清热解毒之药力雄厚，几乎适用于一切风湿类疾病；《本草图经》谓大血藤"行血，治血块"，有活血化瘀、祛风止痛之功，与金银花配伍，不仅可以增强清热解毒作用，更有助于改善风湿病相关心脏受累症状。清热解毒方中加入适量活血化瘀药，可化瘀除热。张老认为，清热解毒药物与活血药物配伍，还可扩张血管，增加血流量，改善微循环，抑制炎性渗出。

（3）活血化瘀：张老认为，心主血，血行于脉中，邪气客于脉，心脉痹阻，血行不畅，故临床表现为胸闷，心悸，气短，痛处固定，痛如针刺，舌质紫暗，脉弦涩。常应用活血化瘀药物，如桃仁、红花、丹参、大血藤、水蛭、川芎等。其中桃仁苦甘，性平，可活血行瘀，《本草纲目》谓其"主血滞风痹"，《本经逢原》谓其为"血瘀血闭之专药，苦以泄滞血，甘以生新血"；红花辛散温通，为活血祛瘀止痛之要药，《药品化义》谓其"善通利经脉，为血中气药，能泻而又能补"，《本草纲目》谓其"活血，止痛，散肿，通经"；丹参、水蛭、川芎加强其活血化瘀之功。

（4）益气养阴：张老认为，心痹日久，耗伤气阴，气阴两虚，推动无力，无力荣养，则表现为胸闷，心悸，气短，乏力，盗汗，两颧潮红，甚则低热，口干，舌红，少苔，脉弦数。常应用益气养阴药物，如黄芪、麦冬、五味子、玄参、知母、党参、炒白术、生地黄等。其中黄芪味甘，微温，善入脾胃，补脾健中，使正气复而抗邪外出，为补中益气之要药；麦冬、五味子益气养阴生津；阴虚日久易化内热，玄参性味甘、苦、咸、微寒，能滋阴降火；知母滋阴润燥，联合玄参，具有协同作用。张老认为，脾胃为后天之本，将水谷精气化生人体之精，脾虚则易生湿邪，湿邪则最易酿毒，补中益气，祛湿健脾，才可以使湿邪生化无源，所以还应配合党参、炒白术之类补气健脾的药物。

（5）健脾养心：张老认为，心痹气虚日久，营血生化不足，或思虑过度，劳伤心脾，则气血亏虚，表现为胸闷，心悸，气短，乏力，劳累后加重，头晕，皮肤干燥，舌质淡，脉沉细无力。常应用益气养血药物，如黄芪、党参、当归、熟地黄、白芍、远志、川芎等。其中黄芪、党参、当归、白芍益气健脾养心；远志养心安神；川芎性味辛香走窜，通行十二经脉，能行气化瘀，搜风止痛，健脾养心而不腻。

（6）温阳行水：张老认为，心痹日久，心阳不振，气化不利，津液不行，水湿内停，上凌于心，表现为胸闷，心悸，气短，渴不欲饮，小便短少，下肢浮肿，舌淡苔薄，脉滑或涩或结。常应用温阳利水药物，如茯苓、桂枝、炒白术、泽泻、猪苓等。其中茯苓、炒白术、猪苓、泽泻健脾利水；桂枝温阳通络，加强温阳利水之功。

2. 自拟基本方

张老认为，风湿病相关心脏病变属中医学"心痹"范畴，本病属本虚标实，虚实有侧重，病情有缓急，张老强调临证时应仔细望闻问切，辨病与辨证相结合，发作期治标，缓解期治本，标本兼顾。外邪侵袭者当祛邪，气血阴阳亏虚者当益气养血、滋阴温阳，甚至后期心阳虚脱者，急当回阳救逆，且在整个治疗过程中应注意活血化瘀药物的灵活应用。

自拟方：贯众15 g，重楼20 g，葶苈子15 g，泽泻30 g，猪苓20 g，茯苓20 g，五味子10 g，白芍30 g，白术30 g，红参6 g，甘草6 g，大枣3枚。

方中以贯众、重楼清热解毒，葶苈子、泽泻、猪苓、茯苓、白术健脾逐饮，红参、白芍、五味子益气养心，酸甘化阴，大枣、甘草益气和中，调和诸药，祛邪而不伤正。

三、验案举隅

案1 患者，女，17岁，2010年3月20日初诊。

主诉：发热、乏力、心慌3年，加重2个月。

病史：3年前患者因发热、乏力、心慌于当地医院结合相关检查诊为系统性红斑狼疮，使用醋酸泼尼松、硫酸羟氯喹治疗，病情控制尚可。2个月前因出现双侧股骨头坏死，影响双髋关节活动，自行停药，病情反复，乏力、心慌加重，动则胸闷气短，脱发，停经3个月，纳眠可，小便泡沫，大便调，舌质淡，苔白厚，脉沉细数结代。

查体：血压90/60 mmHg，形体消瘦，精神欠佳，双肺呼吸音粗，心率106次/分，心律不齐，双下肢轻度水肿。

辅助检查：血常规示 WBC $3.2×10^9$/L，Hb 86 g/L，PLT $97×10^9$/L；ESR 102 mm/h；尿常规示蛋白（++），潜血（+）；ANA 1∶1000，核仁型，抗dsDNA（+），抗nRNP抗体（+），抗SSA抗体（+）；心肌酶谱示肌酸激酶88 U/L，乳酸脱氢酶526 U/L，羟丁酸脱氢酶251 U/L。心电图：T波低平，室性早搏。心脏彩超：心包积液，肺动脉高压，二尖瓣、主动脉瓣轻度反流。

西医诊断：系统性红斑狼疮，系统性红斑狼疮相关心脏病变，股骨头坏死。

中医诊断：蝶疮流注，心痹，痰饮证，骨蚀。

病机：先天禀赋不足，内有郁热，复感热毒，内外合邪，内伤心脏，外蚀骨节。

治法：清热解毒，益气养心，祛痰逐饮。

处方：贯众15 g，重楼20 g，五味子10 g，葶苈子15 g，白芍30 g，白术30 g，泽泻30 g，猪苓20 g，茯苓20 g，红参6 g，干姜6 g，甘草6 g，大枣3枚。水煎服，每日1剂，连服6日，停药1日。

西药：口服吗替麦考酚酯每次2片，每日2次；硫酸羟氯喹每次2片，每日2次；碳酸钙D_3每次1片，每日2次；骨化三醇每次1片，每日2次。

医嘱：嘱患者避免光照，注意休息，忌食香菜、菌菇类、辣椒、牛羊肉等辛辣温热之物。

2010年5月11日二诊：乏力改善，胸闷、心慌、气短减轻，仍双下肢水肿，舌质淡，苔白，脉沉缓。复查：血常规示WBC $4.2×10^9$/L，Hb 106 g/L，PLT $120×10^9$/L；ESR 64 mm/h；尿常规示蛋白（++），潜血（++）；抗核抗体1∶640，核仁型，抗dsDNA（-），抗nRNP抗体（+），抗SSA抗体（+）；心肌酶谱示肌酸激酶28 U/L，乳酸脱氢酶316 U/L，羟丁酸脱氢酶119 U/L。心电图：T波低平较前改善，无早搏。心脏彩超：心包积液消失，肺动脉高压改善，二尖瓣、主动脉瓣轻度反流。处方：贯众15 g，大青叶20 g，麦冬10 g，白芍30 g，党参20 g，丹参20 g，莲须6 g，芡实20 g，五味子10 g，山茱萸12 g，覆盆子20 g，桑螵蛸12 g，菟丝子20 g。煎服法同前。西药：硫酸羟氯喹减为每次1片，每日2次；余药用法用量同前。

2010年8月3日三诊：无明显乏力、心慌，胸闷、气短明显改善。月经来潮，量少，舌尖红，苔薄白，脉沉缓。复查：血常规（-）；ESR 34 mm/h；尿常规示蛋白（+），潜血（+）；抗dsDNA（-），抗nRNP抗体（+），抗SSA抗体（+）；心肌酶（-）。处方：5月11日方去白芍、丹参，加水蛭6 g，红花10 g，骨碎补15 g，煎服法同前。西药用法用量同前。

2010年11月12日四诊：无明显不适，双髋关节轻度疼痛，舌淡红，苔薄白，脉弦。复查：血常规（-）；肝肾功（-）；尿常规示蛋白（±），潜血（-）；心肌酶（-）。心电图、心脏彩超未见明显异常。处方：8月3日方继服，隔日 1 次。西药：吗替麦考酚酯每次 1 片，每日 2 次；余药用法用量同前。

【按语】患者初诊主要表现为乏力、胸闷、心慌、气短。病机关键是先天禀赋不足，内有郁热，复感热毒，内外合邪，内伤心脏，外蚀骨节。患者形体消瘦，先天禀赋不足，且长期应用激素，内有郁热，火热毒邪耗气伤阴，则见乏力；心气阴两虚，无以荣养，可见胸闷、气短；发为血之余，热毒内蓄营血之间，灼伤营血，发不得养则脱发。治疗当以清热解毒，益气养心，祛痰逐饮为法。故以贯众、重楼清热解毒，白术、葶苈子、泽泻、猪苓、茯苓健脾逐饮，红参、白芍、五味子益气养心，酸甘化阴，大枣、干姜、甘草益气和中。张老认为，葶苈子乃下气行水之品，善破坚逐邪、利水、定喘、除胸中痰饮，与泽泻配合，祛除水饮效佳，因此复查时胸闷、心慌、气短症状减轻，且检查示心包积液消失，心肌缺血改变及肺动脉高压均改善。复诊时除了继续调治系统性红斑狼疮相关心脏病变以外，还兼顾改善肾损害尿蛋白、尿潜血，莲须、芡实、五味子收敛固涩，山茱萸、覆盆子、菟丝子补益肝肾。尿蛋白、尿潜血得到改善后，调治骨蚀，去白芍、丹参，加红花、水蛭、骨碎补以壮骨、活血化瘀。在中药取得疗效的基础上进一步减少西药免疫抑制剂的使用。

案 2 患者，女，66 岁，2018 年 11 月 6 日初诊。

主诉：多关节肿痛 4 年，胸闷、心悸 3 个月。

病史：4 年前患者无明显诱因出现多关节肿痛，未系统诊治，3 个月前劳累后出现胸闷，心悸。现双手近端指间关节、双腕、双膝关节肿痛，双肩关节疼痛，晨僵 2 个小时，胸闷、心悸时作，乏力，纳可，眠一般，二便调，舌质红，苔黄，脉弦滑。

查体：BP 115/70 mmHg，双肺呼吸音清，心率 85 次 / 分，律不齐，无明显杂音，双手近端指间关节、双腕、双膝关节肿胀、压痛，触之皮温高，双手尺侧偏斜，双膝浮髌试验阳性，双肩关节压痛，抬举受限。

辅助检查：血常规示 WBC $6.7×10^9$/L，Hb 89 g/L，PLT $389×10^9$/L；尿常规（－）；肝肾功（－）；ESR 76 mm/h，CRP 58 mg/L，RF 250 IU/mL；心肌酶谱示肌酸激酶 320 U/L，肌酸激酶同工酶 43 U/L，乳酸脱氢酶 260 U/L，羟丁酸脱氢酶 150 U/L。心电图：房性早搏。心脏彩超：左房稍大，二尖瓣、三尖瓣轻度反流。

西医诊断：类风湿关节炎，类风湿关节炎相关心脏病变。

中医诊断：尪痹，心痹。

病机：感受风湿热邪，痹阻经络，外蚀骨节，内伤心脏。

治法：清热化湿，祛风通络。

处方：苍术 12 g，薏苡仁 30 g，秦艽 15 g，金银花 20 g，大血藤 20 g，当归 12 g，姜黄 10 g，防风 10 g，羌活 10 g，山药 20 g，茯苓 20 g，甘草 9 g。水煎服，每日 1 剂，连服 6 日，停药 1 日。

西药：口服甲氨蝶呤，每周 4 片；塞来昔布胶囊，每次 1 粒，每日 2 次。

医嘱：口服嘱患者注意休息，避免过度劳累，可适当进行八段锦等锻炼，少食辣椒、牛羊肉等辛辣温热之物。

2018 年 12 月 11 日二诊：双手近端指间关节、双腕、双膝关节肿痛减轻，双肩关节疼痛改善，晨僵 1 个小时，胸闷好转，心悸时作，乏力好转，纳眠可，二便调。查体：双手近端指间关节、双腕、双膝关节肿胀、压痛减轻，触之皮温正常，双手尺侧偏斜，双膝浮髌试验弱阳性，双肩关节压痛好转，抬举较前灵活。舌质红，苔薄黄，脉弦。复查：血常规示 WBC 7.3×10⁹/L，Hb 107 g/L，PLT 289×10⁹/L；尿常规（−）；肝肾功（−）；ESR 23 mm/h，CRP 14 mg/L，RF 92 IU/mL；心肌酶谱示肌酸激酶 150 U/L，肌酸激酶同工酶 18 U/L，乳酸脱氢酶 138 U/L，羟丁酸脱氢酶 56 U/L。心电图：偶发房性早搏。心脏彩超：二尖瓣、三尖瓣轻度反流。处方：中药上方去羌活，加丹参 20 g，黄芪 15 g，川芎 10 g。煎服法同前。西药：塞来昔布胶囊每次 1 粒，每日 1 次。余药用法用量同前。

2019 年 1 月 22 日三诊：双手近端指间关节、双腕、双膝关节肿痛好转，双肩关节无明显疼痛，晨僵半小时，无明显胸闷、心悸，纳眠可，二便调。查体：双手近端指间关节、双腕、双膝关节肿胀、压痛好转，双手尺侧偏斜，双膝浮髌试验阴性，双肩关节无压痛，抬举可。舌质红，苔薄黄，脉弦。复查：血常规示 WBC 7.5×10⁹/L，Hb 119 g/L，PLT 236×10⁹/L；尿常规（−）；肝肾功（−）；ESR 13 mm/h，CRP 8 mg/L，RF 53 IU/mL；肌酸激酶 117 U/L，肌酸激酶同工酶 19 U/L，乳酸脱氢酶 120 U/L，羟丁酸脱氢酶 60 U/L。心电图未见明显异常。心脏彩超：二尖瓣、三尖瓣轻度反流。处方：中药上方去姜黄、苍术、金银花，加党参 10 g。煎服法同前。西药：停用塞来昔布胶囊，甲氨蝶呤改为每周 3 片。

【按语】患者初诊主要表现为多关节肿痛，影响活动，并出现胸闷、心悸等相关心脏病变，病机关键是感受风湿热邪，痹阻经络，外蚀骨节，内伤心脏。患者感受风、湿、热邪，影响气血运行，经络不通，不通则痛，可见关节肿痛；痹证经久不愈，内舍于心，则见胸闷、心悸；治疗当清热化湿，祛风通络。故以苍术、薏苡仁、金银花、秦艽清热利湿，大血藤、当归、姜黄、防风、羌活祛风除湿通络，山药、茯苓健脾益气，辅以甘草益气和中，调和诸药，祛邪而不伤正。张老认为，关节红肿热痛等西医学炎症表现，和中医学"湿""热""毒"不谋而合，此类患者多偏重于湿热侵淫，因此在辨证用药上使用金银花、秦艽、苍术、薏苡仁等清热解毒化湿药物，联合山药、茯苓等健脾化湿药物，并配伍少量活血化瘀通络药物，以通经络，除脏腑痹。患者复诊时期前收缩减少，除了继续调治类风湿关节炎外，加用丹参、黄芪、川芎调治心脏，加强益气活血之功。气为血之帅，气行则血行，外通经络、内通心络，血脉通，则心痹去，在中药取得疗效的基础上进一步减少西药的使用。

案 3　患者，男，53 岁，2018 年 10 月 9 日初诊。

主诉：腰背部疼痛 30 年，加重 3 年。

病史：患者腰背部疼痛 30 年，未系统诊治。3 年前腰背部疼痛加重，活动受限，于当地医院检查，诊为强直性脊柱炎，曾不规律应用尼美舒利、柳氮磺吡啶，并间断皮下注射益赛普，每次 50 mg，每周 1 次，患者腰背痛有所缓解，但仍晨僵，伴有双髋关节疼痛，怕风怕冷，喜食温热，胸闷气短，乏力，时有腹泻，纳一般，眠可，小便调，舌质淡，苔白，脉沉缓。

查体：腰背部压痛，弯腰受限，指地距 40 cm，枕墙距 7 cm，双侧"4"字试验阳性。

辅助检查：血常规（－）；尿常规（－）；肝肾功（－）；ESR 44 mm/h，CRP 37 mg/L；心肌酶示肌酸激酶 130 U/L，肌酸激酶同工酶 65 U/L，乳酸脱氢酶 359 U/L，羟丁酸脱氢酶 183 U/L。心电图：V1～V5 导联 T 波倒置。心脏彩超：主动脉瓣、二尖瓣轻度反流。

西医诊断：强直性脊柱炎，强直性脊柱炎相关心脏病变。

中医诊断：脊痹，心痹。

病机：病久体虚，脾肾阳虚，阳虚水泛，上凌于心。

治法：健脾补肾，温阳行水。

处方：独活 20 g，桑寄生 15 g，杜仲 15 g，牛膝 20 g，续断 15 g，炒白

术 30 g，茯苓 20 g，党参 10 g，桂枝 9 g，泽泻 15 g，吴茱萸 3 g，甘草 6 g。水煎服，每日 1 剂，连服 6 日，停药 1 日。联合督灸、脐灸，每周 1 次，以健脾补肾。

西药：塞来昔布胶囊每次 1 粒，每日 2 次，口服；柳氮磺吡啶肠溶片，每次 3 片，每日 2 次，口服。

医嘱：嘱患者注意休息，避免过度劳累，可适当进行八段锦、太极拳等锻炼，少食辛辣刺激之物。

2018 年 11 月 20 日二诊：患者腰背僵痛好转，仍双髋关节疼痛，怕风怕冷改善，胸闷气短、乏力减轻，纳眠可，二便调，舌质红，苔白，脉弦。处方：中药上方去吴茱萸，加红花 10 g，葛根 20 g，大血藤 15 g，煎服法同前。督灸，每周 1 次。西药：塞来昔布胶囊，每次 1 粒，每日 1 次；柳氮磺吡啶肠溶片，每次 2 片，每日 2 次，口服。

2018 年 12 月 25 日三诊：腰背僵痛、双髋关节疼痛均好转，无怕风怕冷，无明显胸闷气短、乏力，纳眠可，二便调，舌质红，苔白，脉弦。辅助检查：血常规（－）；尿常规（－）；肝肾功（－）；ESR 10 mm/h，CRP 8 mg/L；心肌酶谱示肌酸激酶 101 U/L，肌酸激酶同工酶 12 U/L，乳酸脱氢酶 114 U/L，羟丁酸脱氢酶 93 U/L。心电图未见明显异常。心脏彩超：主动脉瓣、二尖瓣轻度反流。处方：上方去桂枝。煎服法同前。西药：停塞来昔布胶囊，余药用法用量同前。

2019 年 2 月 26 日四诊：腰背部、双髋关节无明显疼痛，无明显胸闷气短、乏力，纳眠可，二便调，舌质红，苔白，脉弦。处方：上方去桑寄生、泽泻，每 2 日服用 1 剂，巩固疗效。西药停用。随访病情稳定。

【按语】患者初诊主要表现为腰背痛，晨僵，伴有双髋关节疼痛，怕风怕冷，喜食温热，乏力，时有腹泻，并出现胸闷、气短等相关心脏病变，病机关键是脾肾阳虚，阳虚水泛，上凌于心。患者病程日久，体质虚弱，耗伤脾肾之阳，肾虚督空，骨髓、筋脉失养，可见腰背部僵硬疼痛；脾阳亏虚，水谷津液运化不利，可见喜食温热，腹泻；脊痹经久不愈，内舍于心，心阳亏虚，则见胸闷气短；治疗当健脾补肾，温阳行水。故以独活、桑寄生、杜仲、牛膝、续断补益肝肾，强腰膝，坚筋骨，能行能补，兼活血通络，炒白术、茯苓、党参健脾益气，吴茱萸温中健脾和胃，桂枝、泽泻温阳利水，甘草调和诸药。复诊时无腹泻，怕风怕冷好转，疼痛减轻，去吴茱萸，除了继续调治强直性脊柱炎外，加红花、葛根、大血藤，桂枝继用，加强温阳活血通络之力，调动周身阳气，调治心脏，在中药取得疗效的基础上进一步减少西药的使用。

案4 患者，女，50岁，2019年3月12日初诊。

主诉：口干、眼干10年。

病史：患者口干、眼干10年，5年前于当地医院查ANA 1∶1000，核颗粒型，抗SSA抗体（++），抗SSB抗体（++），诊断为干燥综合征，曾不规律应用醋酸泼尼松、硫酸羟氯喹及白芍总苷等药物，症状改善不明显，逐年加重。目前口干，进食干性食物需用水送服，眼干、磨砂感，视物模糊，胸闷，心悸，上下楼加重，气短，乏力，盗汗，心烦易怒，健忘，时有低热，纳差，眠差，夜尿频，大便调，舌质干红，无苔，脉细数。

查体：猖獗龋齿，关节压痛阴性。

辅助检查：血常规示WBC $2.9×10^9$/L，Hb 113 g/L，PLT $138×10^9$/L；尿常规（–）；肝肾功（–）；ESR 57 mm/h；ANA 1∶1000，核颗粒型，抗SSA抗体（++），抗SSB抗体（++），抗Ro-52抗体（+++）；IgG 20 g/L；肌酸激酶291 U/L，肌酸激酶同工酶55 U/L，乳酸脱氢酶301 U/L，羟丁酸脱氢酶187 U/L。心电图：V1～V6导联T波低平，II导联ST-T改变。心脏彩超：左室收缩、舒张功能减退，主动脉瓣、二尖瓣、主动脉瓣轻度反流。

西医诊断：干燥综合征，干燥综合征相关心脏病变。

中医诊断：燥痹，心痹。

病机：素体阴虚，感受燥毒，耗气伤阴，无力荣养心脉。

治法：益气养阴，清燥解毒。

处方：沙参15 g，麦冬20 g，玉竹15 g，黄芪15 g，生地黄15 g，天花粉12 g，赤芍15 g，牡丹皮10 g，蒲公英10 g，金银花10 g，连翘15 g，炒酸枣仁30 g，合欢皮15 g，甘草9 g。水煎服，每日1剂，连服6日，停药1日。

西药：白芍总苷胶囊，每次2粒，每日3次，口服；硫酸羟氯喹，每次2片，每日2次，口服。

2019年4月22日二诊：口干、眼干稍减轻，仍胸闷、心悸，气短、乏力、盗汗好转，无明显心烦易怒，纳眠可，二便调，舌质红，苔渐复，脉细。处方：上方去连翘、炒酸枣仁，加当归15 g，黄芪加量至30 g。煎服法同前。嘱患者注意休息，避免过度劳累，含化乌梅等生津之物，忌食辛辣刺激之物。

2019年6月3日三诊：口干、眼干减轻，胸闷、心悸、乏力好转，无明显盗汗，纳眠可，二便调，舌质红，苔薄白，脉细。处方：上方去蒲公英、合欢皮、天花粉、赤芍，每2日服用1剂，巩固疗效。西药：硫酸羟氯喹停用，余药用法用量同前。随访病情稳定。

【按语】患者初诊主要表现为口干，眼干，乏力，盗汗，心烦易怒，健忘，时有低热，并出现胸闷、气短等相关心脏病变，病机关键是素体阴虚，感受燥毒，耗气伤阴，无力荣养心脉，治以益气养阴，清燥解毒。《素问·上古天真论》指出："女子……七七任脉虚，太冲脉衰少，天癸竭，地道不通。"本患者50岁，冲任脉衰少，肾阴亏虚，肾水不能上承，出现心烦易怒、盗汗、胸闷、心悸等心火偏旺症状，长期下去，则加重阴虚燥毒表现，因此在应用沙参、麦冬、玉竹、黄芪、生地黄、天花粉等益气养阴生津药物的基础上，加用赤芍、牡丹皮、蒲公英、金银花、连翘以清燥解毒，炒酸枣仁、合欢皮养心安神，甘草调和诸药。复诊时患者气短、乏力、盗汗好转，无明显心烦易怒，眠可，仍胸闷、心悸，去连翘、炒酸枣仁，加当归，黄芪加量，加强益气活血之功。最终去蒲公英、合欢皮、天花粉、赤芍，以巩固疗效。在中药取得疗效的基础上进一步减少西药的使用。

（张迪）

第五节　自身免疫性肝病

一、西医学认识

（一）定义

自身免疫性肝病（autoimmune liver disease，AILD）是机体免疫系统对自身组织的抗原丧失免疫耐受，从而导致了以肝脏为相对特异性免疫病理损伤器官的一类自身免疫性疾病。本病包括以肝细胞为靶点的自身免疫性肝炎（autoimmune hepatitis，AIH）、以胆管细胞为靶点的原发性胆汁性肝硬化（primary biliary cirrhosis，PBC）以及原发性硬化性胆管炎（primary sclerosing cholangitis，PSC）。

（二）病因及发病机制

AILD 的发病机制与自身免疫机制有较大的关联，但是确切的机制尚不明确，有研究认为其发病与遗传易感基因、自身抗体结构及功能和 CD4$^+$T 细胞亚型动态平衡存在相关性。

（三）临床表现

AILD 一般多表现为肝功能障碍所引发的症状，并无明显特异性的症状表现。

1. 自身免疫性肝炎

AIH 多见于女性，发病高峰在 14～60 岁，可出现关节痛、皮疹、嗜睡、极度疲乏、周身不适或恶心，同时还有厌食、体重下降，查体 80% 患者可出现皮肤巩膜黄染、右上腹不适或疼痛、皮肤瘙痒、关节肌肉疼痛、皮疹、发热等，严重时可出黄疸、肝脾大、蜘蛛痣、肝硬化等表现。AIH 常规肝功能检查结果，转氨酶及胆红素水平可出现异常；伴有胆汁淤积者，碱性磷酸酶及谷氨酰转肽酶可有中度升高；血清免疫球蛋白检查示总球蛋白或 IgG 超过正常水平；按照自身抗体检测结果，可分为：I 型，抗核抗体（ANA）和 / 或抗平滑肌抗体（SMA）阳性；Ⅱ型，抗肝肾微粒体抗体（LKM）阳性，ANA 及 SMA 阴性；Ⅲ型，抗可溶性肝抗原抗体（SLA）阳性，ANA、SMA 及 LKM 阴性。病理学检查提示中度慢性活动性肝炎或伴有碎片样坏死征，或小叶性肝炎，小叶中央和门脉区的架桥样坏死，汇管区淋巴浆细胞浸润、肝细胞再生形成的玫瑰花环、穿入现象等。

2. 原发性胆汁性肝硬化

PBC 多见于中年女性，早期无症状或者症状轻微，疲劳是其常见的症状。常见的临床表现即慢性进行性梗阻性黄疸，皮肤瘙痒是其特异性表现，晚期会出现肝硬化及肝功能衰竭的临床表现。PBC 的肝功能异常主要以胆汁淤积为主，表现为 ALP、GGT 及 5- 核苷酸升高；血清免疫球蛋白水平增高，以 IgM 增高为主；自身抗体检测中抗线粒体抗体（AMA）与其相关性比较强，其中 AMA-M2 亚型被认为是 PBC 的特异性抗体，特异性抗体还包括抗核壳蛋白抗体（抗 gp210 抗体）及抗核孔蛋白复合物抗体（抗 LBR 抗体）。病理组织学可发现胆管损伤、胆管缺失、肉芽肿、胆管增生等非化脓性小胆管病变。

3. 原发性硬化性胆管炎

PSC 常见于男性，临床表现与 PBC 相似，主要的临床表现是进行性阻塞性黄疸，皮肤瘙痒，偶有间歇性右上腹痛，体征除黄疸外，常有肝脾大、蜘蛛痣和腹腔积液。PSC 常出现血清胆红素及 ALP 升高，ANA、SMA、AMA 阳性较少见，但可出现抗中性粒细胞胞质抗体（ANCA）阳性。PSC 典型影像学表现为肝外和 / 或肝内胆管局限或弥漫性狭窄和肝内外胆管念珠样改变，典型的病理改变是胆管周围同心圆性洋葱皮样纤维化，但相对少见。内镜逆行胰胆管造影（ERCP）显示肝内外胆管狭窄与扩张相交替而呈串珠样表现，是诊断 PSC 的金标准，但因其的有创性，现在多将磁共振胰胆管成像（MRCP）作为 PSC 的首选诊断方法。

4. 重叠综合征

重叠综合征（overlap syndrome，OS）包括 PBC 重叠 AIH（PBC-AIH）、AIH 重叠 PSC（AIH-PSC）及 PBC 重叠 PSC（PBC-PSC），其中以 PBC-AIH 最为常见，临床表现无异于以上三种类型。

5. 免疫球蛋白 G4 相关性肝胆疾病

免疫球蛋白 G4（immunoglobulin G4，IgG4）相关性肝胆疾病主要是 IgG4 相关性胆管炎（IgG4-related sclerosing cholangitis，IgG4-SC），在男性中多见，男女比例为 4∶1，临床表现类似于 PSC。实验室检查常见血清 IgG4 水平升高（＞135 mg/dl），组织学见席纹状纤维化、大量淋巴浆细胞浸润（特别是 IgG4 阳性浆细胞比例增高）、闭塞性静脉炎、嗜酸性粒细胞浸润。

（四）诊断

AILD 的诊断主要根据各自的临床表现、组织病理及免疫病理特征进行判断：

（1）AIH 的诊断参考 2019 年美国肝病研究学会（American Association for the Study of Liver Diseases，AASLD）自身免疫性肝病的诊断标准。AIH 的诊断需要符合本病特点的肝组织学检查结果支持，并符合以下特征：①血清转氨酶水平升高；②血清IgG水平升高和/或一种或多种自身抗体阳性；③排除其他可导致慢性肝炎的病因，如病毒性、遗传性、代谢性、胆汁淤积性，以及药物可能诱发类似AIH的疾病。

（2）PBC的诊断。当满足以下3个条件中的2个可以诊断为PBC：①胆汁淤积升高的生化学证据，主要是ALP活动超过6个月以及GGT升高；② AMA阳性；③组织学上存在非化脓性破坏性胆管炎以及小叶间胆管破坏的表现。

（3）PSC在没有其他可确定的继发性硬化性胆管炎原因情况下，2019年英国胃肠病学会和英国原发性硬化性胆管炎（UK-PSC）协作组基于最新的循证医学证据制定的指南推荐，胆汁淤积性肝生化指标（如ALP、GTT等）伴典型胆道造影特征，足以诊断PSC，而推荐MRCP作为疑似PSC的主要影像学方法，ERCP则适用于需要获取组织学标本（如细胞刷检）或有治疗性干预指征的胆道狭窄患者。

（4）IgG4-SC的诊断参照2012年日本IgG4相关性疾病研究委员会和肝胆管难治性疾病研究委员会制定的诊断标准：

1）特征性的胆道影像学改变；

2）血清IgG4水平高于正常上限（≥1.35 g/L）；

3）同时合并其他器官的病变；

4）组织病理学特征性表现：①标志性的淋巴细胞或浆细胞的浸润；② IgG4阳性浆细胞浸润（每高倍镜视野中IgG4阳性浆细胞>10个）；③轮辐状纤维化；④闭塞性静脉炎。

（五）治疗

1. AIH的治疗

大量临床研究表明，泼尼松龙是有效治疗AIH的免疫抑制剂，可明显提高AIH患者的长期存活率。对于泼尼松龙应答良好的患者，建议联用一定剂量的硫唑嘌呤以降低治疗过程中不良反应的发生率。

吗替麦考酚酯和他克莫司可以作为难治性AIH患者或不能耐受硫唑嘌呤患者的二线治疗药物。

对于AIH生物制剂的使用，利妥昔单抗治疗难治性AIH患者疗效可佳，IL-10、细胞毒性T淋巴细胞抗原4（CTLA-4）等生物制剂有望成为新的研究方向。

2. PBC 及 PSC 的治疗

熊去氧胆酸是治疗 PBC 唯一的一线药物，对于早期 PBC 的治疗至关重要。对于中晚期患者而言，须同时加用奥贝胆酸、贝特类药物等控制病情变化。

3. 重叠综合征的治疗

重叠综合征（OS）主要分为 AIH–PBC 和 AIH–PSC 两种，前者更为常见。AIH–PBC 目前尚无统一规范的诊断标准，推荐联用熊去氧胆酸和糖皮质激素进行治疗。

4. IgG4 相关性肝胆疾病的治疗

关于 IgG4 相关性肝胆疾病，首选糖皮质激素进行诱导治疗，疗效不佳时，可加用吗替麦考酚酯、硫唑嘌呤或甲氨蝶呤等进行联合治疗。

二、中医学认识

（一）概述

中医古籍无自身免疫性肝病病名的记载，根据其临床表现如胁肋隐痛、乏力、黄疸、肝硬化腹水等，可将其列入中医学的"胁痛""黄疸""鼓胀"及"积聚"等病之范畴。自身免疫性肝病除以上主要症状外还经常出现皮肤瘙痒、疲劳及胃脘不适等症状，可按照其证候特点进行辨证施治。

（二）病因病机

关于自身免疫性肝病的病因病机，当代中医各家均有各自论述，并无定论。张老认为，形成中医痹病学的辨治理论不能仅仅停留在中医症状学的基础上，应借助现代免疫学、病理学去审视风湿病。

1. 毒邪内伏，化热化火

自身免疫性肝病抗体、免疫复合物之难以祛除、致病力强、易于复发等特点，当属中医之"伏毒"；几乎所有的自身免疫性疾病在其活动期均离不开一个"炎"字，对于免疫变态反应性炎症期，病变性质多属热。伏毒与热从何而来？恰如《素问·阴阳应象大论》中的"壮火之气衰，少火之气壮，壮火食气，气食少火，壮火散气，少火生气"之文，可清晰认识到人体之

"气""火"的关系，气有余，便是火，机体脏腑气机运行失常即可导致火毒内生，病理状态下壮火亢盛，即为邪火，肝为风木之脏，主升发疏泄，火热之邪致肝之升发太过而为病。日久耗气伤阴，酿痰化瘀成毒，灼伤脏腑。故张老认为毒邪郁滞导致了自身免疫性肝病的发病，热毒炽盛、邪毒攻注肝胆乃其基本病机特点。

2. 六淫七情，劳倦虚损，内外合邪

六淫邪气、内伤劳倦常作为自身免疫性肝病之发病诱因从而影响着疾病的发生，亦可无外因而独立发病。如有外感，多为风热、湿热、寒湿之邪相兼伤及肝胆。外感风邪，风借火势或火乘风威，致肝气升发太过而为病。湿热之邪交蒸肝胆，肝胆失于疏泄，发为黄疸；寒湿之邪，凝敛黏腻，流注经络，易成肝痹。

人之情志过度，可伤及相关脏腑而发病。肝主疏泄，调畅气机，七情内伤，如惊恐、悲怒、忧思过度等，怒为肝志，大怒伤气；悲亦伤肝，所谓"盛怒伤肝，肝气实也；悲哀伤肝，肝气虚矣"；《儒门事亲·内伤惊恐》中记载"胆者，敢也。惊怕则胆伤矣"，《古今名医汇粹·虚劳门》中记述了"惊畏日积，或一时大惊损胆，致胆汁泄，通身发黄，默默无言者，皆不可救"；忧思亦可伤肝，所谓"忧则肝气移于脾，肝气不守，心气乘也"；思则气结，气结则肝气内郁，疏泄不利。故情志内伤多致肝气疏泄太过，或致肝气疏泄不利，或诸虑过度损伤肝气而肝气虚损。

劳倦过度，多为劳神、劳力、房劳过度。肝主谋虑，胆主决断，如多思久虑而不决，耗肝胆之气，使肝胆俱劳。劳力过度，耗气伤血，筋脉失养，而致筋疲不用，肢体乏力。房劳过度，损耗肾精，肝肾精血同源，房劳过度亦可致肝劳虚损。

以上诸因素，与肝胆内伏之毒邪内外相因而发病，致人体气机逆乱，影响血液运行，伤及肝胆。

3. 肝病而致湿痰瘀，痰瘀留滞致病

肝为刚脏，主升主动，性喜条达；胆为清净之府，掌枢机泻清气，性喜宁谧。或热，或湿，或痰，或风寒之扰，或自身先天之因，人体脏腑功能失调，气机逆乱，邪毒内生，伏于血脉、脏腑，内扰肝胆，肝失疏泄，胆失清宁，生湿化热，湿热乃成。肝之疏泄不利，水道不畅，气津不化，化湿成痰；日久肝木乘土，脾土亏虚，湿邪内阻，困扰脾阳，痰浊内生，痰、毒与血胶结为瘀，使毒邪难除，缠绵不解。

痰瘀已成，反作用于肝，影响肝之疏泄功能，继而产生各种并发症，使肝病的病情进一步加重。如肝脾之积，"肥气""痞气"之肝脾大；如肝脏气血郁滞，着而不行之"肝着"；如肝郁脾虚，瘀血内阻，湿热内蕴之"女痨胆""黑疸"等。

久病耗气伤血及肾，正气亏虚，又可兼夹气虚、血虚之证。热毒之邪作祟，且与湿、瘀、痰、虚密切相关，为自身免疫性肝病的主要病理特点，五者往往相互夹杂，互为因果。伏毒内伏致正气亏损，热毒正虚为本，气滞血瘀为标，早期多见肝实之证，中后期多为虚实夹杂之证。

（三）临证心得

1. 治疗用药特色

根据自身免疫性肝病"热、毒、湿、痰、瘀、虚"的病机要点，张老提出"清热养肝解毒法"的基本治法，即针对自身免疫性肝病之"炎"，治以清解热毒，亦即"清肝"之法，"清肝""疏肝""养肝"以治本，凉血活血、化痰以治标；土壅木郁，肝病实脾，健脾之法贯彻始终。

（1）清肝法：张老认为，如热毒突出，当采用清肝之法，此法为治疗肝火内燔、热毒内伏之法，包括解毒清肝、凉血清肝、利胆清肝等内容。

1）解毒清肝：用于肝热内郁，毒邪内扰，症见胁下胀闷，口苦口渴，心烦，夜寐不安，心烦眩晕，大便干结，小便黄，舌红苔黄，脉弦数。张老常用药物有贯众、苦参、龙胆、栀子、蒲公英等。贯众性苦，微寒，归肝、胃、肾、大肠经，功效清热解毒，凉血止血，杀虫。苦参性寒，味苦，归心、肝、胃、大肠、膀胱经，具有清热燥湿、利尿、杀虫等功效。龙胆味苦，性大寒，有清肝胆实火、泻下焦湿热的作用，《本草图经》云其："古方治疸多用之。"栀子味苦，性寒，入心、肝、肺、胃经，有清泻三焦之火、凉血解毒清热之功，在肝经郁热中，清气分热合黄芩、青蒿；清血分热合牡丹皮；合茵陈可清热利湿而治黄疸。凉肝解毒多用蒲公英，张老在临证中常使用茵陈蒿汤、甘露消毒丹等方剂进行加减治疗湿热瘀毒为主的肝胆系疾病。

2）凉血清肝：肝为血脏，凉血继而凉肝，常用于胁肋灼痛，口苦咽干，头痛目赤，小便短赤，大便秘结，舌红苔黄或白，舌质紫暗者。临床多选凉血活血之品，如大青叶、牡丹皮、生地黄、丹参、泽兰等。大青叶性味苦、寒，入心、肺、胃经，具有清热解毒，凉血的功效，张老常用其与贯众相配用治自身免疫性肝病。牡丹皮入心、肝两经，既清血热，又可散血止血，清中有散，行中有生，乃清肝凉血之要药。生地黄性甘苦、凉，清热凉血，生津润燥。丹参味苦，性微寒，有活血化瘀、凉血散血之功效。另外，凉肝明目多选谷精草。

3）利胆清肝：肝胆相表里，关系密切，胆汁利则肝得疏泄，临床多肝胆同治，选用茵陈、金钱草、虎杖等品。茵陈一品，既有清热之功用，又有利湿之效能，是治疗黄疸常用药，如吴又可所说"茵陈为治疸退黄之专药"，常和山栀子联用，加强清热解毒之功。虎杖味苦，性平，入肝经，有化湿利胆退黄之效。金钱草，味甘、微苦，性凉，归肝、胆、肾、膀胱经，具有清热利胆、祛风止痛、止血生肌、消炎解毒、杀虫之功。

（2）养肝法：养肝法即为顺应肝之特性，柔肝养血。张老临床多用一贯煎加减，常使用白芍、五味子、木瓜、当归等。《金匮要略》云："夫肝之病，补用酸，助用焦苦、益用甘味之药调之。"白芍味苦酸，入肝经，可补血养肝，益阴平肝，柔肝止痛，与当归同用补肝血。《神农本草经》记载，五味子主益气，补不足，强阴，可益肝阴而保肝；木瓜味酸，性温，入肝、脾经，有温肝阳、舒筋络、和胃化湿的作用，治疗肝阳不足、筋脉失养之痹证尤为适宜。《本草正》云："木瓜，用此者用其酸敛……故尤专入肝益筋走血。"当归味甘辛，性温，入肝、心、脾经，有补肝血作用，配白芍、甘草可柔肝止痛，治疗自身免疫性肝病出现虚性胁痛尤为适宜。张老常用一贯煎、四物汤进行加减以扶正祛邪。

（3）疏肝法：张老认为，自身免疫性肝病发展到一定阶段，气机郁滞及瘀血占主要矛盾，故治疗多以疏肝解郁、活血化瘀为主，常用柴胡、香附、青皮之属，柴胡有轻清升散、疏肝解郁的特点，其作用能表能里，能上能下，能散能收，香附味辛、甘、微苦，有理肝气、和肝血的特点，长于疏肝理气，且具有止痛作用；青皮入肝、胆经，药性峻烈，沉降下走，走而不守，能疏肝理气，散结化滞，配柴胡、香附、郁金可以治疗气机郁滞导致的臌胀等肝胆疾病。临证中，张老常用柴胡疏肝散、逍遥散加减。

（4）化瘀法：湿热毒郁日久，瘀血互结阻塞肝络之机，当遵循"治黄必治血，活血黄自却"，加用活血祛瘀之法，选用桃仁、红花、莪术等活血之品。桃仁、红花为活血之要药，配三棱、莪术、川芎、当归可治疗瘀血阻滞之肝病胁痛、癥瘕积聚之症。

（5）健脾法：肝木与脾土关系密切，见肝之病，当先实脾。健脾法当作为扶正祛邪之法贯穿治疗之始终。临床多选用四君子汤、香砂六君子汤、痛泻要方加减应用。

2. 自拟基本方

（1）方药组成：张老辨治风湿免疫性疾病多从"邪毒"论治。纵观自身免疫性疾病，致病的自身抗体均可看作一种"邪毒"，自身免疫性肝病亦是由相关自身免疫性抗体导致，会引起肝脏、胆囊等相关炎症，从而引起相关的酶学改变。因此，在中药组方方面，一方面仍应以"清热解毒"为根本治法，另一方面应顺应肝性，辅以"养肝"之法，组方如下：大青叶 15 g，败酱草 15 g，贯众 15 g，白芍 20 g，沙参 20 g，麦冬 10 g，当归 10 g，生地黄 20 g，山茱萸 12 g，甘草 6 g。

方中以专入心、肝之经的大青叶为君，清热解毒凉血，臣以解毒、活血、凉血之败酱草、贯众，合以滋水涵木之一贯煎、酸甘化阴之芍药甘草汤，滋阴养血，顺肝性而柔肝养；辅以补益肝肾之山茱萸，使以调和诸药之甘草。全方共奏清肝解毒、滋阴柔肝之功，使肝体得以濡养，肝气得以调达，内在之伏毒得以清解，寓养于清，清补兼施，每获良效。

（2）临证加减概要

1）兼见湿热内蕴者，症见胁肋疼痛，面目周身发黄，发热，口苦，恶心呕吐，腹胀便秘，小便量少色黄，舌红苔黄腻，脉弦滑数，加用清肝利胆、清热祛湿之品，如茵陈、金钱草、大黄、栀子等。

2）兼见肝郁脾湿，湿遏中焦者，症见胁痛胁胀，胸脘痞闷，便溏不爽，舌偏暗苔白腻，脉弦细带滑，加用健脾利湿解郁之品，如茵陈、白术、茯苓、泽泻、猪苓、郁金等。

3）兼见肝肾亏虚，阴虚内热者，症见时而低热，眩晕耳鸣，胁肋隐痛，口干咽燥，腰膝酸软，舌红苔少，脉弦细，加用补益肝肾、滋水涵木、益肾清利之品，如生地黄、山茱萸、当归、白芍、墨旱莲、女贞子等。

4）兼见肝病日久，水湿内阻，气机不畅，血瘀水停者，症见面色暗黄，肚腹胀大，按之坚实，脘腹撑急，青筋暴露，小便不利，舌质淡体胖大，或质紫黯，苔白腻，脉沉细滑，加用活血利水、行气导滞之品，如桃仁、红花、川芎、枳壳、厚朴、茯苓、泽泻、白术等。

（3）分期用药

1）急性期

湿热蕴结型：常选用基本方合茵陈蒿汤或甘露消毒丹加减，大青叶、败酱草、贯众、白芍、沙参、麦冬、茵陈、金钱草、大黄、栀子、滑石等。

2）慢性期

肝郁脾湿型：常选用基本方合茵陈四苓散加减，大青叶、贯众、茵陈、白术、茯苓、泽泻、猪苓等。

肝肾亏虚型：常选用基本方合滋水清肝饮合二至丸加减，大青叶、贯众、生地黄、当归、白芍、女贞子、墨旱莲等。

水瘀互结型：常选用基本方合血府逐瘀汤或鳖甲煎丸加减，大青叶、败酱草、丹参、川芎、桃仁、红花、赤芍、枳壳、桔梗、牛膝等。

三、验案举隅

患者，女，41岁，2011年3月14日初诊。

主诉：食欲不佳5年，皮肤、目黄1个月。

病史：自身免疫性肝病病史5年，肝硬化病史1年，长期服用强的松及保肝药治疗。1个月前无明显诱因出现全身皮肤、巩膜、小便色黄。刻下症：全身皮肤、巩膜、小便色黄，恶心，无呕吐，腹胀，困倦乏力，纳眠差，大便尚调，舌红，苔黄厚，中有剥脱，脉弦数。

查体：腹壁可见静脉曲张斑；脾大，肋下可触及4 cm，质软，无压痛。

辅助检查：肝功示 ALT 89.4 U/L，GLO 43.2 g/L，GGT 195.1 U/L，TBIL 34.6 µmol/L，DBIL 11.3 µmol/L。腹部B超：肝硬化并腹水（腹腔内见不规则液体，平卧位下腹部最深77 mm）；脾大（脾厚60 mm，门静脉内径13 mm）。

西医诊断：自身免疫性肝病，肝硬化。

中医诊断：黄疸，臌胀，积聚。

病机：热毒伏肝，湿热瘀水互结。

治法：清肝解毒，柔肝健脾。

处方：贯众15 g，大青叶20 g，茵陈30 g，白芍20 g，五味子10 g，泽泻15 g，白术20 g，沙参20 g，当归10 g，生地黄20 g，丹参18 g，川芎

15 g，桃仁 12 g，红花 12 g。水煎服，日 1 剂，并嘱患者早晨 7 时之前饮药。

2011 年 4 月 12 日二诊：目黄、皮肤黄、小便色黄较前减轻，仍胃脘部嘈杂，时有刺痛，舌红，苔薄黄，脉弦数。查肝功示：ALT 55.9 U/L，GLO 41.0 g/L，GGT 128.5 U/L，TBIL 22.3 μmol/L，DBIL 5.7 μmol/L。腹部 B 超：肝硬化并腹水（腹腔内见不规则液体，平卧位下腹部最深 58 mm）；脾大（脾厚 56 mm，门静脉内径 13 mm）。方药：上方加丹参 30 g，水煎服，遵上法服用。

2011 年 5 月 8 日三诊：胃脘部刺痛消失，时感口苦，未诉其它明显不适。查肝功示 ALT 38.3 U/L，GLO 40.3 g/L，GGT 102.6 U/L，TBIL 17.0 μmol/L，DBIL 5.2 μmol/L。腹部 B 超：肝硬化并腹水（腹腔内见少量不规则液体，平卧位下腹部最深 13 mm）；脾大（脾厚 50 mm，门静脉内径 12 mm）。方药：效不更方，嘱患者可隔日 1 剂。

后随诊 3 个月，患者病情平稳，肝功 ALT 持续在 35.6 U/L 至 38.7 U/L 之间，其他化验指标亦趋于稳定。

【按语】患者先天禀赋不足，气化失常，浊毒内伏，则见自身免疫抗体阳性，久不能去；湿热壅盛，肝胆失于疏泄，胆汁不循常道，外溢肌肤，而见皮肤、巩膜色黄；湿热蕴结中焦，脾胃运化失常，故恶心纳差；久则络脉滞涩，肝脾瘀结，浊水内停，病情迁延不愈，肝病传脾，脾气亏虚，则见全身困倦、乏力；湿热伤阴，则见苔黄厚，中有剥脱。方中以贯众、大青叶为君，清解在肝之伏毒；白芍、沙参、麦冬、当归、生地黄滋阴养血柔肝；丹参养血、凉血、活血；五味子补益肝肾；"臌胀阳虚易治，阴虚难调"，患者湿热伤阴，故循猪苓汤养阴利水之意，加猪苓、茯苓、泽泻以利水滋阴生津，且防黏腻助湿之弊。综上，全方组方严谨，恰对患者病机，诸药合用，使湿热去，伏毒消，水饮逐，气得复，阴得养，诸症皆缓，效若桴鼓。

（许冰）

参考文献

［1］张永红.类风湿关节炎毒邪论探讨［J］.中医杂志，2009，50（06）：494-496.

［2］刘钟华.施今墨痹证治验［J］.中国社区医师，2009，25（11）：35.

［3］姜秀新.孔伯华辨治热病经验研究［D］.中国中医科学院，2020.

［4］田金洲，董建华.凉营透热法治疗温病营分证的临床及实验研究［J］.中国医药学报，1989（05）：7-12+80.

［5］谢海洲，王承德.经方治痹证［J］.云南中医杂志，1983（05）：29-31.

［6］齐岩，王德敏.王为兰治疗痹证学术思想初探［J］.北京中医，1992（01）：11-13.

［7］曲世华.治痹需重剂，用法宜细究——王士福治疗痹证经验［J］.中国社区医师，2006（23）：36-37.

［8］肖涟波，席智杰，程少丹，等.施杞从热毒痹论治急性期类风湿关节炎［J］.上海中医药杂志，2017，51（12）：1-4.

［9］白华，张承承，孟凤仙.孟凤仙辨证论治类风湿关节炎经验［J］.北京中医药，2019，38（10）：1012-1014.

［10］应森林，孟静岩.活动期类风湿性关节炎的病机探析［J］.天津中医药大学学报，2006（02）：60-61.

［11］曹丽君，王瑞，刘永惠.刘永惠教授临床辨治痹证经验［J］.河北中医，2018，40（04）：485-488.

［12］王义军.胡荫奇从热毒瘀论治活动期类风湿关节炎经验［J］.风湿病与关节炎，2012，1（04）：50-51.

［13］赵智强.中医毒邪学说与疑难病治疗［M］.北京：人民卫生出版社，2007：1-4.

［14］周红光，汪悦.从毒论治类风湿关节炎［J］.中华中医药学刊，2010，28（10）：2088-2090.

［15］孙钟海，毕媛媛，张霞，等.活动期类风湿性关节炎的病机探讨［J］.河南中医，2010，30（03）：228-229.

［16］宋绍亮.从邪毒内伏论治类风湿关节炎［J］.江苏中医药，2008（01）：8.

［17］胡攸水，王涛，李兴梅，等.浅谈中医对类风湿性关节炎病因病机的认识［J］.甘肃中医，2009，22（03）：13-14.

［18］应森林，孟静岩.活动期类风湿性关节炎的病机探析［J］.天津中医药大学学报，2006（02）：60-61.

［19］吕柳，马悦宁，应森林．"以毒立论"在治疗痹证中的应用［J］．长春中医药大学学报，2018，34（04）：707–709.

［20］刘英，周海蓉，周翠英．从毒探讨活动性类风湿性关节炎的发病机制［J］．山东中医杂志，2003（07）：390–392.

［21］杨怡坤，温艳东，曹玉璋，等．房定亚教授从热毒湿瘀论治早期类风湿性关节炎［J］．中国中医基础医学杂志，2011，17（10）：1161–1163.

［22］怀君．论毒与类风湿性关节炎［J］．山东中医药大学学报，2003（01）：26–27.

［23］闫翠环，孙春霞，刘云肖，等．清热解毒法治疗类风湿关节炎研究进展［J］．河北中医，2006（09）：715–717.

［24］窦彩萍，葛健文．葛健文运用清热解毒法治疗类风湿性关节炎经验［J］．甘肃中医学院学报，2008（04）：1–3.

［25］张靖泽．董振华教授治疗类风湿关节炎的经验总结［D］．北京中医药大学，2015.

［26］刘清平，李楠，林昌松，等．从伏毒论治类风湿关节炎［J］．中华中医药杂志，2016，31（04）：1168–1170.

［27］陈静．陈进春教授诊治类风湿关节炎的经验总结［D］．北京中医药大学，2012.

［28］郭明阳，罗勇，刘德芳，等．类风湿关节炎骨代谢变化及清热解毒方药的干预作用［J］．中国中医药信息杂志，2011，18（12）：14–16.

［29］朱胜君，张国恩，张哲，等．张国恩辨证治疗类风湿关节炎思路［J］．中国中医基础医学杂志，2019，25（02）：255–257.

［30］周翠英，樊冰，孙素平，等．清热解毒法对类风湿关节炎炎性细胞因子作用的临床研究［J］．山东中医杂志，2004，23（3）：137–139.

［31］张永红．类风湿关节炎毒邪论探讨［J］．中医杂志，2009，50（6）：494–495.